AF496135

DE

L'ÉTAT NERVEUX

AIGU ET CHRONIQUE

OU

NERVOSISME

OUVRAGES DE L'AUTEUR.

1° TRAITÉ DE PATHOLOGIE GÉNÉRALE ET DE SÉMÉIOLOGIE, avec planches d'anatomie pathologique générale, intercalées dans le texte. 1857. 1 vol. in-8 de 1060 pages.

2° TRAITÉ DES MALADIES DES NOUVEAU-NÉS ET DES ENFANTS A LA MAMELLE, 1 vol. in-8 de 912 pages, 1855. *Troisième édition.*

3° TRAITÉ DES SIGNES DE LA MORT et des moyens d'empêcher les inhumations précipitées, 1849. 1 vol. gr. in-18, *couronné par l'Institut.*

4° Mémoire sur la fièvre puerpérale, couronné par la Faculté de médecine, *Gazette médicale de Paris*, 1844, p. 85.

5° Mémoire sur la PHLEGMATIA ALBA DOLENS, couronné par la Faculté de médecine, *Gazette médicale*, 1844, p. 289.

6° Mémoire sur la coagulation du sang veineux dans les cachexies et dans les maladies chroniques, *Gazette médicale*, 1845, p. 241.

7° Thèse sur les maladies virulentes, *Concours de l'agrégation*, 1847.

8° Mémoire sur les maladies contagieuses, *Gazette médicale*, 1848.

9° Observations sur les bruits du cœur dans le choléra, *Gazette médicale*, 1849.

10° Mémoire sur le choléra des femmes enceintes, *Gazette médicale*, 1849.

11° Mémoire sur la transmission de la syphilis des nouveau-nés à leurs nourrices, *Gazette médicale de Paris*, 1850.

12° Mémoire sur les hémorrhagies intestinales des nouveau-nés et des enfants à la mamelle, *Gazette des hôpitaux*, 1851.

13° Mémoire sur l'hygiène et l'industrie de la peinture à l'oxyde de zinc, *Annales d'hygiène*, 1852.

14° Des méthodes de classification en nosologie : *Concours de l'agrégation*, 1853.

15° Mémoire sur les fistules pulmonaires cutanées, *Gazette médicale*, 1854.

16° Mémoire sur l'ulcération et l'oblitération de l'orifice des conduits lactifères dans leurs rapports avec la pathologie du sein et l'hygiène des nouveau-nés, *Gazette des hôpitaux*, 1854.

17° Recherches sur les symptômes et le traitement d'une forme particulière du coryza chez les nouveau-nés, *Gazette des hôpitaux*, 1856.

18° Mémoire sur l'anesthésie du croup, servant d'indication à la trachéotomie, *Comptes rendus de l'Académie des Sciences*, 1858.

19° Mémoire sur une nouvelle méthode de traitement de l'asphyxie du croup, par le tubage du larynx. *Comptes rendus de l'Académie des Sciences*, 1858.

20° Mémoire sur une nouvelle méthode de traitement de l'angine couenneuse par l'amputation des amygdales. *Comptes rendus de l'Académie des Sciences*, 1859.

21° Mémoire sur l'albuminurie du croup et des maladies couenneuses. *Comptes rendus de l'Académie des Sciences*, 1858.

22° Nouvelle étude du croup au point de vue de la nosographie. *Union médicale*, 1859.

CORBEIL, typographie et stéréotypie de CRÉTÉ.

DE

L'ÉTAT NERVEUX

AIGU ET CHRONIQUE

OU

NERVOSISME

appelé

NÉVROPATHIE AIGUE CÉRÉBRO-PNEUMO-GASTRIQUE;
DIATHÈSE NERVEUSE; FIÈVRE NERVEUSE; CACHEXIE NERVEUSE;
NÉVROPATHIE PROTÉIFORME; NÉVROSPASMIE,

et confondu avec

LES VAPEURS, LA SUREXCITABILITÉ NERVEUSE, L'HYSTÉRICISME, L'HYSTÉRIE,
L'HYPOCONDRIE, L'ANÉMIE, LA GASTRALGIE, ETC.,

Professée à la Faculté de médecine en 1857, et lu à l'Académie impériale de médecine en 1858,

PAR E. BOUCHUT

Professeur agrégé à la Faculté de médecine de Paris,
médecin de l'hôpital Ste Eugénie, chevalier de la Légion d'honneur, etc.
membre de la société de biologie, de la société médicale de Dresde, etc., etc.

PARIS

J. B. BAILLIÈRE ET FILS,

LIBRAIRES DE L'ACADÉMIE IMPÉRIALE DE MÉDECINE
Rue Hautefeuille, 19.

LONDRES	NEW-YORK
HIPP. BAILLIÈRE, 219, REGENT-STREET.	BAILLIÈRE BROTHERS, 440, BROADWAY.

MADRID, C. BAILLY-BAILLIÈRE, CALLE DEL PRINCIPE, 11

1860

A

M. NATALIS GUILLOT

PROFESSEUR DE PATHOLOGIE INTERNE A LA FACULTÉ DE MÉDECINE DE PARIS,

MÉDECIN DE L'HOPITAL NECKER,

OFFICIER DE LA LÉGION D'HONNEUR, ETC., ETC.

E. BOUCHUT.

PRÉFACE

D'assez nombreuses difficultés entourent le diagnostic de cette névrose générale, que j'ai cru devoir appeler *Nervosisme*. Sa nature est souvent méconnue. On la considère encore très-souvent comme une maladie organique des appareils troublés dans leurs fonctions ; comme une altération du sang ; comme une névrose de l'estomac ou des viscères ; comme de l'hystérie ou de l'hypocondrie ; et il importe de dissiper les obscurités qui environnent son histoire.

Tel est le but de ce livre. On y trouvera les preuves de l'existence du nervosisme et le tableau des formes sous lesquelles on peut l'observer. C'est la reproduction des idées que j'ai émises à la Faculté de médecine, en 1856, dans mon cours sur les *névroses*, lorsque j'eus l'honneur de suppléer le savant professeur Duméril, et, en 1858, à l'Académie de médecine, dans une lecture au sujet de laquelle M. Gibert a fait un court et brillant rapport.

Toujours surpris de voir saluer inconsidérément du nom d'*hypocondriaques* ou d'*hystériques* des hommes intelligents sérieusement malades, n'exagérant rien de leurs douleurs et ne souffrant pas de leurs hypocondres, ou des femmes délicates que tourmente le système nerveux en général, sans nulle participation d'*érotisme* ou de *désordre utérin*, il m'a semblé qu'une révision des groupes de la classe des névroses, pouvant obvier à ces inconvénients, devait être une chose utile à la science et à la pratique médicales. Guidé par l'étude consciencieuse et attentive des malades, j'ai été ainsi conduit à constituer, aux dépens de plusieurs affections nerveuses, et notamment de l'*Hystérie* et de l'*Hypocondrie*, une névrose générale comme elles, comme elles aussi, caractérisée par la fédération d'un certain nombre de troubles nerveux du mouvement, des sens, de l'intelligence et des principales fonctions. A mes observations particulières, j'ai réuni celles que m'ont fournies d'obligeants confrères ou leurs ouvrages, MM. Huette, Boullay, Cerise, Gillebert d'Hercourt, Beau, Fleury, Sandras, Amédée Latour, etc., celles que j'ai empruntées à Tissot, Esquirol, Pinel, Lherminier, Chomel, Barras, à MM. Bouillaud, Landry, Yvaren, Briquet, etc., et qui, pour être envisagées autrement qu'il ne convient ou attribuées à d'autres causes que la véritable, ne sauraient changer de nature. Ainsi, des maladies qu'on a souvent désignées et qu'on désigne quelquefois encore, sous les noms de Dyspepsie, de Gastralgie, d'Aliénation mentale, de Paralysie générale, de Toux nerveuse, de Palpitations, de Paralysie, de Délire, etc., etc., par suite de leur phénomène principal, ne sont pour moi que le symptôme secondaire d'un ensemble morbide plus complexe bien déterminé où se trouvent d'autres désordres du système nerveux, dépendant d'une cause toute générale, et appartenant à la névrose que je me propose de faire connaître dans tous ses détails.

Ce sont des faits que je n'ai eu qu'à changer de place et à classer sous un autre nom pour les mettre dans leur véritable jour. D'autre part, il y a des accidents nerveux multiples et protéiformes qui accompagnent plusieurs Nosohémies ou Altérations du sang, et notamment la Chlorose, ce que le professeur Bouillaud a fait connaître avec une rare précision ; certaines Convalescences, quelques maladies chroniques, surtout la Syphilis constitutionnelle (1), et qu'on envisage comme la conséquence presque exclusive de l'anémie, sans vouloir penser que cette altération du sang est aussi souvent la conséquence que le principe du mal. Je considère ces faits d'une façon différente, car ils rentrent dans la catégorie de ceux que je me propose d'étudier, et j'ai été heureux d'en pouvoir faire mon profit.

Tant d'exemples, récents et anciens, d'une signification évidente ont simplifié mon travail, et l'observation minutieuse, exacte et complète de tous les symptômes offerts par les malades m'a fortifié dans le désir de faire prévaloir une idée dont je ne serai peut-être que l'écho affaibli et impuissant. La tentative que je fais aujourd'hui pour constituer à l'état de névrose particulière, l'état nerveux ou *nervosisme*, a déjà été faite au siècle dernier par Robert Whytt, et de nos jours encore par Pougens, M. Cerise, etc. Elle n'a que très-médiocrement réussi, car la nosographie n'en a aucunement profité, et la connaissance de cette névrose est encore aussi incomplète que peu répandue. Si, parmi les maîtres de la Faculté de Paris, à laquelle j'ai momentanément l'honneur d'appartenir, il en est qui lui dénient l'existence, ainsi qu'on peut le voir dans un discours de M. le professeur Piorry, à l'Académie de

(1) P. Yvaren, *Des métamorphoses de la syphilis.*

médecine, au sujet de mon travail, d'autres sont mieux disposés, et il ne leur a peut être manqué que l'occasion d'en fournir la preuve. Que MM. les professeurs P. Dubois, Cruveilhier, Rostan, Natalis Guillot, à qui j'ai entendu professer les idées que je soutiens, me permettent donc d'exprimer ici ce regret, qui sera partagé de tous ceux qui estiment, comme il convient, leur esprit d'observation. De leur part, avec une autorité légitime, cette innovation eût été couronnée d'un succès que je n'obtiendrai peut-être pas; mais qu'importe : chacun doit obéir aux impulsions de la science et se mettre à l'œuvre, lorsqu'il y a une vérité à répandre ou à soutenir.

Paris, 30 novembre 1859.

ERRATA.

Page 17, ligne 15, *au lieu de :* il y avait *lisez :* il y a
— 19, ligne 12, *au lieu de :* il peut *lisez :* néanmoins ce dernier peut
— 20, ligne 2 de la note, *au lieu de :* la névrose *lisez :* les névroses
— 32, ligne 21 *au lieu de :* Dans ce cas *lisez :* Dans ces cas
— 33, ligne 16, *au lieu de :* de ce genre *lisez :* du même genre
— 38, *au lieu de :* Hydrhémie *lisez :* Hydrémie
— 53, ligne 6, *au lieu de :* fièvres *lisez :* fièvre
— 53, ligne 8, *au lieu de :* obligés de garder le lit *lisez :* obligés après de garder le lit
— 64, ligne 20, *au lieu de :* alanguissement *lisez :* allanguissement
— 66, ligne 7, *au lieu de :* chez les uns des papillons noirs *lisez :* chez les uns ce sont des papillons noirs
— 75, ligne 2, *au lieu de :* éructations *lisez :* éructation
— 81, ligne 14, *au lieu de :* ces organes *lisez :* ses organes
— 93, ligne 7, *au lieu de :* asthésie *lisez :* asthénie
— 124, ligne 12, *au lieu de :* Sel neutre de bismuth *lisez :* Sous-nitrate de bismuth
— 143, ligne 3, *lisez :* Cette manière de voir a été adoptée
— 148, ligne 18, *au lieu de :* et la contracture *lisez :* ou la contracture
— 225, ligne 11, *lisez :* La différence se montre surtout entre l'état aigu et l'état chronique.
— 226, ligne 1, *lisez :* et dans ses formes
— 226, ligne 2, *au lieu de :* qui set *lisez :* qui se

DE

L'ÉTAT NERVEUX

OU

NERVOSISME

CHAPITRE PREMIER

DÉFINITION. — DIVISIONS.

Le *nervosisme* est une névrose générale, fébrile ou apyrétique, caractérisée par une association plus ou moins nombreuse de troubles fonctionnels variables, continus ou intermittents de la sensibilité, de l'intelligence, du mouvement et des fonctions des principaux appareils organiques.

Ce sont des troubles purement nerveux, pouvant faire croire à l'existence de maladies organiques les plus différentes dans les organes dont la fonction est dérangée.

Ceux d'entre les médecins qui, sous d'autres dénominations, ont sommairement parlé de ce que j'appelle le *nervosisme* ne l'ont envisagé que sous une seule de ses formes. Ils ne l'ont décrit qu'à l'état chronique, en négligeant les exemples dans lesquels la maladie, compliquée de fièvre, offre une grande intensité, et oblige les malades à garder le repos au lit dans une abstinence presque complète. L'observation de plusieurs faits de ce genre m'engage à suivre une voie toute différente, et je considérerai le nervosisme autrement qu'on ne l'a fait jusqu'ici. Cette névrose se présente sous deux formes différentes, constituant un *état aigu* et un *état chronique.*

Le *nervosisme aigu*, toujours accompagné de fièvre, est infiniment plus rare que l'autre et produit rapidement les plus graves désordres. Le *nervosisme chronique* se prolonge pendant des mois et des années, et il faut que l'état général s'aggrave beaucoup pour voir apparaître ses fâcheuses conséquences de marasme et de consomption.

CHAPITRE II

HISTORIQUE.

Tous les individus nerveux ne sont pas nécessairement, comme on a trop de tendance à le croire d'après quelques écrits de Galien, de Sydenham, de Sprengel, de Pomme, etc., des hystériques ou des hypocondriaques (1). Il y a un autre état morbide, dans lequel l'élément nerveux joue également

(1) C'est aussi l'erreur de mon honorable et savant collègue, M. Briquet, qui, dans un remarquable *Traité de l'hystérie*, n'a pas suffisamment distingué pour moi les symptômes de cette névrose de ceux de l'état nerveux ou *nervosisme*, et qui confond trop souvent les maladies nerveuses des petits enfants, de l'homme et de la femme (*convulsions, fièvre nerveuse, léthargie, hypocon-*

le principal rôle sous une forme différente, et où l'on peut constater un plus ou moins grand nombre de troubles de l'intelligence, de la sensibilité, du mouvement et des principales fonctions organiques, sans altération appréciable de la structure des tissus. C'est une névrose distincte de celles que je viens de signaler, et qui mérite d'être l'objet d'une étude spéciale.

Lorry, Rob. Whytt et Pougens me paraissent en avoir bien nettement reconnu l'existence, et ils l'ont appelée *cachexie nerveuse* et *marasme* ou *état nerveux* sans la décrire; d'autres lui ont imposé les dénominations de *fièvre nerveuse*, d'*affection vaporeuse* (Pomme); de *vapeurs* (Lange); d'*affection hystérique*, en la confondant avec l'hystérie et l'hypocondrie, comme Sydenham; de *névropathie* (Malcolm Fleming); d'*hystéricisme* (Louyer Villermay); de *névropathie aiguë cérébro-pneumogastrique* (Girard); *névrospasmie* (Brachet); de *névropathie protéiforme* (Cerise); de *diathèse nerveuse*, etc. Toutes

drie, état nerveux, aliénation, etc.) sous le nom d'hystérie. — Malgré le talent d'observation de l'auteur, je doute qu'il puisse jamais faire adopter sa manière de voir, qu'on peut juger plus complétement par la définition qu'il donne de l'hystérie. « *L'hystérie est une névrose de l'encéphale, dont les phénomènes « apparents consistent principalement dans la perturbation des actes « vitaux qui servent à la manifestation des sensations affectives et « des passions.* » Qui voudrait appliquer cette définition infiniment trop générale, à l'état nerveux, à l'hypocondrie, à l'épilepsie, à l'aliénation mentale, n'aurait certainement pas beaucoup de peine.

ces qualifications mauvaises par leur tendance localisatrice, incommodes par leur longueur, m'engagent à en adopter une autre d'un seul mot, qui indique mieux la nature générale de la maladie et en facilite la description. J'emploierai dans ce but le mot de *nervosisme,* tiré du mot latin *nervosus,* nerveux, pour faciliter l'adjonction souvent nécessaire de la double épithète *aigu* ou *chronique.*

Le *nervosisme* n'est souvent qu'un état maladif sans gravité; mais ce peut être aussi une maladie sérieuse, générale dans sa cause et multiple dans ses effets. On pourrait presque soutenir que c'est une diathèse, tant les désordres fonctionnels sont nombreux, mobiles et variés dans leur expression, quoique identiques par leur nature. Organes de sécrétion, organes de l'intelligence et des sens, organes de la vie animale et du mouvement, tous peuvent être troublés dans leur exercice et à divers degrés sans altération primitive de leur texture. C'est une névrose protéiforme, à laquelle il faut appliquer la proposition de Mead sur l'hypocondrie : *Non unam sedem habet, sed morbus totius corporis est.* C'est la maladie nerveuse la plus complexe qui se puisse produire, et il n'est pas surprenant que, dans ses nombreuses formes, elle ait échappé à la synthèse des pathologistes.

Confondue jusqu'ici avec l'hystérie ou avec l'hypocondrie par tous ceux qui appellent systématiquement ainsi les maux de nerfs observés chez la femme, chez l'homme et même chez l'enfant (1), souvent avec la gastrite chronique et avec la gastralgie, avec l'épilepsie, l'aliénation mentale, la dyspepsie, les maladies organiques du cerveau, de la moelle, du cœur, etc., etc., elle est cependant bien distincte de ces maladies. Elle se rapproche et s'éloigne à la fois des névroses et de quelques maladies organiques. On y rencontre de la paralysie, des contractures, des convulsions toniques et cloniques, des tremblements, des spasmes, des défaillances, des syncopes, des névralgies et des viscéralgies, des troubles de l'intelligence et des organes des sens, tels que illusions sensoriales ou hallucinations, de la fièvre simple ou hectique; et il n'y a que la manière dont paraissent, se développent et se succèdent ces phénomènes morbides, qui puisse en révéler la véritable nature. A cet égard, elle mérite l'intérêt des médecins, qui reconnaîtront là, je n'en doute pas, une maladie très-commune et qui est souvent pour eux la source de leurs plus grands embarras de pratique.

On chercherait vainement dans les livres anciens, ailleurs que dans ceux d'Hippocrate, l'indication nette et précise du *Nervosisme*. Cet auteur est le seul qui me paraisse en avoir parlé, et, bien que

(1) P. Briquet, *Traité clinique et thérapeutique de l'Hystérie*, Paris, 1859.

ce soit d'une manière incidente, ses observations auraient pu suffire à l'instruction des générations suivantes, si Galien ne les eût étouffées par de chimériques hypothèses sur l'hypocondrie.

C'est à propos de l'inanition, des pertes séminales et des gastralgies, que sont signalés par Hippocrate les troubles nerveux multiples et protéiformes dans lesquels on reconnaît le *nervosisme*.

Sous l'influence de la diète trop prolongée se montrent « l'anxiété nerveuse, l'insomnie, le délire, « les troubles de la vue, les tintements d'oreilles, « les vertiges, une grande angoisse de la respira- « tion, ce qui empêche d'arriver aussi facilement à « la résolution, et ce qui est de nature à faire naître « les maladies chroniques. »

Puis il s'écrie : « L'ignorance ou la connaissance « de ces choses produit la mort ou le salut du « malade. . . . . Il est hon- « teux de ne pas reconnaître qu'un malade est fai- « ble par inanition et d'aggraver son état par la « diète. . . . Si un autre médecin, ou même un « homme étranger à la médecine, venant auprès du « malade et apprenant ce qui s'est passé, recom- « mande de boire et de manger, ce que le médecin « ordinaire avait défendu, il paraîtra avoir pro- « curé un soulagement manifeste. Ce sont surtout « ces cas qui, dans le public, font honte aux prati- « ciens, car il semble que le nouveau venu, médecin

« ou étranger à la médecine, a pour ainsi dire res-« suscité un mort (1). » Personne ne verra jamais dans ces symptômes aucuns de ceux qui caractérisent l'hypocondrie ou l'hystérie.

Son tableau des souffrances éprouvées par certains dyspeptiques, et que l'on a très à tort considéré comme une description de l'état hypocondriaque, est un des plus vrais que l'on puisse rencontrer. C'est l'exposé fidèle de ce qu'on voit tous les jours dans certains cas de *nervosisme gastrique*, exempt d'hypocondrie, puisqu'il n'y est fait aucune mention de la tristesse, de la morosité et des troubles spéciaux de l'intelligence qui caractérisent tout particulièrement l'état hypocondriaque.

« Ceux qui sont atteints de cette maladie ne peu-« vent demeurer sans manger, ni supporter la nour-« riture qu'ils prennent. Lorsqu'ils sont sans man-« ger, leurs entrailles font du bruit, et l'orifice de « l'estomac leur fait de la douleur. Ils vomissent « tantôt d'une sorte d'humeur, tantôt d'une autre. « Ils rendent de la bile, de la salive, de la pituite, « des matières âcres; et, après avoir vomi, il leur « semble qu'ils sont mieux; mais, lorsqu'ils ont « pris de la nourriture, ils sont travaillés de rap-« ports et de rots. Ils ont le visage rouge et une « chaleur brûlante. Il leur semble qu'ils doivent

(1) HIPPOCRATE, *Œuvres complètes*, trad. E. Littré, t. II. Paris, 1844. *Du régime dans les Maladies aiguës*, p. 317 et 319, *passim*.

« beaucoup aller du ventre, mais le plus souvent ils « ne rendent que des vents. Ils ont mal à la tête; « ils sentent des piqûres par tout le corps, tantôt « en une partie, tantôt en une autre, comme si on « les piquait avec des aiguilles. Ils ont les jambes « pesantes et faibles, et ils se consument enfin et « s'affaiblissent peu à peu. Cette maladie est longue, « elle ne quitte que dans la vieillesse, supposé que « l'on n'en meure pas avant ce temps-là (1). »

Trois faits du même genre sont encore rapportés dans le livre des *Affections internes* (2), et un dans le livre II des *Maladies*. Le dernier est relatif à un homme atteint de pertes séminales diurnes et qui, en outre des phénomènes nerveux précités, offrait « un certain nombre de troubles intellectuels et « sensoriaux, caractérisés par de fréquentes hallucinations. » Ces différentes maladies nerveuses ne méritaient pour Hippocrate d'autre traitement que l'usage de quelques vomitifs et purgatifs, l'emploi du lait d'ânesse, des bains, des lavements, de la gymnastique et d'aliments froids et relâchants.

Les citations que l'on vient de lire suffisent pour éclairer l'esprit des lecteurs. C'est la lumière du passé. Hippocrate a nettement, je le crois, signalé les troubles nerveux multiples et protéiformes qui ap-

(1) Leclerc, *Fragment du livre II des Maladies* d'Hippocrate.

(2) Hippocrate, *Œuvres complètes*, trad. Littré, t. VII, Paris, 1851. *Des Affections internes*, p. 201, 273, 281.

partiennent à la gastralgie, à l'inanition et aux pertes séminales. Ce qu'il a dit à cet égard s'applique très-certainement à un état morbide tout spécial qu'on chercherait en vain à rapprocher de l'hystérie ou de l'hypocondrie, et il n'a pas moins fallu qu'une fausse interprétation de Galien et de ses successeurs pour donner au texte hippocratique une signification semblable, et pour le faire considérer comme la première révélation écrite de l'hypocondrie.

Ainsi détournées de leur sens véritable et dénaturées dans leur esprit, les observations d'Hippocrate ont été perdues pour la science. Traditionnellement placées dans l'historique de l'hypocondrie comme une autorité à suivre, personne n'a songé à vérifier si elles s'appliquaient à cet état morbide, et l'habitude, consacrant l'erreur primitive, semble leur avoir donné un caractère de vérité absolue. Ce qui a dû contribuer à répandre cette fausse interprétation, c'est l'analogie des symptômes signalés par Hippocrate et de ceux que Galien emprunte à Dioclès pour caractériser l'*affection mélancolique et flatulente* : la dyspepsie, les douleurs et les pesanteurs de tête, l'assoupissement, les craintes d'images fantastiques, les illusions sensoriales de la mélancolie, etc., phénomènes qui peignent assez complétement ce qu'on appelle aujourd'hui l'état hypocondriaque.

Une fois perdues de vue par suite de l'inattention

ou de l'ignorance des contemporains, les meilleures et les plus sages observations tombent dans l'oubli, et les lois qui en dépendent sont pour la plupart de nouvelles découvertes à faire.

Il en a été ainsi du *nervosisme*, entrevu et sommairement décrit par Hippocrate, puis oublié et confondu avec différents états morbides, à peu près semblables par quelques-uns de leurs symptômes. Ses nombreux exemples ont toujours été classés d'une façon vicieuse et désignés par des noms inappropriés en rapport avec certaines idées régnantes. Ce serait une étude bien curieuse à faire que celle de l'influence des mots sur les choses qu'ils sont appelés à représenter, et des fâcheux effets d'une dénomination vicieuse sur les progrès de la science. Il n'est pas de médecin qui n'ait observé d'exemples d'une maladie nerveuse générale, entièrement distincte de l'hypocondrie et de l'hystérie ; mais, faute d'un mot, tout le monde a confondu le premier de ces états morbides avec les suivants, ou, d'une façon encore plus fâcheuse, avec la gastrite, la gastralgie, la chlorose, l'anémie, les maladies du cœur, de la moelle, d'après les idées à la mode dans le moment. Quelques-uns, comme Stahl, Selle, Sprengel (1), Sydenham (2), Stoll, J. P. Frank (3),

(1) *Histoire de la médecine*, trad. Jourdan. Paris, 1815-1820.
(2) *Opera omnia*. Genevæ, 1769.
(3) *Traité de méd. prat.*, trad. Goudareau. Paris, 1842.

Pomme, Viridet, etc., embarrassés par la difficulté de désigner convenablement ces phénomènes, ont simplifié le travail en n'adoptant qu'une seule dénomination; qui, l'*affection hystérique*, comprenant les maux de nerfs de la femme; qui, l'*affection hypocondriaque*, pour ceux de l'homme; d'autres enfin, l'*affection vaporeuse*, désignant ainsi les maux de nerfs de l'homme et de la femme. On a, de cette manière, sous l'un ou sous l'autre de ces titres exclusifs, confondu l'hystérie, l'hypocondrie et tous les accidents nerveux protéiformes observés dans les circonstances les plus opposées, après les commotions morales et les grands chagrins, dans la convalescence d'une maladie aiguë, après une grande perte de sang, par le fait de l'inanition, etc., de la continence, de la syphilis constitutionnelle, etc., etc.

Voici comment s'exprime Sydenham, l'un des plus autorisés entre tous ces auteurs. Il considère comme hystérique un homme épuisé par la saignée et les purgatifs nécessaires à la guérison d'une petite affection aiguë fébrile. (§ 756.) « Je remarquerai en « passant que les hommes hypocondriaques sont « aussi sujets à pleurer sans raison. Un jour je fus « appelé pour voir un homme de condition et de « beaucoup d'esprit, qui depuis peu de jours seule« ment relevait de fièvre; son médecin l'avait fait « saigner, l'avait purgé trois fois et lui avait défendu

« la viande. Comme je trouvai cet homme habillé « et que je l'entendis raisonner sensément sur « toutes choses, je demandai pour quel sujet on « m'avait fait venir ; un de ses amis me dit d'attendre « dre un peu, et que je verrais bientôt de quoi il « était question. M'étant donc assis et m'entrete-« nant avec le malade, je m'aperçus bientôt que la « lèvre inférieure s'avançait en devant avec un mou-« vement fréquent, comme il arrive aux enfants qui « boudent et qui se mettent à pleurer ; cela fut suivi « d'un torrent de larmes, accompagné de soupirs « et de gémissements qui allaient presque jusqu'à « la convulsion, mais peu de temps après les lar-« mes et les soupirs cessèrent entièrement. J'attri-« buai ce symptôme au désordre des esprits, causé « en partie par la longueur de la maladie, en partie « par les évacuations qu'il avait été nécessaire de « mettre en usage dans le traitement, et en partie « par l'épuisement où se trouvait le malade et par « l'abstinence de viande que le médecin avait or-« donnée pendant quelques jours depuis la conva-« lescence, afin de prévenir plus sûrement la re-« chute. Je déclarai donc que la fièvre ne revien-« drait pas et que les symptômes dont j'ai parlé « étaient uniquement l'effet de l'épuisement. C'est « pourquoi je conseillai au malade de manger à son « dîner un poulet rôti et de boire du vin en mé-« diocre quantité. Il le fit, et ayant continué à

« manger de la viande modérément, il n'eut jamais « plus d'accident semblable (1). »

Évidemment Sydenham se trompe en appelant hystériques ou hypocondriaques, les phénomènes nerveux de la convalescence du malade dont on vient de lire l'intéressante observation, mais c'est une erreur dans laquelle il tombe à chaque instant. « Si une femme qui s'est toujours bien portée, nous dit-il (§ 758), mais qui est d'une complexion délicate, vient à être extrêmement affaiblie et abattue pour avoir commis quelque faute « dans le régime, ou par un vomitif, ou par un « purgatif trop violent, elle ne manquera pas d'avoir quelque symptôme hystérique.............. « On peut dire la même chose d'une femme qui aura « perdu trop de sang, soit par la saignée, soit par « un accouchement naturel, ou qui aura trop jeûné, « et se sera trop longtemps abstenue de viande (2). »

Il est impossible de croire avec Sydenham que l'inanition et l'épuisement par les saignées soient une cause d'hystérie et d'hypocondrie, et je pense qu'il est scientifiquement préférable de rapporter à une nouvelle espèce morbide que j'appellerai le *Nervosisme,* les phénomènes nerveux observés dans ces différentes circonstances.

(1) SYDENHAM, *Médecine pratique,* trad. par Jault, nouvelle édit., revue par Baumes, Paris, 1838, p. 241.

(2) *Ibid., loc. cit.*

Au milieu de cette confusion consacrée par l'usage, dont l'origine remonte à Galien, qui a été perpétuée par ses successeurs, par la plupart des médecins de nos jours, on voit çà et là quelques hommes protester contre l'erreur, et entrevoir la vérité. Plusieurs ont rapporté des faits exceptionnels de névroses qui ne cadraient pas avec les divisions nosologiques connues, mais ils se sont contentés de signaler ce qu'il y avait de spécial ou d'irrégulier dans ces faits sans essayer d'une réforme qui jetterait sur eux tant de clarté. Rob. Whytt est le premier qui ait tenté de séparer le *nervosisme* de l'*hypocondrie* et de l'*hystérie* lorsqu'il se crut autorisé à dire : « Les personnes sujettes aux « maux de nerfs, dont certains méritent beaucoup « plus que les autres d'être qualifiés de *nerveux*, « peuvent former *trois classes* ; » et un peu plus « loin : — les symptômes offerts par les malades qui « se trouvent dans la première des trois classes « précédentes peuvent être nommés simplement « *nerveux* ; ceux de la seconde, *hystériques* pour se « conformer à l'usage; et ceux de la troisième, « *hypocondriaques* (1). »

Les efforts de Rob. Whytt sont malheureusement restés infructueux, en ce sens au moins qu'ils n'ont point servi de règle aux nosographes. A son exemple

(1) *Traité des Maladies nerveuses, hypocondriaques et hystériques*, trad. de l'anglais, Paris, 1777, t. I, p. 224.

et sans plus de succès, Pougens a suivi une division semblable : « On a confondu *les vapeurs en général* « ou *maux de nerfs* avec l'hystérie et l'hypocondrie, « cependant ces affections quoique toutes nerveuses « diffèrent entre elles d'après les considérations « suivantes : 1° La *névropathie* ou *vapeurs* consiste « dans une altération générale du système nerveux « sans lésion permanente d'un organe particulier. « 2° L'*hystérie*, dans une lésion du même système, « avec excès de mobilité dans les organes de la gé-« nération chez la femme. 3° L'*hypocondrie*, dans « une mobilité morbifique des organes de la diges-« tion jointe à l'altération nerveuse (1). » De nos jours, le regrettable Sandras, Cerise et Gillebert d'Hercourt ont tenté la même réforme en décrivant une *névropathie protéiforme*, une *surexcitation nerveuse*, une *fièvre nerveuse*, et un *état nerveux* ; mais l'absence des observations ou l'insuffisance des détails nécessaires à une entreprise de cette nature les ont empêchés de réussir. Jusqu'à ce jour en effet, sans doute par défaut de preuves, les traités de pathologie spéciale n'ont pas accordé de place au tableau du *Nervosisme*, qui mérite cependant de figurer dans les nosographies. Toutefois si la description méthodique du *nervosisme*, de ses formes, de ses causes et de leurs effets, immédiats ou éloignés, sur les solides et lesliquides de l'orga-

(1) *Dictionnaire de médecine pratique*. Montpellier, 1825.

nisme n'a pas encore été faite d'après les règles de la nosographie moderne, cet état morbide est, je crois, bien connu d'un grand nombre de médecins. Il en est peu parmi ceux que j'ai interrogés qui ne le connaissent ; MM. P. Dubois, Rostan, N. Guillot, m'ont dit en avoir vu plusieurs cas, et comme je l'ai déjà dit, les livres en renferment beaucoup d'exemples perdus au milieu des descriptions de l'hypocondrie et de l'hystérie, de la gastralgie et de la gastrite, de l'aliénation mentale, de la dyspepsie, des maladies de nerfs ; de la chlorose et de l'anémie, de l'inanition, de la convalescence, des métamorphoses de la syphilis, etc., etc. Rien n'est curieux à lire comme ces faits de même nature publiés sous des titres différents, au profit d'une idée préconçue, ceux de Broussais en l'honneur de la gastrite, ceux de Barras pour le soutien de sa doctrine sur la gastralgie ; ceux de Pomme en faveur des maladies vaporeuses comprenant toutes les maladies de nerfs chez l'homme et chez la femme ; ceux que M. Bouillaud considère comme des cas de chlorose ; quelques-uns au secours de la dyspepsie, ainsi qu'on peut s'en assurer dans un livre récent de M. Chomel, ceux-là en témoignage des effets de la syphilis constitutionnelle, de l'hystérie, de l'épilepsie, de l'anémie, de l'inanition, de la convalescence, de la gestation, etc.

Semblables dans leur essence, identiques par

la forme, mais séparés les uns des autres par de faux titres, ils n'attendent plus qu'une appréciation et une synthèse convenables pour reprendre leur véritable signification nosologique et clinique.

J'ai recueilli un grand nombre de ces faits pour les joindre à ceux que m'a fournis l'observation directe et j'ai été vivement frappé de leurs caractères génériques et de leur apparence de famille, caractérisant une identité de nature voilée par la multiplicité des formes et des effets morbides. Plus on y réfléchit, et plus on trouve conformément à ce qui a été dit, puis oublié, que dans les névroses complexes générales, c'est-à-dire composées par l'association de troubles nerveux multiples comme l'hystérie et l'hypocondrie, il y avait une névrose particulière distincte des deux autres, et méritant une étude spéciale. Tous ces faits empruntés à Sydenham, Rob. Whytt, Lorry, Pomme, Tissot, Revillon, J.-P. Frank, Louyer-Willermay, Dubois d'Amiens (1), Rasori, Barras, Bouillaud, Chomel, etc., etc., ceux que j'ai observés, et ceux qui m'ont été fournis par d'obligeants confrères ne laissent aucun doute dans mon esprit. Ils me permettront, j'espère, de retracer l'ensemble complet de cette nouvelle espèce morbide à introduire dans la famille des névroses.

(1) *Histoire philosophique de l'Hypocondrie et de l'Hystérie.* Paris, 1837, in-8.

CHAPITRE III

CAUSES.

Les causes du nervosisme sont aussi nombreuses que variées. Les unes sont PRÉDISPOSANTES, et les autres OCCASIONNELLES.

SECTION PREMIÈRE. — CAUSES PRÉDISPOSANTES.

§ 1. Age.

Au premier rang des causes prédisposantes, il faut mettre l'*âge adulte*. C'est en effet dans la période moyenne de la vie, plutôt que dans l'enfance et dans la vieillesse, que s'observent les troubles nerveux, multiples, primitifs ou secondaires dont l'ensemble caractérise cette névrose. La faiblesse de la réaction fébrile et des actions sympathiques ou reflexes chez le vieillard explique très-bien l'espèce d'immunité dont il jouit à l'égard de cette maladie. L'enfance y échappe sans qu'on puisse s'en rendre compte et malgré l'impressionnabilité du système nerveux, elle ne présente guère que des convulsions éclamptiques, choréiques ou épileptiques, des contractures, des phénomènes spasmodiques, des paralysies, des névralgies et des viscéralgies d'une façon isolée : troubles fonctionnels de faiblesse, d'anémie peut-être, d'état nerveux futur, mais n'ayant pas encore le caractère de cette névrose. Ces phénomènes n'appartiennent pas plus au nervosisme qu'à l'hystérie et M. Briquet s'est un peu mépris sur leur nature en les rapportant trop exclusivement à l'affection hystérique. En effet, les 87 cas d'hystérie chez l'enfant, rapportés par mon honorable collègue (1), 31 au-dessous de 5 ans, 37 de 5 à 10 ans, le reste jusqu'à 12 ans, sont pour la plupart des faits qu'il faut considérer comme de la gastralgie, de la névralgie intercostale, de l'éclampsie, de l'épilepsie, des paralysies essentielles, etc.

§ 2. Sexe, menstruation, grossesse, allaitement.

Le nervosisme aigu ou chronique se montre *chez les femmes* plus que chez l'homme. Il peut en être affecté et les observations que je rapporte en sont la preuve. On en trouve d'autres dans les différents traités de l'hypocondrie, de l'anémie, de la chlorose, de l'hystérie, et M. Briquet en rapporte un certain nombre qu'il considère à tort comme des exemples d'*hystérie chez l'homme*, rapprochant ainsi du sujet de ses études favorites plusieurs maladies foncièrement différentes. L'état nerveux doit donc être considéré comme assez rare chez l'homme qui est beaucoup plus souvent affecté d'*hypocondrie* et de la *névralgie générale* décrite par Valleix (2). Les

(1) BRIQUET, *loc. cit.*, page 52.
(2) *Guide du Médecin praticien*, 4e édition. Paris, 1860, t. Ier, page 729.

femmes, au contraire, depuis l'agacement exagéré dont elles se plaignent si souvent, et qui les rend malades autant qu'il importune leur entourage, jusqu'à l'état nerveux morbide bien caractérisé, en présentent de nombreux exemples. — Il est peu de maladies aiguës et surtout chroniques dans lesquelles l'état nerveux ne joue de prime abord ou secondairement un rôle considérable.

La *première apparition des règles,* leur retour périodique s'accompagnent souvent de malaises locaux et généraux, de douleurs vagues et mobiles, de fièvre, d'inappétence et de syncope, de troubles sensoriels, d'irritabilité morale, etc., caractérisant bien un faible degré de l'état nerveux aigu. Il en est de même de *certaines aménorrhées*, comme on pourra le voir dans l'observation suivante publiée par M. Rullier en 1808.

Obs. I. — *Nervosisme aigu, suite d'aménorrhée, fièvre. — Convulsions. — Spasmes du pharynx. — Mort. — Pas de lésion anatomique* (1).

« Une jeune fille de quinze ans, nommée Alice, offrant tous les signes de la puberté confirmée, éprouva une suppression des règles à la suite d'une vive frayeur. Rien de fâcheux n'en résulta cependant, mais au retour de l'époque suivante elle est prise de malaises et se plaint d'engourdissement dans les jambes et dans les cuisses. Le jour suivant, sentiment de strangulation tel que l'aurait déterminé un collier très-serré ; région hypogastrique siége d'un gonflement marqué ; sensation de gêne dans

(1) Rullier, *Thèse*, Paris, 1808.

les parties génitales. Les membres et le tronc sont agités de *mouvements convulsifs* répétés. Constriction et spasme au pharynx, tellement intenses, que la malade ne peut prendre la moindre quantité de liquide. Quelque besoin qu'elle ressentît de boire, et quelques efforts qu'elle fît pour y parvenir, cela lui devint toujours impossible. Le lendemain elle est conduite à l'Hôtel-Dieu.

« Les mouvements convulsifs continuaient avec la même force, la suffocation et l'anxiété étaient portés jusqu'au désespoir. Cette malheureuse fille conservait toute sa raison, elle portait les mains à son cou comme pour en ôter le fatal collier. De même que la veille, elle n'avait pu prendre aucun liquide ; elle priait instamment que l'on cessât de lui en présenter, tant était considérable la douleur qu'elle éprouvait au pharynx lorsqu'elle essayait d'avaler.

« La gêne de la respiration était inexprimable, et à tout moment il y avait menace de suffocation. Le pouls était serré, *dur*, *fréquent* et toujours très-irrégulier. Les mouvements du cœur offraient les mêmes caractères ; ils étaient forts, sensibles au tact et même à la vue. La peau était rouge et couverte de sueur. Cette infortunée expira à 4 heures du soir, au milieu d'une violente exacerbation et prononçant qu'elle était étranglée.

« *Nécropsie.* — Le pharynx, l'œsophage et l'estomac étaient à l'état normal, l'appareil respiratoire n'offrait aucune particularité remarquable, si ce n'est que le système à sang rouge était presque entièrement vide, tandis que le système à sang noir était rempli de ce liquide à demi coagulé. Les poumons sains et crépitants étaient gorgés de sang noir ; les organes des sécrétions furent trouvés à l'état normal, seulement un sang noir imprégnait tous les tissus et avait engorgé aussi les veines cérébrales et les sinus de la dure-mère. (Cette dernière circonstance est la seule rapportée par Georget, tant il est difficile de se défaire de ses idées premières, même en présence des faits.) Malgré les recherches les plus minutieuses, les observateurs ne trouvèrent aucune altération, soit de conformation extérieure, soit de structure dans l'axe cérébro-spinal. Il en fut de même de ses enveloppes, ainsi que des nerfs émanés de cette source. Le nerf trisplanchique, soumis aux mêmes investigations, n'offrit également rien d'insolite. Les organes reproducteurs étaient comme on les trouve dans l'état de virginité, excepté les ovaires, qui se trouvaient enveloppés d'une sorte de tunique albuginée, comme transparente en plusieurs points; ils contenaient une foule de vésicules arrondies et remplies d'un fluide muqueux abondant. »

Dans ce fait remarquable, accompagné d'autopsie faite avec le plus grand soin, les phénomènes nerveux assez graves pour occasionner la mort n'ont laissé dans l'organisation *aucune trace matérielle de leur présence.*

La *grossesse et la lactation prolongée* amènent des effets semblables. Tous les accoucheurs, qui ont écrit sur les maladies des femmes enceintes, signalent les troubles nerveux multiples, graves des principaux appareils organiques, et dans quelques cas indiquent avec raison, comme une complication fâcheuse, l'état nerveux général fébrile ou apyrétique, associé aux différentes perturbations de l'encéphale et des voies digestives.

Obs. ii. — *Nervosisme dans la grossesse. — Convulsions.*

« M. Levert cite le cas d'une femme qui, après avoir eu dans une première grossesse des étourdissements hystériques, eut tous les jours dans la seconde, au bout de quelques semaines, un accès de convulsion dans les muscles extérieurs, car aucun viscère ne fut jamais attaqué : ces accès duraient plusieurs heures ; au milieu de la grossesse, au lieu d'un accès par jour, elle en eut deux, si longs qu'entre les deux ils duraient plus de dix-huit heures par jour. Ils étaient si réguliers, qu'ils servaient à faire juger de la justesse des montres. Toutes les fonctions se faisaient très-bien, et de tous les organes internes, ceux de la voix, paraissaient les seuls affaiblis ; il n'y avait rien d'extraordinaire du côté de la matrice ; et les douleurs de l'enfantement commencèrent pendant un accès ; mais les convulsions diminuaient à mesure que les douleurs augmentaient, et elles finirent entièrement une heure avant l'accouchement. Les saignées du bras furent le seul remède, et on en essaya beaucoup qui procurèrent quelque soulagement au commencement ; à la fin elles devinrent inutiles (1). »

M. Paul Dubois a observé un grand nombre de faits de ce genre, extrêmement variés dans leur expression, c'est-à-dire par la nature, par le nombre et par la diversité de leurs symptômes. — Après l'avortement ou après les couches, il a eu très-souvent à combattre chez les femmes un certain nombre de troubles fonctionnels des voies digestives, de l'encéphale, qui étaient le résultat d'un affaiblissement général de l'économie par le travail de la gestation, et par la chloroanémie.

Des phénomènes semblables s'observent à la suite de l'*allaitement prolongé*. J'ai vu des femmes ne pouvoir plus donner le sein sans souffrir cruelle-

(1) *Abus des règles générales*, p. 15.—Extrait de TISSOT, p. 136.

ment de la tête aux pieds, ni sans conserver pendant quelques heures une instabilité et des malaises insupportables. C'est une observation que Gaubius a faite en ces termes : « L'excrétion du lait, supérieure « aux forces de celle qui nourrit, cause après avoir « ôté au corps sa nourriture, la faiblesse, la pâleur, « la maigreur, le désordre dans la circulation, la « *fièvre lente*, la phthisie, les sueurs abondantes et les « fausses couches. La force nerveuse s'affaiblit aussi : « elles tombent dans une grande irritabilité, le « manque de courage, la faiblesse, les palpitations, « le vertige, l'affaiblissement des sens et surtout de « la vue et tous les symptômes vaporeux (1). »

L'*âge critique ou de retour* autant par le changement qu'il apporte à la vie de quelques femmes, qui vieillissent et cessent d'être entourées, que par le fait de la cessation des règles, est souvent l'origine de l'état nerveux chronique. Pour certaines femmes de la société, descendre du piédestal où les avaient placées la naissance et la beauté est une chose impossible. Vieillir les irrite, et le vide qui se fait autour de celles qui n'ont pas su placer le bonheur de la vie dans leur famille, est la cause d'un agacement continuel, qui se révèle presque toujours avec différents désordres de l'état nerveux chronique.

(1) *Pathol. instit.*, § 365. — TISSOT, p. 149.

§ 3. Tempérament nerveux.

Le *tempérament nerveux* qui prédispose l'organisme aux différents troubles connus de l'appareil de l'innervation, favorise avant toute autre cause le développement de l'état morbide dont je parle. Il semble en effet que la multiplicité des phénomènes morbides de l'état nerveux soit plus en rapport avec la constitution générale du sujet que l'apparition des convulsions ou des paralysies essentielles, par exemple.

§ 4. Hérédité.

L'*influence héréditaire* qui résulte de l'impression génératrice a la plus grande action sur le développement des névroses spéciales, épilepsie, éclampsie, aliénation, et sur la production de l'état nerveux en particulier, spécialement de l'état nerveux chronique. Il y a, dans ce cas, hérédité de *similitude*. C'est l'opinion de Van Swieten (t. III, p. 402); de Viridet (*Traité des vapeurs*, p. 47) ; de Willis (*De morb. convuls.*, cap. I, p. 8); d'Andrée (p. 101); de Perry (*A mechanical account of the hysteric passion.* — London, 1775, p. 195); de Pomme (t. I, p. 17) ; de Tissot, de P. Lucas dans son magnifique *Traité de l'hérédité naturelle* (1) et de tant d'autres médecins qu'il serait trop long de nommer ici.

Les enfants échappent quelquefois aux névroses

(1) Paris, 1847-1850. 2 vol. in-8°.

mentales, douloureuses, paralytiques et convulsives, observées chez leurs parents; mais il est rare qu'ils n'offrent point, au moins à un faible degré, la disposition nerveuse morbide de ceux qui leur ont donné la vie. C'est une hérédité *par métamorphose*. La maladie des parents se transforme, et la folie du père ou de la mère, les paralysies nerveuses ou les convulsions dont ils étaient affectés, se traduisent souvent chez les enfants par une irritabilité physique et morale dont le résultat est une maladie nerveuse protéiforme.

§ 5. Faiblesse originelle ou acquise; éducation.

La *faiblesse originelle ou acquise* est toujours accompagnée d'une très-grande excitabilité du système nerveux, et à ce titre elle prédispose singulièrement à l'apparition des phénomènes nerveux multiples qui caractérisent l'état nerveux. « *Juvenes mulierculæ, quæ sunt sensibilioris generis nervosi, texturæ tenerioris*. (Arétée.)

L'*éducation molle, énervante, efféminée* de certains enfants auxquels on fait peur de tout ce qui les entoure, dont on excite prématurément le cœur et l'imagination aux dépens de l'intelligence par une ridicule sensiblerie, ou par des lectures romanesques et des narrations fantastiques; les *rêveries prolongées* qui détournent l'attention des choses trop réelles de la vie commune; le *fanatisme reli-*

gieux et politique qui exalte et trouble la raison; les sérieuses *préoccupations* littéraires et scientifiques qui passionnent l'esprit, et l'appliquent d'une façon continue à l'étude d'un objet difficile, etc., finissent toujours par donner au système nerveux général une susceptibilité excessive, qui se traduit par des troubles aussi nombreux que mobiles et qui constituent un état morbide véritable.

Tout le monde connaît les tristes résultats du mysticisme exagéré sur la raison et sur la santé, son influence sur la démonomanie, sur les maladies extatiques, convulsives et paralytiques des siècles passés. René, Verther et Chatterton ont par leurs déclamations maladives énervé une foule d'individus qui ont cherché dans le suicide un remède aux souffrances, déterminés par la contemplation sympathique de leur exemple. Toute une génération de femmes s'est, de nos jours, perdue au contact d'une littérature impudique, honorant les filles dégradées, les épouses adultères, et le vice aimable, impudent et doré. Que d'hommes enfin n'ai-je pas vus, victimes de leur affiliation aux sociétés secrètes, politiques ou religieuses, dépérir à l'œuvre et tomber par la fatigue d'une constante excitation cérébrale, en proie aux plus violents désordres nerveux pouvant aller jusqu'à la folie.

§ 6. Passions.

Toutes les passions, surtout celles que l'on qualifie si justement de *passions dépressives*, telles que le remords, la jalousie, la haine, l'envie et l'avarice, les chagrins prolongés produits par la perte d'un enfant ou d'un ami, par les revers de fortune ; par les déceptions du jeu, de l'ambition politique, déterminent des résultats à peu près semblables. Toutes ces impressions morales altèrent notablement la santé, et de l'état dyspeptique qu'elles engendrent d'abord, à la faiblesse qui les suit et qui amène l'état nerveux aigu ou chronique, il n'y a qu'un pas.

Obs. iii. — *Nervosisme aigu, suite d'impression morale. — Fièvre. — Insomnie. — Délire. — Spasmes. — Vomissements. — Marasme. — Mort* (1).

« Sous l'influence de grands remords, un homme très-fort que voyait Tissot succomba au bout de cinq semaines après avoir offert les phénomènes suivants : le sommeil l'abandonnait totalement et il ne pouvait prendre qu'un peu de lait et d'eau mêlés, l'eau seule lui donnait une crampe d'estomac, et il la rendait, le lait pur lui répugnait ; il n'eut que deux selles pendant tout ce temps ; il maigrissait d'un jour à l'autre, sa peau devenait exactement friable ; pendant les premières semaines il passait quelquefois vingt-quatre heures à s'agiter continuellement dans sa chambre. Quand il n'eut plus la force de marcher, il se roulait ; d'autres fois il était aussi longtemps sans changer d'attitude ; mais les dix derniers jours, il perdit totalement les forces, et ne put plus sortir du lit ; il n'a-

(1) Tissot, t. III, p. 365.

vait plus la force de voir, d'entendre et de parler. Son pouls, qui avait été *très-agité* et irrégulier les trois premières semaines, se ralentit les quinze derniers jours et se perdit peu à peu ; il eut des mouvements spasmodiques très-forts les cinq derniers jours et fréquemment du délire ; l'idée d'essayer quelques remèdes lui avait été odieuse. »

OBS. IV. — *Nervosisme chronique, suite de frayeur. — Fièvre. — Insomnie. — Palpitations. — Vomissements. — Marasme. — Guérison.*

« Je fus consulté en 1761 par un robuste paysan âgé d'environ 24 ans, qui, ayant été effrayé par un bœuf furieux qui courait après lui, ne se sentit pas incommodé d'abord ; mais le lendemain il se trouva mal à son aise, eut des palpitations ; bientôt il ne put ni entrer au lit, ni se tenir tranquille, il était obligé d'être dans un mouvement continuel, et il perdit entièrement le sommeil ; il eut un effroi et des angoisses inexprimables avec *un peu de fièvre ;* il rendait tout ce qu'il prenait par un simple soulèvement de l'estomac, et il y avait déjà plusieurs mois qu'il était dans cet état. Je lui conseillai le régime le plus doux, une simple décoction d'orge, ou de l'eau et un peu de lait pour boisson, et tous les matins une poudre composée de très-peu de nitre, d'un peu de crème de tartre et de deux grains de camphre ; au bout de dix semaines il revint presque entièrement guéri ; je lui conseillai de continuer les mêmes remèdes, et j'appris assez longtemps après qu'il était très-bien (1). »

§ 7. Veilles ; excès de travail.

Les *veilles prolongées*, les *excès de travail* de toute nature, et surtout l'*excès de travail intellectuel*, épuisent lentement et profondément la santé,

(1) TISSOT, t. III, p. 382.

appauvrissent le sang qui se décolore et laissent dans le système nerveux une excitabilité qui se calme toujours avec peine et qui est souvent le point de départ d'accidents morbides plus ou moins graves.

§ 8. Excès vénériens.

La *masturbation* et les *excès vénériens* produisent des effets analogues. La fièvre lente, l'inappétence, l'amaigrissement et la faiblesse occasionnés par les excès de cette nature montrent jusqu'à quel point peuvent aller les troubles du système nerveux chez les sujets dominés par ces déplorables habitudes. Je rapporte plus loin un fait dans lequel ces désordres se sont montrés sous forme de paraplégie.

§ 9. Convalescence des maladies aiguës; maladies chroniques.

La *convalescence des maladies aiguës*, principalement la *fièvre typhoïde*, l'*angine couenneuse*, déterminent quelquefois des accidents de cette nature, et il en est de même de la *syphilis constitutionnelle* (ce qu'on peut voir dans le livre de M. Yvaren sur les métamorphoses de la syphilis) (1). La plupart des *maladies chroniques* et surtout celles

(1) Au nombre des formes cachées de la syphilis, M. Yvaren cite avec raison la névrose, la paralysie, les convulsions et les névralgies signalées par Paracelse, *De morb. gall.*, I, 5 ; Sauvages, *Nosol. méth.*, t. X, p. 55 ; Hufeland, *Méd. prat.*, p. 484 ; par Baumès ; et les névroses observées sur quelques-uns de ces malades. — Ce sont des cas de nervosisme bien caractérisés.

de l'intestin et de l'estomac, quelquefois aussi de l'utérus peuvent donner naissance au nervosisme aigu et chronique. En effet bien que cet état puisse être *primitif*, il est bien plus souvent *secondaire* et il dépend bien souvent d'une lésion matérielle somatique, dont l'action sympathique ou reflexe se traduit par des désordres vagues, mobiles et multiples dans le système nerveux.

Cela est très-commun dans la convalescence des fièvres typhoïdes. Au vingt ou vingt-cinquième jour d'une diète sévère, après une amélioration notable, il survient souvent de l'agitation, un faible délire, une plus grande accélération du pouls, et tous ces phénomènes nerveux disparaissent par un commencement d'alimentation. Il en est de même des vomissements quelquefois si graves observés à cette période de la même maladie. Et, ici comme ailleurs, chez quelques sujets, dans les maladies aiguës, il importe de saisir le moment opportun, de recourir à l'alimentation, sous peine de voir l'état morbide antérieur se compliquer d'un nouvel état morbide du système nerveux caractérisé par des désordres plus ou moins graves et quelquefois mortels.

Ordinairement il n'y a que des vertiges, des illusions sensoriales, des défaillances et une grande faiblesse avec surexcitabilité nerveuse. Stoll a parfaitement indiqué ces phénomènes qu'il avait observés sur lui-même à la suite d'une fièvre putride.

« Des vertiges et des défaillances, dit-il, ne me « permettaient pas de rester sur mon séant. Tous « les objets placés droit ou perpendiculairement à « l'horizon me paraissaient inclinés ou penchés, « comme s'ils eussent été près de tomber sur moi. « Ceux dont la position était parallèle à l'horizon, « semblaient aller en s'élevant, en sorte que les « personnes qui marchaient dans ma chambre me « paraissaient monter par un plan incliné; et moi-« même marchant sur un plancher bien uni, je « croyais être sur un lieu qui allait en montant. A « mesure que je m'éloignais de ma maladie, ce vice « de ma vue se corrigea peu à peu, mes forces s'af-« fermissant, et enfin la santé, la plus grande des « déesses, commença à jeter sur moi un regard fa-« vorable. Le 1er mars 1777, je repris le service de « mon hôpital et depuis j'ai toujours joui d'une « bonne santé, bien meilleure qu'avant cette ma-« ladie. » (*Méd. prat.*, t. II, p. 19.) Ce n'est évidemment pas là de l'hystérie ni de l'hypocondrie. Dans ce cas, les troubles de l'innervation peuvent être si considérables qu'il en résulte des paralysies partielles ou générales et des paralysies des organes des sens.

Plusieurs fois déjà j'ai vu des enfants momentanément atteints de paralysie générale dans la convalescence de la fièvre typhoïde et les accidents ont disparu au bout de 15 à 20 jours. Dans un cas, chez une petite fille qui me fut adressée à l'hôpital Sainte-Eugénie par mon collègue M. Verneuil, il y avait à la fois paralysie générale et amaurose. La paralysie musculaire générale cessa au bout d'un mois, l'amaurose devint permanente. Deux ans après, quoique nous ayons pu faire, elle durait encore. Sur une autre petite fille il y eut une paralysie de la langue, guérie au bout de 15 jours; et chez quelques enfants placés dans les mêmes conditions, j'ai vu la paralysie se prolonger pendant plusieurs semaines. J'en ai connu un chez lequel la paralysie générale des membres a duré plusieurs mois et n'a cessé que sous l'influence d'un traitement hydrothérapique bien dirigé. — Aucune de ces névroses n'appartient ni à l'hystérie ni à l'hypocondrie.

Pomme a publié plusieurs faits de ce genre ; là des convulsions et une hémiplégie de courte durée ; ailleurs de la fièvre, des syncopes, des coliques et des borborygmes, des spasmes, de la polyurie, etc., phénomènes dont on pourra juger l'importance par les relations suivantes :

OBS. V. — *Nervosisme chronique occasionné par la syphilis constitutionnelle. — Céphalalgie; palpitations; asthme; gastralgie; convulsions avec syncope pendant un an. — Guérison.*

« Une fille de 15 ans, atteinte de syphilis constitutionnelle, pâle et chlorotique, fut prise de palpitation et d'oppression considérable avec toux sèche, opiniâtre, pendant quelques semaines. — Elle eut ensuite de fortes céphalalgies, des maux d'estomac, enfin des convulsions accompagnées de perte de connaissance durant quelques minutes et reparaissant tous les 3 ou 4 jours pendant un an. »

« La présence d'un ecthyma syphilitique sur les jambes révéla la nature du mal qui avait été longtemps méconnue. — Des bains de sublimé et du sirop de Cuisinier guérirent complétement cette malade (1). »

Obs. vi. — *Nervosisme aigu, suite de convalescence. — Fièvre. — Évanouissements. — Coliques. — Borborygmes. — Spasmes de la vessie et des reins, etc.*, (2).

« Mademoiselle de Saint-Jœurs, prétendante chez les dames carmélites, âgée de 18 ans, d'un tempérament bilieux, sanguin et très-ardent, fut attaquée d'une fièvre des plus aiguës, avec toux, oppression et un léger crachement de sang. Elle fut saignée et resaignée en conséquence ; on prescrivit les tisanes les plus rafraîchissantes, les émulsions et plusieurs lavements ; et ces symptômes s'évanouirent. La fièvre subsistait néanmoins depuis plus de 3 semaines, lorsque je fus consulté. La peau était aride et écailleuse ; la langue sèche et l'insomnie habituelle, ce qui dénotait une effervescence considérable. Les évanouissements vaporeux survenaient, ensuite les coliques, les borborygmes, les spasmes de la vessie et des reins, les urines claires, limpides, et le dérangement des règles, ce qui déclara parfaitement l'*affection hystérique.* »

« Je substituai d'abord au premier traitement la tisane de poulet, et les fomentations émollientes, dont la malade reçut quelque soulagement, mais l'éréthisme des nerfs, et la raréfaction des liqueurs étaient portés à un si haut degré, qu'il fallut recourir aux plus puissants remèdes. Le bain seul parut opérer cet effet ; la malade le désirait ardemment ; car elle ressentait, disait-elle, intérieurement

(1) Baumès, p. 141, et Yvaren, *Métamorphoses de la* Syphilis, p. 68.
(2) Pomme, t. I, p. 183.

les ardeurs d'une chaleur brûlante, qui invitait la nature à demander elle-même ce remède. Elle y entra avec plaisir et y resta pendant 2 mois, six heures par jour. L'insomnie cessa pour lors ; le pouls, dont les pulsations étaient au nombre de 130 dans l'espace d'une minute, revint ensuite par degrés à celui de 90, qui formait son état naturel chez cette demoiselle. La peau devint souple et humide, les règles se rétablirent en même temps que les urines ; elles entraînèrent avec elles une quantité considérable de sable et de graviers, dont les reins avaient été chargés par le rétrécissement de leurs couloirs, et la malade reprit enfin sa santé, dont elle jouit aujourd'hui dans un état bien opposé à celui qu'elle avait voulu ci-devant embrasser. On trouve ici l'explication du pouls vaporeux, et on comprend aussi pourquoi il se concentre si souvent, pour se développer ensuite alternativement dans les paroxysmes hystériques. Les oscillations irrégulières des artères et du cœur, produites par les mouvements spasmodiques des nerfs, et par l'irrégularité du cours des esprits animaux, en sont la preuve évidente. »

Obs. vii. — *Nervosisme aigu, suite de convalescence et de saignées trop copieuses. — Insomnie. — Hémiplégie. — Convulsions. — Guérison* (1).

« M. Armand, chirurgien de Lyon, âgé de 35 ans, d'un tempérament sanguin et robuste, fut attaqué dans le mois de mai 1761 d'une fièvre putride et inflammatoire dont il guérit par le secours de 10 saignées, un émétique et quelques légers purgatifs.

« L'insomnie le fatiguait dans sa convalescence depuis quelques jours, lorsqu'il fut saisi tout à coup d'une hémiplégie incomplète au côté droit. Son bras et sa jambe furent d'abord engourdis, son œil fut éraillé par la rétrac-

(1) Pomme, t. I, p. 262.

tion des deux paupières, et la bouche resta dans un état convulsif.

« Le malade, alarmé par les symptômes d'une hémiplégie réelle, réclamait à tout instant le secours de son art, et il se disposait déjà à se saigner lui-même, si je ne fusse arrivé à temps pour m'y opposer. Les symptômes de la maladie qui avait précédé, et les remèdes que j'avais employés, me fournirent au premier instant des signes diagnostiques du mal que j'avais à combattre. Le spasme et l'éréthisme des nerfs se montraient avec évidence : il fallait, par conséquent, relâcher au plus vite les parties qui paraissaient en être affectées. Le bain tiède fut préféré à tout autre secours, quoique la faiblesse du malade parût à quelques-uns contre-indiquer l'emploi de ce remède. Son efficacité ne se démentit pas, puisque l'on vit en peu de jours disparaître tous ces symptômes. »

Perry, qui a eu le tort de confondre avec l'hystérie les troubles nerveux observés dans la convalescence des fièvres graves, a signalé des faits analogues. « Les maladies hystériques sont souvent la conséquence des fièvres aiguës, et j'ai vu dans plusieurs cas les symptômes d'hystérie augmenter à mesure que ceux de la fièvre diminuaient (1). »

Quant à Tissot, on ne saurait être plus explicite : « Toutes les maladies aiguës soit inflammatoires, soit putrides simples ou malignes, peuvent produire cet effet par suite des différentes lésions qu'elles laissent dans la machine, et il est très-aisé de voir les hommes forts, après une fièvre violente la mieux terminée, avoir des maux de nerfs, parce

(1) *Mechanical account of the hysteric passion*, p. 196.

que, comme je l'ai déjà dit, une maladie aiguë, quoique bien terminée, laisse les fibres lâches, *le sang trop peu dense*, l'estomac faible, la mucosité, qui remet toutes les cavités, trop ténue, *les vaisseaux trop peu remplis*, et que toutes ces conditions donnent des maux de nerfs (1). »

Un peu plus loin il ajoute : « C'est surtout après les fièvres véritablement malignes, que l'on observe les pertes de mémoire, l'affaiblissement des sens, l'imbécillité, la mobilité la plus marquée, les vapeurs, l'hypocondrie (2). »

Enfin pour indiquer les effets des maladies chroniques, il dit : Tout état de dépérissement, de quelque cause qu'il puisse venir, produit souvent des maux de nerfs. « J'ai vu une fille, dit-il, qui, les derniers mois d'une étisie, avait alternativement des moments d'angoisse nerveuse cruelle, des rêveries, des pleurs, des sursauts et des douleurs vagues et très-passagères de tous les membres ; et une autre, âgée de 24 à 25 ans, qui, dans une étisie lente, éprouva à différentes reprises des convulsions violentes, des spasmes soutenus, des paralysies passagères, pendant plus d'un an. J'ai vu un homme, âgé de 26 ans, très-vigoureux avant sa maladie, qui, étant tombé dans l'étisie à la suite d'une maladie aiguë mal terminée, éprouva un change-

(1) TISSOT, t. III, p. 256.
(2) *Ibid.*, p. 257.

ment singulier dans la physionomie, qui dépendait de ce que les muscles des yeux étaient habituellement dans un état de spasme, qui dérangeait leur position et faisait que l'œil droit voyait les objets un pouce plus haut que l'œil gauche (1). »

Des troubles analogues s'observent quelquefois à la suite de l'*angine couenneuse*, et on y rencontre soit la paralysie du voile du palais, soit des paralysies générales ou partielles dans les membres. — J'en ai observé et publié quelques exemples. C'est ce qu'on appelle la *paralysie diphtéritique*, et dans plusieurs cas qui ont été suivis de mort, nulle altération n'a été constatée dans les centres nerveux.

§ 10. Anémie, Hydrhémie, Chlorose.

Au-dessus de toutes les causes prédisposantes dont il vient d'être question, et dont les effets sont si variables, il y a une *influence générale, qui les rapproche dans une action commune* et qui fait comprendre la manière dont elles agissent sur l'organisation, je veux parler de l'*anémie*. En effet cet état morbide et la *chlorose* ou la *chloro-anémie* sont, comme on le sait depuis les observations de Pomme, de Tissot, de Frank, de M. le professeur Bouillaud, qui l'a mieux démontré que personne, le point de départ du plus grand nombre des névroses. Or, la faiblesse naturelle, ou acquise par l'éducation efféminée

(1) Tissot, t. III, p. 267.

née, par les chagrins, par les passions, par les veilles prolongées, par les excès de travail et les excès vénériens, par les émissions sanguines, par la convalescence, par les maladies chroniques, etc., etc., amènent directement l'anémie, ou comme premier trouble l'*état dyspeptique*, et après cette altération de nutrition, l'*appauvrissement de l'élément globulaire du sang*. En voici la preuve dans les faits suivants, publiés par Tissot (1) et par Rasori (2).

« Une évacuation très-médiocre, si elle ne con-
« vient pas, peut avoir aussi des effets très-mar-
« qués sur les nerfs. J'ai vu un homme de 30 ans,
« bien portant, mais dont la fibre était un peu lâ-
« che, qui ayant été saigné sur la fin d'un rhume,
« éprouva au moment où la saignée fut faite, une
« espèce de fourmillement par tout le corps, qui
« fut immédiatement suivie d'une crampe générale
« et très-douloureuse ; tous les muscles se raidi-
« rent, et il se plaignit d'un serrement entre la poi-
« trine et le ventre, qui le suffoquait ; ces accidents
« se dissipèrent naturellement au bout de quelques
» minutes, mais ils se sont reproduits toutes les fois
« qu'il y a eu quelques sujets de chagrin ; et Vi-
« ridet dit qu'ayant fait tirer huit onces de sang à
« un homme, qui se leva contre son avis, il fut
« saisi d'une convulsion si violente par tout le

(1) TISSOT, p. 123.
(2) *De la phlogose*. Paris, 1839. Appendice, t. II, p. 187.

« corps, avec la bouche et les yeux ouverts, que les « secours ordinaires n'y firent rien, et cet état ne « cessa qu'en appliquant de l'esprit-de-vin immé- « diatement sur l'épiglotte (1). Il vit aussi une autre « femme qui avait le sang scorbutique, à laquelle « on eut à peine tiré cinq onces de sang pour un « violent mal de dents, qui durait depuis cinq « jours, qu'il lui survint un mouvement convulsif « de toutes les parties du corps (2). Van Swieten « a vu une femme à qui des pertes de sang dans « une grossesse donnèrent d'abord des défaillances « réitérées, ensuite de si fortes palpitations, que ne « pouvant faire aucun mouvement sans en éprou- « ver, elle fut obligée de passer douze ans au « lit (3). Une demoiselle âgée de 19 ans, bien por- « tante jusqu'à cet âge, fut attaquée de maux de « tête violents, pour lesquels on lui tira, au bout « de six semaines, quatorze onces de sang : cette « saignée la jeta dans une mobilité excessive ; tout « la faisait tressaillir, lui donnait des palpita- « tions, des étouffements, des angoisses ; cet état « très-fâcheux durait encore au bout de dix ans, « et pendant tout ce temps elle n'avait pas été tolé- « rablement dix mois. Peut-être la saignée eût été « utile d'abord, quand on la fit, si elle n'eût pas été

(1) *Des vapeurs*, p. 36.
(2) *Loc. cit.*, p. 138.
(3) *Loc. cit.*, t. IV, p. 489.

« trop forte ; mais il ne faut jamais oublier que la « saignée, qui convient parfaitement au commence-« ment d'une maladie qui vient de pléthore, peut « nuire quand la longueur du mal affaiblit, tout « comme le retour des règles, qui peut guérir d'a-« bord des maux qui dépendent de leur suppression, « les aggrave quand la malade est déjà tombée dans « la faiblesse, la langueur, l'épuisement, et qu'elle « a plus besoin de nourriture que d'évacuation.

« Des hémorrhoïdes trop abondantes jetèrent « une femme de 45 ans dans une mobilité excessive, « accompagnée de beaucoup de peines et d'angoisses, « et surtout d'une agitation singulière dans toute la « surface du corps, et une autre femme, à peu près « du même âge, avait, après des pertes utérines, « une telle mobilité, que la plus légère affection lui « donnait une agitation extrême pendant plusieurs « heures, une très-mauvaise nuit, une pesanteur et « une chaleur à la tête excessivement incommodes. « Quelquefois cet excès de mobilité porte principa-« lement sur quelques organes : une femme que « des pertes avaient rendue très-faible et très-mo-« bile, et à qui elles avaient laissé du dégoût, avait « contracté surtout une telle sensibilité des nerfs « de l'estomac, qu'il suffisait qu'elle entendît parler « d'aliments pour vomir. Une évacuation peu abon-« dante par des sangsues appliquées au fondement « d'une jeune personne hypocondre, ne fit qu'a-

« jouter une extrême mobilité à l'hypocondrie, et « en général après des hémorrhagies, même modé- « rées, on est exposé à des spasmes dans les intes- « tins, qui donnent souvent de la tristesse, des gon- « flements; la sensibilité de l'épigastre devient telle « que l'on ne peut supporter aucune ligature, et j'ai « vu une femme qui était venue me consulter pour des « obstructions du foie, 17 jours après une fausse cou- « che, dans laquelle elle avait beaucoup perdu. Elle « avait cette sensibilité des épigastres et des hypocon- « dres si forte, qu'en la touchant assez légèrement « au creux de l'estomac, je lui procurai une syncope « convulsive, et qu'elle fut quelques heures, avant « que de recouvrer une entière respiration. »

L'opinion de J. P. Frank n'est pas moins formelle : « Qu'un soldat plein de vigueur, une femme « florissante de jeunesse et de santé, l'un par une « blessure, l'autre par le flux menstruel, la gesta- « tion ou l'accouchement perdent une grande quan- « tité de sang, ils sont bien vite en proie à des « affections nerveuses. Ainsi les animaux domesti- « ques que l'on sacrifie, pendant que le sang s'é- « chappe de leurs vaisseaux, se débattent avec vio- « lence et expirent dans les convulsions. Nous avons « eu la douleur de voir après une émission sanguine « peu considérable, faite par précaution ou parce « qu'on s'était trompé sur la nature de la maladie, « et sur de fausses apparences de force, des sujets

« déjà affaiblis tomber dans des convulsions ex-
« traordinaires, des langueurs, des tremblements
« hystériques, ou dans la consomption.

« Des accidents de même nature résultent de flux « séreux, muqueux et glandulaires abondants, de la « réparation incomplète des pertes de chaque jour, « soit l'insuffisance ou le manque de nourriture, « la prolongation de jeûnes trop austères, soit l'u- « sage d'aliments végétaux ou animaux de mau- « vaise qualité, etc. (1). »

Obs. viii. — *Nervosisme chronique, suite de métrorrhagies menstruelles. — Gastralgie. — Vomissements nerveux. — Spasmes. — Hémiplégie droite, suivie d'une paralysie générale, avec intermittence. — Guérison définitive au bout de soixante-dix-sept jours par les inhalations de chloroforme, et l'opium à l'intérieur.*

« Le docteur Bonnefont rapporte dans le numéro du 2 juillet 1853 de la *Gazette des hôpitaux*, l'histoire d'une femme de 24 ans, qui, à la suite de plusieurs métrorrhagies menstruelles, éprouva, le 11 mars, le sang s'écoulant en abondance, une gêne remarquable dans les mouvements de la moitié droite du corps.

« Le 13, l'hémiplégie était complète ; et le 24, la paralysie était généralisée sur les deux côtés du corps ; d'ailleurs intégrité parfaite de sentiment.

« Il y avait en même temps des douleurs gastralgiques violentes, avec exacerbation nocturne. Les vomissements étaient fréquents et très-douloureux, surtout le matin. Ils suivaient constamment de très-près toute ingestion alimentaire.

(1) *Loc. cit.*, p. 392.

« L'hémorrhagie cessa, comme d'habitude, le cinquième jour, mais tous les accidents persistèrent cette fois.

« Le 17, M. Bonnefont prescrit 10 centigr. d'extrait d'opium, en 2 pillules, une le soir et l'autre le lendemain matin.

« Le 18, dans la matinée, vomissements douloureux, anxiété extrême du côté de l'estomac. Le médecin passe rapidement le bouchon d'un flacon contenant du chloroforme sous le nez de la malade, et, chose étrange, elle tombe aussitôt dans un sommeil profond et réparateur; dans cet état, elle sourit d'abord, puis elle rit aux éclats, répond aux questions de son médecin; à sa prière, elle lui tend la main, avec laquelle elle serre fortement celle de M. Bonnefont, remue ses jambes, se retourne dans son lit, en un mot plus de paralysie.

« Le réveil a lieu après huit minutes, sans conscience de ce qui vient de se passer. La paralysie a reparu.

« Les jours suivants, la malade est endormie matin et soir par le chloroforme ; et dans l'intervalle elle prend 0,05 ou 0,06 d'opium. Il suffit pour obtenir le sommeil de passer une seule fois et très-rapidement sous le nez de la malade, le bouchon du flacon imprégné de chloroforme. Deux fois seulement il a fallu passer deux fois le bouchon devant le nez.

« La durée du sommeil a toujours varié de sept à huit minutes : ce sommeil était toujours gai.

« Enfin la guérison momentanée de la paralysie accompagnait toujours le sommeil.

« Le 24, à quatre heures du soir, le bras droit recouvra ses mouvements ; une heure après, la jambe du même côté recouvra la liberté de ses fonctions. Le côté gauche ne rentra dans l'exercice de ses mouvements que le lendemain, 25 mars, à la même heure.

« Dès le 24, le traitement fut réduit de moitié.

« Le 26, la malade put se lever, mais soutenue par deux personnes, n'ayant qu'une démarche lente, pénible et très-titubante.

« Tout traitement fut suspendu le 27. Chaque fois, pourtant, les progrès furent rapides, et la guérison était complète au bout de 77 jours.

Cette observation est fort curieuse autant par la forme singulière des accidents nerveux que par leur intermittence, et la guérison rapide obtenue par l'inhalation du chloroforme.

Il est impossible de rattacher ces désordres nerveux, produits par une hémorrhagie utérine à une *affection hystérique*, sans abuser étrangement de la signification des mots, et sans faire encore comme quelques médecins du mot hystérie le synonyme de toutes les affections nerveuses chez la femme. — Il n'y a rien d'hystérique chez la malade dont on vient de lire l'observation ; ce serait plutôt un exemple d'anémie, et cependant c'est un état nerveux chronique, car la paralysie dissipée à l'instant par une inhalation de chloroforme, représente plus un trouble essentiel du système nerveux que la conséquence d'une aglobulie sanguine.

Voici maintenant quinze faits extrêmement remarquables et qu'on doit au célèbre Rasori (1), ils se rapportent à l'influence prédisposante des maladies aiguës sur le développement de l'état nerveux ou nervosisme.

Sous le titre de *maladies considérées et traitées comme inflammatoires, amenées à la dernière extré-*

(1) *Théorie de la phlogose*, traduit de l'italien par Sirus Pirondi. Paris, 1839. — Appendice, t. II, p. 187.

mité par un traitement antiphlogistique et guéries par un traitement stimulant, Rasori a publié quinze observations de nervosisme aigu et chronique, primitif ou secondaire, méconnu dans sa nature par les médecins qui l'avaient précédé (1). Quelques observations de même espèce se trouvent encore dans le chapitre suivant, là où la maladie suivie de mort a laissé voir par l'autopsie qu'il n'y avait aucune maladie organique appréciable (2). Si toutes les observations ne sont pas également concluantes, quelques-unes cependant sont dignes du plus grand intérêt.

Ainsi, dans la première série, là où des malades, considérés comme atteints de maladies inflammatoires, n'offraient que des phénomènes de nervosisme primitif ou secondaire, accrus dans leur intensité par la diète ou de trop fortes émissions sanguines on trouve les faits suivants :

Une dame atteinte de douleurs rhumatismales et de fièvre fut saignée 18 fois, purgée à diverses reprises, et couverte de sangsues. Il en résulta : « Des « douleurs très-aiguës à la tête et des palpitations « très-fortes au cœur avec beaucoup de gêne dans la « respiration : ces symptômes revenaient alternati- « vement, mais ils revenaient promptement et tour « à tour. Ajoutez à cela un pouls très-faible et fré-

(1) *Loc. cit.*, t. II, p. 187.
(2) *Loc. cit.*, t. II, p. 297.

« quent au point de donner 130 pulsations par « minute, et une si grande faiblesse musculaire « qu'à la moindre agitation des membres, la ma- « lade tombait en défaillance. Les jambes étaient « enflées ainsi que les mains, et il parut y avoir de « l'hydrothorax. » Elle guérit peu à peu par l'usage des stimulants, de l'opium, 15 centigr. à 1 gramme par jour et de l'alimentation.

Dans un second cas (1), une fille assez forte, prise d'angine inflammatoire au couvent, fut mise à la diète, saignée 5 fois et purgée. Après sa guérison, elle resta pâle et maigre, sans forces, mélancolique, peu intelligente, et dépourvue de mémoire ; puis elle eut des défaillances, des douleurs de tête, et des convulsions, quelquefois de l'assoupissement et du délire, accompagnés de chants, de pleurs, et de cauchemars effrayants. Le pouls était à 120, faible et irrégulier. Cette fille guérit par l'usage des stimulants, d'un bon régime, de l'opium à 20 et 60 centigrammes.

Une troisième observation semblable se trouve à la suite.

Dans la quatrième, Rasori raconte ce qu'il a éprouvé lui-même à la suite d'un rhume traité par une diète légère et des boissons délayantes, et au bout de 15 jours par trois petites saignées faisant au plus 40 onces de sang. — De violentes douleurs de tête,

(1) *Loc. cit.*, p. 194.

des étourdissements, des faiblesses, une douloureuse constriction précordiale, de la contracture et une grande fréquence avec irrégularité du pouls se montrèrent aussitôt, indiquant au médecin son erreur dans le traitement qu'il s'imposait. L'éther et la teinture opiacée, des pilules d'opium et une bonne alimentation le guérirent (1).

A la suite on trouve une cinquième et une sixième observation semblables.

Dans la septième (2), un homme de 55 ans, toujours bien portant, devient dyspeptique, et se met au régime sans en retirer de profit. Alors il se purge et diminue encore la quantité de ses aliments. Il maigrit chaque fois davantage, pâlit, perd ses forces, et reste au lit, se croyant atteint d'une maladie de l'épine dorsale en raison de la faiblesse de ses jambes.

Sans fièvre et le pouls faible, n'offrant aucune lésion appréciable des viscères, Rasori lui conseille l'opium, le vin à petites doses, et en augmentant la quantité (jusqu'à 1 gramme d'opium), et il guérit.

Dans la seconde série ce sont des faits du même genre, méconnus dans leur nature et suivis de mort à la suite d'un traitement antiphlogistique disproportionné aux forces des sujets. On poursuivait jusqu'à la mort par la diète et par la saignée des phénomènes essentiellement nerveux que l'on

(1) *Loc. cit.*, p. 236.
(2) *Loc. cit.*, p. 241.

croyait inflammatoires, et *la nécropsie ne révélait au sein des organes aucune trace d'inflammation.*

A la suite d'une fatigue, un Français âgé de 50 ans, pris de fièvre et de douleur à l'hypocondre droit qu'il éprouvait de temps à autre, fut considéré comme ayant une hépatite et traité, comme tel, par la diète, les saignées et les purgatifs. La tête devint très-douloureuse et on crut à une complication de céphalite nécessitant de nouvelles saignées. La mort eut lieu au huitième jour, et Rasori qui assistait à l'autopsie ne trouva *aucune maladie du cerveau ou du foie.* Il s'agissait dans ce cas d'une simple courbature avec névralgies multiples de l'abdomen et de la tête.

Une seconde observation est relative à une jeune fille de 20 ans, affectée de dyspepsie, que l'on traita comme ayant une gastrite par de nombreuses saignées et de fréquents purgatifs, et pour une inflammation de la moelle à cause de douleurs qu'elle éprouvait dans le dos. Cette fille mourut et *les organes ne présentèrent aucune altération appréciable.*

Suivent douze autres observations analogues, mais trop dépourvues de détails pour avoir quelque importance dans le sujet qui m'occupe. Elles ne prouvent qu'une chose, l'absence d'altérations somatiques chez des sujets soignée pour des inflammations viscérales dont ils n'avaient jamais été affectés.

Les observations modernes de M. le professeur Bouillaud, de M. Uzac dans sa thèse sur la chlorose chez l'homme, de M. Gillebert d'Hercourt, de mon savant collègue M. Beau et d'un grand nombre d'autres médecins confirment toutes ces données antérieures et montrent bien l'influence que peuvent avoir la composition du sang et ses altérations sur la production de la plupart des désordres du système nerveux. — Malheureusement, dans le nervosisme, on n'a pas encore bien déterminé quel est le véritable rôle de l'altération du sang à l'égard des accidents qui se produisent, ni quelle est cette altération, car elle n'est pas toujours facile à démontrer, et chez quelques malades, elle n'existe pas au début de la maladie.

Quoi qu'il en soit, on doit considérer comme un fait acquis à la science, que, primitivement ou d'une façon secondaire, l'*anémie* et la *chlorose* jouent un rôle important dans la production de certains cas d'état nerveux. Si la chlorose est très-forte, la densité du sang diminue au point de descendre au-dessous de 6° de l'aréomètre, et le chiffre des globules peut tomber de 129 à 100, 80 et au-dessous. Dans beaucoup de cas l'influence de cette disposition se révèle par des signes incontestables, et le traitement par les toniques ou les ferrugineux vient démontrer la justesse de ce rapprochement étiologique. Ailleurs, au contraire, l'altération est de nature différente et porte sur la masse totale du sang plutôt que sur la proportion de ses éléments constitutifs.

SECT. II. — CAUSES OCCASIONNELLES OU DÉTERMINANTES.

Les causes *occasionnelles* ou *déterminantes* de l'état nerveux aigu ou chronique sont : les *impressions morales* vives dont j'ai parlé, les *passions dépressives* de toute nature, les *excès de veilles et de travail intellectuel*, la *lactation* prolongée, l'*avortement*, de fortes *hémorrhagies* ayant pour effet d'appauvrir l'élément globulaire du sang, la *convalescence des maladies aiguës*, la *syphilis constitutionnelle*, un certain nombre de *maladies chroniques* et surtout celles qui par leur action directe ou reflexe sur l'estomac, occasionnent une dyspepsie douloureuse de longue durée. Je viens d'en parler au sujet des causes prédisposantes, et je n'y reviendrai pas, afin d'éviter une répétition inutile.

En résumé : bien que les nombreuses causes du nervosisme aigu ou chronique soient très-variées dans leur nature et en apparence, très-différentes les unes des autres, puisqu'on trouve la faiblesse naturelle ou acquise à côté de l'influence prédisposante de l'âge, de l'hérédité, des chagrins, des passions de toute espèce, de la convalescence, d'une hémorrhagie ou d'une maladie chronique, elles se tiennent toutes plus ou moins par un lien commun, qui est la diminution de *quantité* ou de *qua-*

lité de la masse totale *du sang,* et l'abaissement de l'un ou de l'autre de ses éléments, surtout des globules. Au fond de tout nervosisme, il y a presque toujours primitivement ou secondairement une modification plus ou moins considérable du sang et de la crase organique. — Si l'altération est quelquefois douteuse au début, elle ne l'est jamais à une époque avancée de la maladie. Alors les éléments *faiblesse* et *chloro-anémie,* impossibles à méconnaître, ajoutent à leur cause première leurs effets incontestés, et ils augmentent le mal en s'aggravant chaque jour davantage.

CHAPITRE IV

SYMPTOMES

Ce que Mead disait de l'affection hypocondriaque est de tous les points applicable au nervosisme. *Non unam sedem habet, sed morbus totius corporis est* (1), car ce sont des troubles fonctionnels de tous les tissus et de la plupart des organes. En effet les symptômes du nervosisme sont très-nombreux et très-variés. Ils diffèrent sensiblement dans la forme *aiguë* et dans la forme *chronique.*

(1) *Monita et præcepta medica,* cap. XVII.

SECTION PREMIÈRE. — NERVOSISME AIGU.

Dans le *nervosisme aigu,* qui est très-rare, les malades sont pris de malaise, accompagné de faiblesse et d'amyosthénie, d'inappétence et de dégoût, quelquefois de ptyalisme, de nausées et de vomissements aqueux, de constipation résistante et d'irritabilité générale avec fièvres, sans forces, brisés par la courbature musculaire générale, obligés de garder le lit ; quelques-uns ne peuvent soulever la tête de l'oreiller sans craindre une défaillance ou la syncope ; ils supportent difficilement les odeurs, le bruit, la lumière ; leurs sens, devenus très-excitables, doués d'une sensibilité maladive connue sous le nom d'hypéresthésie souffrent dans leur exercice ou donnent lieu à des illusions sensoriales nombreuses, surtout à une période avancée de la maladie. Alors la maigreur et l'altération des traits augmentent, la langue reste blanche, les vomissements continuent et la constipation persiste, ainsi que l'état fébrile caractérisé par l'accélération du pouls et la chaleur de la peau ; puis surviennent des accidents névralgiques et cérébraux très-graves ; des douleurs générales ou partielles dans la tête ou dans les membres, du délire d'abord passager, puis continu, l'affaiblissement des organes des sens, des hallucinations singulières, de l'assoupissement, du coma, des contractions, des convulsions, et enfin la mort après un ou deux mois de souffrances inouïes, sans que l'examen le plus scrupuleux ait permis de découvrir une altération matérielle appréciable des principaux organes.

Les quatre exemples que j'ai observés dans ma clientèle, et que je rapporte ici, pourront donner une idée de l'enchaînement de ces symptômes.

OBS. IX. — *Nervosisme aigu. — Fièvre. — Hypéresthésie générale. — Ptyalisme. — Marasme. — Guérison.*

« Une dame de 40 ans environ, mère de famille, femme d'un membre de l'Académie des sciences, était, à son retour d'âge, affaiblie par d'abondantes hémorrhagies utérines.

« Dans l'hiver de 1846, à la suite d'une faible bronchite, qui nécessita le repos et la diète, cette dame extrêmement impressionnable ne recouvra pas l'appétit, et continua d'avoir la fièvre. Une irritabilité extrême, des idées bizarres, la sensibilité très-vive des yeux à la lumière du jour, l'hypéresthésie des oreilles et de la peau sur les membres, des douleurs névralgiques de la tête avec de l'insomnie, des frayeurs nocturnes ; et un alanguissement musculaire considérable, causé par l'amyosthénie, furent observés.

« La malade maigrissait à vue d'œil, et ne pouvait plus rien prendre, car elle avait même le dégoût des boissons. — Elle était fatiguée par un ptyalisme abondant et mousseux. — Il n'y avait ni vomissement, ni évacuation alvine. La peau était chaude, et le pouls, petit, fréquent, battait 120 fois à la minute.

« Cet état de choses durait depuis un mois ; on était au mois de décembre, et bien que le bouillon ne fût pas digéré, j'ordonnai une côtelette, après une immersion dans l'eau à 15° et une promenade forcée de dix minutes, dans la rue, par un affreux temps de neige. Je prescrivis en même temps une faible dose quotidienne de sous-carbonate de fer.

« Cette médication réussit très-bien, et chaque jour était signalé par une amélioration nouvelle dans l'accroissement des forces, de l'embonpoint et dans la diminution de l'excitabilité nerveuse.

« Néanmoins, il fallut quatre mois de traitement hydrothérapique, d'usage des ferrugineux, et enfin le séjour à la campagne des Moulineaux, près Paris, pour rétablir complétement la malade. »

Obs. x. — *Nervosisme aigu. — Fièvre. — Palpitations. — Vomissements glaireux. — Ptyalisme. — Marasme. — Guérison.*

« A Mello, une jeune femme de 20 ans, habituellement bien portante, mariée depuis cinq mois, ayant régulièrement ses règles, devint peu à peu dyspeptique, puis ses forces disparurent ; elle eut de la fièvre, quelques vomissements et on lui fit garder le lit en la mettant à la diète. Un vomitif et quelques autres médicaments furent administrés sans résultat.

« Cet état de choses durait depuis cinq semaines ; et il en était résulté un amaigrissement considérable, et elle ne pouvait se tenir à cause de l'amyosthénie. Toutefois, quand je la vis avec le docteur Millo, la malade avait bon visage, son teint de blonde légèrement pâlie était pur, et ses yeux bleus annonçaient la santé. J'en conçus bon augure et commençai l'examen des principaux organes.

« Tout appétit avait disparu ; la langue était épaisse, blanche, fade ; les vomissements étaient fréquents et les boissons passaient avec difficulté. Constipation absolue.

« Le ventre aplati, indolent, ne renfermait aucune tumeur.

« La poitrine était en bon état, ainsi que le cœur, et il n'y avait aucun bruit anormal dans les vaisseaux du cou.

— La malade se plaignait de palpitations fréquentes. Son pouls dépressible, régulier, rapide, battait de 100 à 112 fois par minute....

« La malade souffrait de la tête et son sommeil était fréquemment interrompu par des cauchemars. Elle ne pouvait lever la tête de l'oreiller, ni se mettre sur son séant, sans avoir des vertiges, sans être étourdie, ni prête à se trouver mal. La plus grande souffrance était un ptyalisme continuel, et à chaque instant elle crachait de la salive mousseuse, blanche.

« Ne trouvant aucune altération des viscères, et ne voyant là qu'un *nervosisme aigu*, caractérisé par la fièvre, le ptyalisme, la faiblesse, l'inappétence, le vomissement et l'insomnie sans modification appréciable des solides ou des liquides; pensant d'ailleurs qu'une longue inanition était pour quelque chose dans la production des accidents, je fis donner des côtelettes, de l'eau rougie, des irrigations d'eau froide sur le corps, et du sulfate de quinine à petite dose.

« Trois jours après, la jeune femme se promenait dans son jardin, et deux mois après elle venait me rendre visite à Paris. »

OBS. XI. — *Nervosisme aigu. — Dyspepsie. — Gastralgie. — Névralgies temporales. — Vertiges. — Surexcitabilité nerveuse. — État fébrile simulant une affection typhoïde. — Hallucinations de l'ouïe et de la vision. — Toux nerveuse. — Affusions froides. — Médication tonique. — Guérison.*

« Mademoiselle R...., caissière d'une grande maison de commerce à Paris, vivait très-sédentaire dans cet établissement, et, depuis plusieurs mois, elle souffrait de contrariétés quotidiennes incessantes, contre lesquelles il ne fallait rien dire.

« Douée d'une excellente constitution et d'une bonne

santé habituelle, elle n'avait jamais été malade, et n'avait jamais eu de maladie nerveuse ou d'attaques convulsives. (C'était en 1850.) — Sous l'influence des causes dont je viens de parler, les digestions se troublèrent, et avec une constipation opiniâtre, il y eut de la gastralgie, des envies de pleurer, des vertiges, des bluettes et une incapacité presque complète de tenir sa comptabilité commerciale. Les règles diminuèrent d'abondance et le sang devint très-pâle. Les nuits se passaient sans sommeil dans un état d'agitation considérable, au milieu de rêves pénibles ; des douleurs de tête apparurent, l'appétit cessa complétement, et avec une fièvre continue il fallut garder le lit.

« L'examen du ventre, du cœur et des poumons ne me révéla rien d'organique ; il n'y avait pas de souffle vasculaire artériel, et les troubles fonctionnels de la tête, de l'estomac et de la circulation furent tout ce que je pus constater.

« Incertain du diagnostic, j'observais la malade, et après avoir donné un ou deux purgatifs j'attendis. — Les phénomènes morbides ne firent que s'aggraver.

« Au lit elle ne voulait rien prendre que des boissons ; dévorée par la fièvre, abattue, amyosthénique et souffrant de la tête, elle avait la langue blanche et était sans appétit; son ventre était douloureux comme le reste du corps ; et elle avait, tout éveillée, des hallucinations qui lui montraient les voisins pénétrant et parlant dans la chambre, ce qui l'épouvantait fort. Elle fut prise d'une toux sèche, fréquente, sans expectoration, et la poitrine n'offrait aucune altération du murmure vésiculaire.

« Cette situation se prolongeait sans amélioration depuis trois semaines et elle aurait pu durer plus longtemps. Ne trouvant pas la raison suffisante de cet état fébrile continu, avec inappétence, et voyant cette exaltation nerveuse assez forte, avec hallucinations continuelles et toux laryngée spasmodique, la pensée me vint qu'il fallait obliger la malade à se lever, à manger et à se promener dans la chambre.

Des ferrugineux, mêlés au quinquina, et des affusions froides suivies d'un léger repas furent mis en usage. — Je forçai la malade à boire du vin, à prendre quelques petits morceaux de côtelette grillés et je la fis sortir du lit et de la chambre. — Les forces revinrent assez vite, et comme l'embonpoint n'avait pas beaucoup diminué, le rétablissement fut assez rapide. — La toux spasmodique et les hallucinations disparurent, l'appétit revint avec la cessation de la fièvre, et cette demoiselle put reprendre ses occupations. Elle conserva cependant, pendant plusieurs années, sa disposition à la névralgie temporale, les vertiges, et une grande susceptibilité nerveuse qu'elle combattit courageusement par des affusions froides quotidiennes et du quinquina. — Il lui fallut sept années de soins pour guérir complétement de tous ces troubles fonctionnels.

Obs. xii. — *Nervosisme aigu. — Hypéresthésie cutanée. — Hallucinations. — Trouble des facultés mentales. — Intermittence. — Guérison.*

Madame X..., dont la mère est morte phthisique, a été fortement chlorotique avant son mariage. — Elle a eu pendant le cours de la dernière grossesse des douleurs névralgiques très-vives de la paroi abdominale, pour lesquelles on lui a mis des sangsues. Son enfant a eu des convulsions peu après sa naissance.

Prise de malaises, de courbature, de fièvre avec forte angine et douleur cervicale très-prononcée, son médecin, M. le docteur Vigla, lui fit appliquer des sangsues et au bout de quelques jours lui donna un purgatif. (C'était en 1857.) — Elle fut bientôt prise de subdélirium intermittent, avec hallucinations passagères et notable affaiblissement de l'intelligence. — Ses réponses étaient incohérentes et bizarres;

ses sens étaient très-excitables, le bruit et la lumière lui étaient fort désagréables, et il y avait une hypéresthésie très-prononcée de la peau.

Langue blanche, soif fréquente, inappétence, pas de vomissements ni de diarrhée ; urines claires, pas de toux, aucun trouble des fonctions respiratoires. — La peau était très-chaude et le pouls très-fréquent avec paroxysmes vers le soir.

M. Vigla me pria un jour de la voir avec lui, et après l'examen que nous fîmes, nous nous demandâmes si nous avions affaire à une affection cérébrale commençante ou à un état nerveux aigu. La rémittence du pouls, les paroxysmes du soir, et les accès quotidiens intermittents de délire, l'hypéresthésie cutanée nous firent croire à un état nerveux aigu, pour lequel il convenait d'administrer le sulfate de quinine.

Ce traitement réussit à merveille, et en quelques jours tous les accidents disparurent sans laisser de traces. — La santé a été parfaite depuis cet instant et il ne s'est jamais reproduit aucun trouble de l'intelligence et des organes des sens.

Voici maintenant le résumé de deux faits analogues publiés par M. Amédée Latour (1) :

Obs. XIII. — *Nervosisme aigu.* — *Marasme nerveux.*

Une jeune fille de 10 ans, enfant unique et très-gâtée par ses parents, voit que sa mère vient de lui donner un petit frère. Elle perd aussitôt sa gaieté, sa vivacité, l'appétit, le sommeil. Robuste et bien portante jusque-là, elle pâlit et maigrit. Bientôt la fièvre s'allume, continue, mais avec exacerbation le soir. Cette fièvre du[illegible] mois et réduit l'enfant à un état de consomption hec[illegible] aucun des

(1) *Union médicale*, janvier 1859.

symptômes de la fièvre typhoïde : ni délire, ni taches lenticulaires, ni gargouillement, ni météorisme, rien que la fièvre. — Le petit frère meurt ; la fièvre s'éteint presque subitement ; la petite fille reprend rapidement ses forces et revient à son état de santé parfaite.

Obs. XIV. — *Nervosisme aigu.* — *Marasme nerveux.* — *Mort.*

Une jeune femme de 25 ans, saine et bien portante, se marie à un homme de l'art qui, par sa profession, reçoit tous les jours dans son cabinet un assez grand nombre de dames. La jalousie, une jalousie implacable, s'empare de son esprit. Elle en perd le boire et le manger. Elle s'affaiblit, s'alite, une petite fièvre survient ; six semaines après, moins de trois mois à dater du début de l'affection morale, elle meurt hectique. — Autopsie : Rien, rien, rien, malgré l'examen le plus minutieux de tous les appareils.

Ces deux derniers faits, malgré l'absence des détails qui pourraient leur donner plus d'autorité aux yeux de quelques personnes, n'en ont pas moins une grande importance. — Ils montrent deux exemples de fièvre hectique et de marasme sans lésion organique ; dans l'un, la maladie fut presque subitement guérie par la satisfaction d'une âme jalouse dévorée par cette passion, et, dans l'autre, la mort eut lieu sans que la nécropsie ait pu donner l'explication de cette fin prématurée.

A l'exception de symptômes graves, pouvant faire craindre pour la mort, les quatre personnes dont on vient de lire l'histoire, (obs. IX, X, XI et XII) et qui ont guéri, ont présenté la plupart des symptômes du nervosisme aigu. — Le tableau de leur maladie est entièrement conforme à celui qui a été tracé à un point de vue différent par M. Chomel, qui a considéré à tort des cas de ce genre comme des exemples de dyspepsie.

L'identité de la description est complète. Évidemment l'auteur que je viens de citer a observé un grand nombre de faits d'état nerveux aigu ou de *nervosisme aigu* qu'il a rapprochés de la *dyspepsie acide*, faute de pouvoir mieux faire ; car c'est, dit-il, « *une maladie n'ayant été décrite nulle part, n'ayant pas même de nom sous lequel on l'ait désignée* (1). » Il en a observé dix-huit cas après le choléra de 1852, *seize ont été suivis de mort* ; et depuis lors il n'est pas d'année où il n'ait eu l'occasion d'en voir de nouveaux exemples, surtout dans le cours de la grossesse. « *Et là elle s'est montrée avec plus de gravité encore, s'il est possible, que dans les autres conditions* (2). »

Dans son embarras de lui trouver un nom, M. Chomel lui a donné place au milieu des formes de la dyspepsie, en autorisant ainsi pour l'avenir une fâcheuse confusion (3). En effet, de deux

(1) Chomel, *loc. cit.*, p. 154.
(2) Chomel, *loc. cit.*, p. 146.
(3) Art. V. *Description d'une maladie qui semble être la forme de la dyspepsie acide, par sa fréquence et son extrême gravité*, p. 144.

choses l'une : ou la description est celle d'une forme grave de la dyspepsie acide, et il importe de la conserver à cette place; ou elle se rattache au contraire à une maladie entièrement différente, le nervosisme par exemple, et il faut s'en servir à ce nouveau point de vue, en l'introduisant dans l'historique de l'espèce morbide nouvelle. Or il est évident, d'après le texte même de l'auteur, qu'il ne croit pas fermement à une nouvelle forme de la dyspepsie acide, et sa pensée est plutôt celle de décrire une maladie « sans nom » n'ayant encore été décrite nulle part.

Je suis de son avis, et ce que M. Chomel a décrit se rapporte entièrement à ce que j'ai observé sous le nom de *nervosisme aigu*.

Voici sa description :

« La maladie débutait en général avec quel-
« que lenteur, à la manière d'un embarras des
« premières voies, par la diminution, puis la perte
« de l'appétit, et quelquefois par le dégoût des
« boissons, *une accélération médiocre, d'abord passa-*
« *gère, du pouls,* des nausées et une acidité de plus
« en plus prononcée de la salive et de l'haleine.
« Une faiblesse croissante obligeait, en quel-
« ques jours, à garder le lit, avec un grand ma-
« laise dans lequel les troubles digestifs tenaient
« la première place; l'inappétence devenait com-
« plète; la langue se couvrait d'un enduit blanc ;

« aux nausées succédaient les vomituritions et
« les vomissements de mucosités acides, puis de
« bile jaunâtre. L'acidité de l'haleine devenait
« de plus en plus prononcée, l'air de la chambre
« du malade en était comme imprégné : dans
« quelques cas même, cette odeur pénétrait dans
« une partie de l'appartement. Aux vomissements
« de matières jaunâtres succédaient les vomisse-
« ments, quelquefois très-prononcés, de bile verte.
« La faiblesse, la fréquence du pouls, l'altération
« des traits, la maigreur faisaient des progrès
« journaliers et rapides ; le ventre était plat, in-
« dolent, moins sonore le plus souvent que dans
« l'état normal. La constipation était l'état le
« plus habituel ; les selles n'avaient lieu qu'au
« moyen de lavements et de purgatifs ; ces der-
« niers étaient fréquemment rejetés par le vo-
« missement.

« Après quelques semaines d'accroissement
« dans les symptômes, les vomissements se modé-
« raient ; mais la *fréquence du pouls* devenait plus
« grande, sans que la chaleur s'élevât beaucoup,
« ni constamment.

« A cette période, *des accidents cérébraux* com-
« mençaient à se montrer : c'étaient la céphalalgie,
« l'agitation dans le sommeil, un délire d'abord
« passager, puis habituel, l'obscurcissement de
« la vue, des hallucinations singulières, le ma-

« lade croyant apercevoir dans sa chambre, au-
« tour de son lit, des objets, des personnes, des
« animaux qui n'y étaient pas. Enfin un assou-
« pissement de plus en plus fort, une sorte de
« coma précédait et annonçait inévitablement la
« mort prochaine des malades, après une lutte de
« trente à quarante jours. »

Cette description jointe à celle que j'ai donnée au début de ce chapitre, et aux quatre observations nouvelles qui s'y trouvent donnent l'idée la plus complète de la maladie que je veux décrire avec détails, et il ne me reste plus qu'à étudier isolément chacun de ses principaux phénomènes. — Il est inutile de faire ressortir les avantages de cette analyse. On en comprendra toute l'importance en songeant qu'il s'agit de désordres dont la cause matérielle est à peu près inconnue et qui sont autant d'actes sympathiques liés à un trouble primitif des forces générales du corps humain.

§ 1. Amyosthénie; irritabilité nerveuse.

La faiblesse et l'alanguissement musculaire d'abord caractérisés par une certaine nonchalance de toute la personne, la flaccidité des membres inférieurs, qui supportent à peine le poids du corps, et un vague sentiment de gène ou de pesanteur au sacrum suspendent la marche et obligent les malades à garder la situation assise ou horizontale dans un lit, ce qui est toujours un grave inconvénient. En effet, le repos au lit dans l'état de faiblesse qui résulte de l'état nerveux aigu ou chronique, à moins qu'il ne soit rendu nécessaire, par l'impossibilité de la station verticale, ne réussit qu'à jeter le corps dans un allanguissement plus prononcé; et il aggrave toujours la situation des malades. En l'absence d'une lésion somatique, élément spécial qui oblige quelquefois au repos, le nervosisme simple doit être promené par les malades et combattu debout, dès que cela est possible.

Cette faiblesse est accompagnée de *malaises* plus ou moins prononcés et d'une grande *susceptibilité morale*. Le malade pleure et s'agite au moindre reproche, à la plus petite émotion ou contrariété ; il rougit et le pouls acquiert une fréquence excessive. Les adultes pleurent rarement, si ce n'est les femmes, et leur irritabilité se traduit par des exigences indiscrètes, par une mauvaise humeur que rien ne peut calmer (obs. IX), ou par des emportements de colère difficiles à contenir. Exigence, morosité, colère; ou, au contraire, résignation, abattement, douce tristesse et mélancolie profonde: telle sont les dispositions d'esprit du nervosisme aigu. Heureux les malades dont l'éducation, le savoir-vivre et le courage contre la souffrance dominent ces dispositions morales maladives, de façon à ne pas se rendre importuns pour ceux qui les assistent.

§ 2. Insomnie.

Le sommeil léger, fugace, quelquefois nul, est souvent interrompu par le moindre bruit, ou par des spasmes, des illusions sensoriales (obs. XI, XII et XIII), des rêves, des cauchemars d'incubes et de succubes. C'est l'insomnie avec tous ses caractères habituels, et elle offre presque autant de variétés que de malades. Chez les uns des papillons noirs, qui voltigent devant les yeux au moment du sommeil, et ils prononcent des mots entrecoupés ou sans suite, comme dans le délire; chez d'autres, ce sont des spasmes du diaphragme et des muscles respiratoires qui les réveillent au milieu d'une profonde inspiration, ou bien c'est un sommeil interrompu par l'idée d'une chute au fond d'un précipice, ou dans l'eau, de la mort, sous le coup des assassins, ou sous l'étreinte d'êtres fantastiques, etc., etc. Ces phénomènes sont infiniment plus marqués dans le nervosisme chronique.

§ 3. Céphalalgie.

La tête est généralement fatiguée, sans que les malades puissent se rendre un compte bien précis de ce qu'ils éprouvent. Une vague sensation d'étonnement, de vide intérieur et d'incertitude de direction s'observe assez fréquemment. Quelques malades y éprouvent de la lourdeur et se plaignent de céphalalgie, surtout s'ils ont voulu penser à quelque chose, lire quelques lignes d'écriture ou suivre une conversation. La moindre fatigue détermine des bouffées de chaleur avec coloration rouge intermittente du visage et accélération du pouls; il y en a qui ont de temps à autre la sensation d'une boule de feu dans le crâne. Quelques-uns y ressentent des battements profonds, isochrones aux contractions du cœur. Ce sont des palpitations nerveuses ayant pour siége les artères cérébrales superficielles ou profondes. D'autres se plaignent d'étourdissement, de vertiges, et la sensation est si forte qu'en réalité ils ne peuvent marcher, sans tomber, ni voir tout remuer autour d'eux. J'en ai même connu (obs. IX et X) qui ne pouvaient soulever la tête de l'oreiller, sans perdre complétement connaissance.

§ 4. Douleurs générales ou partielles.

La sensibilité générale des membres ou des organes intérieurs quelquefois intacte est fort souvent troublée. Il en résulte des douleurs vagues, profondes, circonscrites ou généralisées, obtuses, quelquefois lancinantes, plus ou moins vives. Chez les uns (obs. IX), ce sont des douleurs névralgiques sur le trajet des nerfs de la tête, de la poitrine ou des membres, douleurs spontanées ou provoquées par la pression; chez d'autres, au contraire, ce sont des fourmillements partiels, des déchirements, des picotements ou une cuisson intérieure, dont rien ne saurait donner l'idée, mais qui est très-pénible. Chez les femmes, les douleurs se fixent très-souvent sur l'utérus ou ses annexes, et se traduisent par des élancements internes, des pesanteurs aux lombes, des tiraillements dans les aines et dans les membres inférieurs.

§ 5. Calorification.

Les malades sont d'une extrême sensibilité au froid. Il y a chez eux une répartition fort inégale du calorique, et, tantôt frissonnants, refroidis sur quelques points du corps, tels que les pieds, les genoux, les mamelles, ou, au contraire, affectés par une chaleur vive et appréciable à la main, ils souffrent considérablement de cette disposition morbide.

Ce n'est d'ailleurs pas une illusion de leur part, comme on pourrait le croire, et ainsi qu'on l'a soutenu dans ces dernières années, à propos des frissons de la fièvre intermittente. Le thermomètre accuse un abaissement de température locale, en rapport avec les sensations de la main appliquée sur la peau des malades. J'ai vu, au genou, la température descendre à 28 et 29 degrés centigrades, il en est quelquefois de même aux pieds. Il serait curieux de faire la même expérience, chez ceux qui se plaignent d'un accroissement de chaleur, pour savoir si le thermomètre monte de quelques fractions du degré, mais la pensée ne m'en est pas venue en temps opportun, et je regrette de n'avoir pas de chiffres pour éclairer cette question intéressante.

Les modifications, que peut subir la sensibilité spéciale de chacun des organes des sens, ne sont pas moins curieuses à étudier, surtout quand elles acquièrent un assez haut degré d'intensité pour troubler ou suspendre les fonctions sensoriales.

§ 6. Anesthésie et hypéresthésie cutanées.

Le sens du toucher est celui qui reçoit du nervosisme aigu et chronique l'atteinte la plus profonde. La faculté de sentir les objets extérieurs et l'aptitude à percevoir la douleur sont très-modifiées, mais cependant cette anesthésie et cette analgésie, dont la séparation a été si bien faite par M. Beau, sont beaucoup moins prononcées dans le nervosisme aigu que dans le nervosisme chronique. Ici, la sensibilité de la peau par l'appréciation des objets ou de la douleur est rarement diminuée : quelquefois obtuse sur un point, augmentée sur un autre, elle peut être alternativement sur les mêmes parties, plus faible ou plus forte que dans l'état normal, et cela sans qu'il soit possible d'en découvrir la raison. Son trouble le plus ordinaire est une exaltation et une perversion considérable; on en verra la preuve dans l'observation de cette dame que j'ai vue en consultation avec mon collègue M. Vigla (obs. XII). Les malades se plaignent très-vivement de la moindre pression, du frottement et du contact le plus léger. Quelques-uns poussent des cris continuels, et on ne peut les toucher, sur un ou plusieurs points du corps, tantôt sur le bras, tantôt sur le visage, tantôt sur le ventre et ailleurs, sans provoquer les douleurs les plus vives. De pareilles souffrances, sans lésion somatique, sont vraiment incompréhensibles.

Ailleurs, outre l'exaltation, il y a perversion de la sensibilité. Le contact de certains objets fort usuels devient l'occasion d'une vive souffrance, ainsi le velours, la soie, la gaze, le papier, etc., provoquent un malaise, et un agacement douloureux, que ne produisent pas d'autres objets.

§ 7. Troubles de la vision.

La *vision* ordinairement nette est quelquefois troublée par les apparences d'un brouillard plus ou moins épais, situé en permanence devant les yeux, ou produit par la contemplation fixe des objets du voisinage. Les paupières sont lourdes, appesanties et douloureuses. Toute lecture est impossible, et la volonté de parcourir seulement quelques lignes est l'occasion de douleurs oculaires ou cérébrales plus ou moins vives. Chez quelques malades (obs. IX), la lumière est difficile à supporter, et il leur faut un appartement obscur, pour éviter l'action douloureuse des rayons solaires. Les uns voient courir des lueurs vagues ou de petites langues de feu dans l'espace, ou il leur semble que les objets sont doubles, tournent sur eux-mêmes, changent de forme en s'allongeant ; les autres ne jugent plus de la distance, ils croient les objets très-proches ou fort éloignés, et quelques-uns enfin prenant un objet pour un autre, ou voyant devant eux ce qui n'existe pas en réalité, gesticulent en parlant à des êtres imaginaires enfantés par un trouble visuel. Ils sont le jouet d'illusions sensoriales et d'hallucinations dont ils savent la fausseté (obs. XI et XII). J'ai vu des malades s'effrayer outre mesure d'images fantastiques, ainsi créées de toute pièce par hallucination ou provoquées par la présence d'un chapeau, d'un livre, d'un vase quelconque, laissé sur un meuble, et transformé par l'illusion visuelle en être vivant, régulier ou difforme, suivant les individus. Ce sont des faits qui se présentent sous les formes les plus variées, sans que pour cela changent leur nature et leur signification. En aucun cas, ils ne peuvent être considérés comme des symptômes de folie, et ce serait commettre l'erreur la plus déplorable que de leur donner cette signification.

§ 8. Troubles de l'ouïe.

L'*ouïe* devient très-fine. Les malades entendent

souvent des bruits réels dont personne autre n'a conscience, et ils saisissent à des distances énormes des mots prononcés à voix basse; aussi faut-il prendre garde à ce que l'on dit autour d'eux. Le moindre son dans l'air interrompt leur sommeil. Tout bruit les irrite et retentit douloureusement dans leur tête. Quelques-uns entendent des bruits imaginaires; des sifflements aigus, le bourdonnement d'un insecte, le son des cloches, le bruit des vents ou des grandes eaux retentissent dans leurs oreilles d'une façon continue ou intermittente, et c'est pour eux la cause d'une très-vive souffrance (obs. XI). D'autres éprouvent dans l'une ou l'autre oreille des battements, qui correspondent aux pulsations du pouls et qui ne sont évidemment qu'une sensation exagérée produite par l'impulsion de la systole artérielle locale.

§ 9. Troubles de l'odorat.

L'*odorat* peut être profondément affecté. Outre la susceptibilité dont il est le siége vis-à-vis de toutes les odeurs en général, qui sont insupportables et dont l'action reflexe sur le système nerveux produit la céphalalgie, la défaillance ou la syncope, il y a des odeurs qui, plus que d'autres, ont le fâcheux privilége d'exercer cette influence. Cela dépend des malades. Toutefois cette disposition est infiniment plus commune dans le nervosisme chronique.

Quelques malades, enfin, se plaignent d'odeurs désagréables, dont ils souffrent vivement et que personne autre qu'eux ne peut sentir. Ce sont de véritables hallucinations passagères, et les odeurs de papier brûlé, de soufre, d'hydrogène sulfuré, de rose, de violettes, etc., sont celles dont il est le plus souvent question.

§ 10. Troubles du goût.

Le *goût*, généralement altéré dans le nervosisme aigu, n'est jamais aussi complétement modifié dans son exercice que dans le nervosisme chronique. L'inappétence est à peu près absolue, ce qui est en rapport avec l'existence d'un enduit épais, muqueux et blanchâtre sur la langue ; mais les boissons et les aliments conservent en partie leur saveur naturelle. Les malades ont de la répugnance pour les choses douces et sucrées, et préfèrent de beaucoup les boissons acides, comme dans le nervosisme chronique et dans la dyspepsie chlorotique.

§ 11. Troubles des voies digestives. Inappétence. Acidité buccale. Dyspepsie. Pneumatoses. Aigreurs. Vomissements. Constipation. Altération des sucs gastriques.

A ces modifications du goût se rattachent celles *des fonctions digestives*. L'inappétence, l'empâtement, l'acidité et quelquefois l'amertume de la bouche éloignent toute idée d'alimentation; mais lorsque les malades, bien conseillés ou bien inspirés, veulent essayer de se nourrir, il arrive souvent que la mastication devenue laborieuse et pénible augmente leur répugnance; quelquefois même, comme je l'ai vu deux fois, par suite d'une sécheresse toute particulière de l'isthme du gosier, la déglutition est extrêmement difficile (obs. x). Un premier bol alimentaire passe, le second hésite, mais il est quelquefois impossible d'avaler les suivants. A la sécheresse du pharynx se joint un certain degré d'œsophagisme qui vient compliquer l'état morbide antérieur auquel il faut attribuer la dysphagie. C'est dans un cas de ce genre, datant de sept jours chez une fille très-nerveuse, âgée de 23 ans, qu'Omboni a eu recours à l'application endermique de sulfate de quinine pour obtenir une guérison, que n'avaient pu amener un grand nombre de médicaments antispasmodiques (1). Chez quelques malades la déglutition provoque la toux ou des contractions antipéristaltiques de l'œsophage suivies de vomissements.

Une fois dans l'estomac, les aliments peuvent s'y dissoudre, comme dans l'état habituel, mais très-souvent la digestion est lente, difficile, douloureuse, accompagnée de malaise, de pyrosis, de tension à

(1) *Annali universali di medicina*. 1829.

l'épigastre, de pneumatose gastrique, avec ou sans éructation, d'aigreurs, de régurgitations acides plus ou moins abondantes et enfin de vomissements. Chez quelques personnes, l'acidité de ces matières remontant de l'œsophage au pharynx est tellement forte qu'elle détermine sur les dents un agacement très-désagréable, auquel il faut remédier par l'usage des pastilles de magnésie. C'est là sans doute ce qui a déterminé M. Chomel à considérer le nervosisme aigu *comme la forme la plus grave de la dyspepsie acide;* et en effet, d'après lui les neuf dixièmes des malades seraient, par le fait même de cette maladie, condamnés à une mort certaine, pronostic trop grave et qui tient à ce que ces malades ont été traités d'une façon contraire aux indications réelles, par une diète et une médication trop énervantes (1). Les vomissements fréquents sont toujours une chose très-grave par l'épuisement qu'ils entraînent et l'inanition qui les suit. Placé sous la dépendance presque absolue de l'appauvrissement du sang, le nervosisme augmente avec lui, comme lui, et tout ce qui peut contribuer à l'accroître est nécessairement très-préjudiciable aux malades.

Le ventre, toujours très-aplati par suite de l'amaigrissement général (obs. x), est le siége de coliques plus ou moins fréquentes, de nombreux borboryg-

(1) *Des dyspepsies*, Chomel, *loc. cit.*, p. 157.

mes, de tumeurs mobiles formées par le déplacement des gaz dans l'intestin, de tumeurs fécales dans le cœcum ou dans l'S iliaque, ce qui est en rapport avec la *constipation* opiniâtre observée chez tous les malades. Cette constipation est un symptôme constant du nervosisme aigu, et dans le nervosisme chronique, au contraire, elle alterne presque toujours avec la diarrhée.

Les troubles dont les fonctions digestives sont le siége dans l'état nerveux, ont été de la part de M. Sandras (1) l'objet de quelques remarques très-curieuses, mais qui ont besoin d'être vérifiées, car elles ne sont pas à l'abri de toute contestation. Cet auteur déclare : que des glaires alcalines remplissent la bouche, et vont saturer les acides de l'estomac au point d'arrêter la digestion : que ces liquides ordinairement alcalins peuvent être sécrétés acides ; qu'ils peuvent devenir « *un véritable virus capable de propager dans certaines occasions le germe d'une maladie analogue.* » Ce sont là des assertions qui attendent leur preuve. Il n'en est pas tout à fait de même des observations du même auteur sur le trouble des sécrétions gastriques. Confirmées par l'expérience de tous, et par les nouvelles recherches de M. Corvisart sur la pepsine, ces remarques méritent de fixer l'attention. En effet, dans le nervosisme

(1) *Maladies nerveuses*, t. I, p. 32.

primitif ou secondaire, les liquides sécrétés par l'estomac n'ont souvent pas l'acidité nécessaire à la digestion des matières azotées, et ailleurs au contraire cette acidité est assez fortement augmentée pour être nuisible. — Dans le premier cas, dit M. Sandras (1), les malades à jeun ou ayant mangé ne manquent guère de vomir, et les matières rejetées sont à peine acides tandis que dans le second cas, au contraire, le malade sent une grande acidité de la bouche, les dents sont agacées, et il y a quelquefois des régurgitations très-aiguës qui vont jusqu'à lui picoter les fosses nasales. Ces observations sont très-exactes. Elles trouvent leur vérification dans ce fait que l'on fait digérer les malades tantôt avec de la pepsine acide, ou un filet de vinaigre ajouté aux aliments, tantôt, au contraire, par l'usage de la magnésie ou du bicarbonate de soude pendant le repas.

§ 12. Troubles de la respiration. Toux nerveuse.

La *respiration* n'est que bien rarement troublée par le nervosisme aigu. Ordinairement régulière, ample et facile, rien n'altère l'intensité ni la mollesse habituelles du murmure vésiculaire normal; mais chez quelques malades il y a des étouffements passagers, sentiment de plénitude dans la poitrine,

(1) *Loc. cit.*, p. 35.

barre à l'épigastre, névralgie intercostale et toux petite, sèche, plus ou moins fréquente, déterminée surtout par le mouvement dans le lit, la station assise ou verticale, l'impression produite par l'entrée d'une personne quelconque, la nécessité de parler (obs. x), etc., etc. Cette toux sans expectoration a, dans sa petitesse et dans sa fréquence, quelque chose de spécial qui rappelle très-bien le type de ce que les nosographes ont appelé *toux nerveuse*. Sa présence donne toujours de grandes inquiétudes, en raison de l'affaiblissement, de la maigreur, et de l'état général des malades. On l'attribue quelquefois à tort au développement hypothétique de tubercules dans les poumons, et s'il y a quelque affaiblissement du son et du murmure vésiculaire dans un point de la poitrine, cette hypothèse prend les apparences de la réalité. J'ai donné des soins à une petite fille de onze ans, atteinte d'état nerveux aigu, et qui avait une toux petite, sèche, incessante, dès qu'elle sortait du lit, pour poser le pied par terre, ou seulement dès qu'elle était assise à son séant. Je fus consulté pour savoir si elle avait une maladie de poitrine. La maigreur de cette enfant, son état général, le peu de retentissement du choc des parois thoraciques au sommet, la faiblesse du murmure vésiculaire en ce point, pouvaient faire craindre le développement de tubercules pulmonaires; mais la petitesse de la toux, sa fréquence, sa sécheresse et sa disparition complète, le jour ou la nuit, dans le décubitus horizontal, éloignèrent de mon esprit toute idée de maladie de poitrine. En effet c'était une simple toux nerveuse, compliquant ce nervosisme aigu, dont la guérison eut lieu au bout de deux mois.

Dans quelques cas il y a, avec la fièvre, une si forte dyspnée qu'on pourrait croire à l'existence d'une phlegmasie thoracique, si l'auscultation et la percussion ne pouvaient fournir la preuve du contraire. C'est ce qui est arrivé chez une malade, dont l'histoire a été publiée par M. Beau (1).

OBSERVATION XV. — *Nervosisme aigu, fièvre, dyspnée violente.*

M. Beau rapporte qu'il a vu à l'hôpital Cochin une jeune fille qui, à la suite d'une grande colère, présenta une violente dyspnée, accompagnée de fièvre, comme si elle avait été atteinte d'une phlegmasie thoracique. Il n'y avait aucun signe fourni par la percussion et par l'auscultation. Un bain fit rapidement disparaître ces accidents.

« J'ai observé également, ajoute M. Beau, des faits de nervosisme aigu qui simulaient extrêmement soit des encéphalites, soit des apoplexies (2). »

Réflexions. — Comment se fait-il que M. Beau, qui n'accepte pas le nervosisme aigu ou chronique et qui prétend, à l'exemple des anciens médecins, confondre l'hystérie et l'hypocondrie, de façon à réunir en une seule espèce toutes les névroses dites vapeurs, hystérie et hypocondrie, puisse

(1) *Bulletin de l'Académie impériale de médecine*, 1859, p. 582. Discussion sur le nervosisme.

(2) *Loc. cit.*, p. 582.

sérieusement prétendre classer des faits, simulant une phlegmasie pulmonaire, ou ailleurs des encéphalites et des apoplexies, dans ce qu'il appelle l'hystérie? Cela me paraît cliniquement impossible, et j'en appelle du bibliophile au praticien. L'érudit, trop passionné pour la tradition, parle comme Sydenham; mais le praticien proteste, en faisant connaître des maladies aiguës de nature nerveuse, simulant, ici, la fièvre typhoïde; là, une inflammation pulmonaire; ailleurs, une encéphalite, une apoplexie, une maladie de la moelle, du cœur, etc. Évidemment des faits de ce genre, si distincts de l'hystérie et de l'hypocondrie, doivent être classés autrement qu'on ne l'a fait jusqu'ici; et, puisqu'ils sont *de nature nerveuse*, on les fait mieux connaître en les rangeant sous la dénomination d'état nerveux ou de *nervosisme*.

Les poumons peuvent-ils devenir malades dans le cours du nervosisme aigu ? Telle est la question soulevée par l'examen d'un certain nombre de malades. L'impossibilité de rattacher les troubles fonctionnels qu'ils éprouvent à une altération somatique déterminée doit nécessairement faire craindre une altération tuberculeuse *latente* des organes respiratoires, surtout s'il existe cette toux et cette oppression dont je viens de parler. Rien ne prouve qu'il y ait un rapport entre ces deux états morbides, et leur succession est le résultat de circonstances spéciales encore mal déterminées. Sans doute, chez les sujets vigoureusement constitués, l'altération si profonde de la nutrition, qui accompagne le nervosisme peut n'avoir pas d'influence sur les organes respiratoires; mais il me paraît impossible qu'il en soit de même chez les êtres faibles, lymphatiques et issus de parents scrofuleux ou tuberculeux. La phthisie pulmonaire qui se développe dans la convalescence de quelques maladies aiguës, et notamment de la fièvre typhoïde, à la suite d'un allaitement prolongé, etc., etc., montrent tout ce que cette opinion a de réel et de vrai. Les mêmes doutes n'existent plus lorsqu'il s'agit de l'état nerveux chronique, et, comme je le dirai plus loin, la tuberculisation pulmonaire est souvent la conséquence ultime de cette névrose lorsqu'elle a résisté à tous les moyens de la thérapeutique. (Voir au nervosisme chronique.)

§ 13. Troubles de la circulation. Palpitations. État du pouls. Fièvre nerveuse. Bruits du cœur, des artères et des veines.

La *circulation* ressent à sa manière les atteintes du nervosisme aigu, et c'est dans ces organes que se traduisent d'abord les effets inaperçus de cette disposition morbide. En effet, la fréquence exagérée des battements du cœur et du pouls signale le début des accidents et dure autant qu'eux. L'influence du travail littéraire et scientifique, des importantes préoccupations commerciales, de l'excitement des passions, des chagrins prolongés, des émotions vives, de la convalescence, de l'épuisement, de la chloro-anémie, etc., etc., sur l'accélération du pouls montre en quelque sorte le point de départ et le premier degré du mal. Le phénomène d'abord fugitif et passager devient permanent, se lie à différents autres troubles fonctionnels et constitue le nervosisme aigu. Que de fois n'ai-je pas vu déjà, au déclin de certaines fièvres typhoïdes, chez des enfants qu'on n'alimentait pas assez vite au moment de leur convalescence, un peu de délire apparaître le soir, et le pouls descendu au-dessous du chiffre normal, reprendre tout à coup de la fréquence et de l'irrégularité, sans complication appréciable ! C'était le commencement d'un état nerveux aigu, très-grave, si, redoublant de sévérité dans le régime, on supprimait toute alimentation ; et au contraire, ce n'était rien, si, ne voyant dans ce délire et dans cette accélération que des phénomènes nerveux d'inanition, on se hâtait d'y remédier par des jus de viande et des aliments chaque jour un peu plus substantiels et donnés avec précaution.

Plusieurs fois, chez des enfants convalescents que je n'osais alimenter, crainte de rechute, j'ai vu ce délire, cette fréquence du pouls disparaître en vingt-quatre heures par un peu de nourriture, et il est peu de médecins qui n'aient observé un ou plusieurs faits analogues.

Dans le nervosisme aigu la circulation est donc toujours plus rapide que dans l'état normal. Le pouls s'élève à 100, 120 et 150 pulsations par minute, et il varie dans les moindres mouvements d'une manière extraordinaire. Quelquefois assez peu fréquent dans le décubitus horizontal ou assis, il s'accélère d'une façon surprenante dans la station verticale, dans la marche, et sous l'influence du moindre exercice. Dans ce cas, je l'ai vu aller jusqu'à 120 et 140.

La fatigue, les émotions, les contrariétés, l'alimentation l'accélèrent au même degré. Il peut offrir des redoublements quotidiens réguliers ou irréguliers. Tant mieux pour les malades si l'exacerbation est régulièrement périodique, car leurs chances de guérison sont plus grandes que dans les conditions opposées. Le sulfate de quinine et les préparations de quinquina peuvent alors rendre de véritables services.

Outre la fréquence, le pouls est souvent modifié dans son rhythme et dans sa force. Égal, mou, dépressible, régulier chez les uns, inégal et irrégulier chez d'autres, ses pulsations sont ordinairement très-rapides et très-petites, surtout chez les personnes dont l'état chloro-anémique est fortement prononcé.

Il est impossible de ne pas être frappé de cette fréquence du pouls, l'un des éléments de la fièvre, dans le nervosisme primitif aigu et chronique. Est-ce de la fièvre? n'est-ce qu'un trouble nerveux du cœur, une sorte de palpitation latente? La question est grave et elle se rattache à un problème pathologique rempli de passions et de tempêtes sur lequel il faut revenir : je veux parler des *maladies essentielles*, dont le siége est inconnu et qui existent sans altération somatique appréciable.

Cette fréquence du pouls dans le nervosisme primitif s'accompagne, ainsi que je l'ai dit, d'une légère augmentation de chaleur appréciable au thermomètre, de malaises, quelquefois d'inappétence, de soif, d'état villeux ou empâté de la langue; par conséquent, c'est l'état fébrile avec ses principaux caractères, véritable fièvre primitive et indépendante de toute lésion matérielle. Fièvre du jeu et de l'amour, fièvre du travail et de l'ambition, fièvre de chagrin ou fièvre de fatigue, fièvres morales, dévorantes et permanentes comme leur cause, elles conduisent au nervosisme cet état morbide auquel R. Whytt a déjà donné le nom de *marasme nerveux*. C'est la *fièvre nerveuse* admise et rejetée tour à tour aux différentes époques de l'art et qui me paraît devoir être réintégrée dans la nosologie.

Accidentelle et passagère chez quelques personnes, elle disparaît en quelques heures ou en quelques jours, sans laisser de traces de son passage, après quelques malaises, un peu d'inappétence et de soif, de la courbature, des sueurs et une copieuse émission d'urine, tandis que chez d'autres elle est *permanente* et *chronique*. Alors elle varie beaucoup d'intensité. *Erratique*, *rémittente ou intermittente*, le moindre mouvement du corps, la fatigue, les écarts de régime et quelquefois même le repas, les émotions de toute espèce lui impriment un surcroît d'activité. Parfaitement caractérisée par les symptômes ordinaires de l'état fébrile, elle a pour effet l'inanition, l'amaigrissement avec altération profonde des traits, la coloration jaune terreuse du visage et les troubles du nervosisme chronique. La fièvre est alors le symptôme de la diathèse nerveuse arrivée à son plus haut degré d'intensité et méritant bien la dénomination de *marasme nerveux*, qui lui a été imposée par R. Whytt.

Dans quelques cas, la fièvre s'accompagne d'une grande prostration, avec forte courbature, inappétence et stupeur comparable à celle de la fièvre typhoïde. M. Beau, tout en repoussant l'admission du nervosisme, qu'il réunit à l'hystérie et à l'hypocondrie pour en faire une seule espèce morbide, a observé plusieurs faits de ce genre, et il les distingue sous le nom un peu extraordinaire de *fausse dothinentérie*.

Observation xvi. — *Nervosisme aigu à forme typhoïde.*

« Une jeune fille, employée à la cuisine de l'Hôtel-Dieu (Annexe) et douée d'un tempérament nerveux très-prononcé eut une très-vive contrariété, et tomba tout à coup dans un état de faiblesse et de stupeur qui simulait assez bien une fièvre typhoïde. Cinq ou six jours après, elle était guérie et reprenait son service (1). »

C'est à M. Beau, qui conteste la réalité de l'espèce morbide appelée par moi *nervosisme aigu*, que l'on doit cette observation, rapportée à la tribune académique, et il l'annonce en disant que tout le monde en a vu de semblables.

« M. Bouchut, dit-il, expose quelques faits de son nervosisme aigu. Je pense que tout le monde en a vu de semblables; j'en ai observé moi-même quelques cas que je vous demande la permission de rapporter. »

Je me félicite d'être en communauté d'observation avec un éminent confrère, dont j'apprécie plus que personne le talent d'observateur; mais je ne comprends pas qu'ayant pénétré la nature nerveuse de ce cas difficile, M. Beau en arrive à conclure que le nervosisme n'existe pas, ce qui l'oblige à considérer son observation comme un exemple d'hystérie. Évidemment, M. Beau est trop préoccupé de la restauration des idées de Sydenham, et son observation devrait, au contraire, le conduire à les condamner. Il est évident que l'hystérie et l'hypocondrie n'ont aucune part dans les accidents de la cuisinière de l'Hôtel-Dieu, et que l'état nerveux fébrile, occasionné chez elle par une vive contrariété, caractérise une névrose toute spéciale à laquelle on pourra donner le nom qu'on voudra, excepté celui d'hystérie et d'hypocondrie.

Ce fait n'est pas le seul qui se soit présenté à l'observation de M. Beau, car, après ce premier récit, il ajoute : « Depuis cette époque, j'ai observé plusieurs faits semblables survenant après les grandes commotions morales ou les grandes fatigues physiques, soit chez les femmes, soit chez les hommes. J'appelle cette forme nerveuse *fausse dothinentérie* (2). » M. Beau aurait dû, pour être con-

(1) *Bulletin* de l'Académie impériale de médecine. Tome XXIV, 1858-1859, p. 581.

(1) *Loc. cit.*, p. 582.

séquent avec lui-même, l'appeler hystérie aiguë à forme typhoïde. Qualification pour qualification, il me semble que celle de nervosisme aigu est préférable, d'abord parce qu'elle indique la nature nerveuse des phénomènes morbides, ensuite parce qu'elle ouvre la voie qui permettra de mieux reconnaître, à l'avenir, la nature de désordres trop souvent confondus avec des maladies organiques.

Les palpitations sont plus rares et beaucoup moins fortes dans le nervosisme aigu que dans le nervosisme chronique. J'ai soigné une petite fille de 11 ans qui se plaignait beaucoup de leur présence, mais en général si l'impulsion cardiaque est pénible, le phénomène est intermittent et ne se reproduit que dans le passage du lit à la station verticale ou assise, dans les mouvements et au moment des impressions morales, quelle que soit leur nature. Chez quelques jeunes femmes, les palpitations ne sont pas habituelles, et elles sont provoquées par l'examen qu'on fait de leur poitrine.

Les bruits du cœur sont clairs, superficiels, métalliques, sans bruit anormal bien nettement caractérisé. Plusieurs fois j'ai cru entendre à la base des ventricules du cœur et en dedans du mamelon, au niveau de l'origine de l'aorte et sur son trajet, un faible bruit de souffle, doux, intermittent, coïncidant avec le premier bruit ; mais c'était une faible prolongation du premier temps plutôt qu'un véritable souffle.

L'aorte n'offre rien de particulier ; mais, au niveau des carotides et des jugulaires, on entend quelquefois un souffle que l'on rapporte presque toujours à l'*anémie*. — Ce bruit, variable dans son intensité, n'existe pas chez tous les malades. Il est intermittent, un peu augmenté par les secousses du corps, qui accélèrent la circulation, et il se passe, d'après Ward, Hope, Aran, Monneret, Chauveau, dans les veines. Pour ce dernier physiologiste, il résulte non de l'anémie, mais des vibrations de la *veine fluide* qui rentre au cœur par les jugulaires, et celui qu'on observe dans les carotides, résultat mécanique de la pression du vaisseau par le stéthoscope, est produit par l'observateur. Quant aux bruits musicaux et à double courant, ils sont très-rares dans le nervosisme aigu, sans que pour cela l'anémie des personnes puis e être contestée. Leur cause physique est la même.

Comment se peut-il faire que des malades soumis depuis longtemps à la diète et à un régime peu substantiel n'aient pas de bruit de souffle carotidien ni jugulaire, bien qu'ils soient anémiques, à en juger par leur teint et par leur faiblesse musculaire? D'où cela vient-il? D'abord, de ce que l'anémie n'est pas cause des bruits de souffle vasculaires, ensuite de ce que l'altération du sang porte sur la masse du liquide qui est moindre; enfin, de l'absence *des vibrations de la veine fluide* jugulaire lorsque la circulation est affaiblie et ralentie dans son effort.

En effet, dans l'inanition, les artères et les veines reviennent sur elles-mêmes et se rétrécissent, ce qui implique une diminution de capacité générale dans le système vasculaire, et, partant, une moindre quantité de liquide en circulation et une diminution notable de sa vitesse. C'est une variété d'anémie qui n'a point d'autre symptôme que l'état nerveux aigu ou chronique, joint à l'ensemble des signes extérieurs fournis par le malade.

Quand au contraire, au lieu de cette *anémie* caractérisée par la diminution de la masse totale du sang dont les éléments constitutifs restent proportionnellement les mêmes, il y a, ce qui arrive chez quelques personnes, diminution absolue ou relative d'un de ses éléments, soit des globules, soit de l'albumine avec une forte impulsion cardiaque, les symptômes sont différents, et les *veines* du cou présentent les bruits de souffle simple ou à double courant et musicaux produits par les vibrations de la *veine fluide* rentrant au cœur. Il en est de même lorsqu'il y a augmentation absolue de la proportion d'eau dans le sang, *hydrohémie*, ou pléthore séreuse; et, dans ce cas, les bruits de souffle vasculaires sont, comme plus haut, le résultat des vibrations de la colonne sanguine contre les parois d'un vaisseau de plus en plus large ou contre un obstacle intérieur, une valvule, par exemple.

Il ne faut donc pas se fier d'une manière absolue à la présence ou à l'absence d'un bruit de souffle vasculaire dans le nervosisme aigu, pour établir ou rejeter l'existence d'une altération chlorotique du sang. Ce symptôme n'a rien de pathognomonique. On sait que d'une part ces bruits existent manifestement chez des sujets sains, ce que je démontrerai plus loin à propos du nervosisme chronique, et de l'autre, qu'il peut faire défaut dans certains cas, où le sang est manifestement appauvri. *L'anémie par diminution de la masse totale du sang* existe souvent avec le nervosisme, dont elle est la cause la plus ordinaire, et il est très-important de ne pas la méconnaître. Elle a surtout pour caractères la décoloration de la peau, la faiblesse musculaire et la rétraction considérable des artères et des veines superficielles.

§ 14. Troubles des sécrétions. Ptyalisme. Sueurs. Urines.

Des *troubles fonctionnels sécrétoires*, signalés par Sydenham, par J. P. Frank, se montrent assez souvent dans le cours du nervosisme aigu.

« Il est assez ordinaire aux femmes hystériques « de cracher pendant plusieurs semaines une matière « séreuse, ni plus ni moins que si elle avait été « frottée d'onguent mercuriel. » Ce sont des troubles qui appartiennent surtout à l'état aigu. Deux

(1) Sydenham, § 774.

fois j'ai vu un ptyalisme considérable dû à l'hypersécrétion de la muqueuse buccale et des glandes salivaires (obs. IX et X). C'était un crachotement continuel de liquide incolore et mousseux, comme cela s'observe quelquefois chez la femme enceinte. — Son abondance est quelquefois si grande que les malades sont obligés d'avoir constamment près d'elles un vase ou un mouchoir pour recevoir le produit de leur sputation.

La sueur est assez abondante pour être désagréable, et quelques malades ne peuvent faire un mouvement dans leur lit, parler trop longtemps ou éprouver une impression quelconque, sans avoir la peau couverte de moiteur ou de sueur. Dans ces cas la sécrétion sudorale a lieu de préférence dans la paume des mains et sur le visage.

La sécrétion urinaire ne présente pas de modifications bien notables dans le nervosisme aigu. Les urines sont tantôt rares et tantôt abondantes, pâles et peu colorées, quelquefois claires et limpides comme de l'eau, et elles ressemblent assez, sauf l'abondance, à celles qui sont excrétées dans le cours du nervosisme chronique.

SECT. II. — NERVOSISME CHRONIQUE.

§ 1. Tableau général.

Le nervosisme chronique, infiniment plus commun que le nervosisme aigu, se retrouve, à chaque pas, dans la pratique civile, et il est peu de femmes du monde qui n'en présentent quelques symptômes, sans être pour cela complétement malades. Il offre des degrés infinis comme toutes les diathèses, et de même qu'on peut avoir un ou plusieurs symptômes de scrofulisme, de lymphatisme, de podagrisme, etc., etc., sans avoir la scrofule, ni la goutte à l'état de maladie bien caractérisée, on observe chez un grand nombre de personnes des troubles nerveux habituels qui annoncent la diathèse sans spécifier encore l'état nerveux chronique qui pourra se développer un peu plus tard avec une grande intensité. Rien n'est aussi commun que ce premier degré de la maladie, véritable exagération du tempérament nerveux; mais lorsque cette disposition préalable s'aggrave sous l'influence des causes morales ou physiques dont j'ai parlé, les phénomènes nerveux se multiplient, deviennent plus violents et se généralisent, les troubles fonctionnels, d'abord faciles à dominer en raison de leur peu d'importance, deviennent intolérables, et toute l'organisation ébranlée devient le théâtre d'accidents nombreux et variés, souvent très-graves.

Les manifestations de la diathèse se multiplient à l'infini, et les fonctions de la sensibilité générale ou spéciale, de l'intelligence, du mouvement, de la respiration, de la circulation, de la digestion, des sécrétions isolément ou simultanément troublées donnent lieu à un grand nombre de symptômes très-caractéristiques de la nature du mal.

Né sous l'influence de causes semblables à celles qui engendrent le nervosisme aigu (voir page 18 et suivantes), mais d'une action progressive plus lente dans ses effets, le nervosisme chronique se traduit par l'excitabilité, l'ataxie, et l'asthésie du système nerveux dans un ou plusieurs des principaux appareils organiques. *Primitif* et d'abord distinct de toute complication viscérale matérielle, ou *secondaire*, c'est-à-dire provoqué par une maladie aiguë ou chronique, par une nosorganie tuberculeuse, épithéliale ou cancéreuse, les symptômes sont à peu de chose près les mêmes, sauf la présence de quelques phénomènes intimement liés à l'état morbide antérieur. Quant à ceux du nervosisme en lui-même, ils ne diffèrent que par leur mobilité, leur permanence, leur intensité ou la forme spéciale de leur association réciproque.

Les malades arrivent par degrés à un état de souffrance très-vive caractérisée par de l'agacement, une grande irritabilité d'humeur et de caractère ; la perversion des sentiments instinctifs, l'exaltation du cœur, de l'intelligence et du langage, la tristesse, la mélancolie ou au contraire une gaieté folle presque déraisonnable.

Ils dorment mal, et leur sommeil est agité par des rêves pénibles. Leur faiblesse musculaire est excessive; cependant le danger, le plaisir ou le dévouement leur donnent l'occasion de déployer une activité musculaire incroyable.

Ils se plaignent de malaises, d'horripilations fréquentes, de froid ou de chaud superficiel, de douleurs vagues, circonscrites ou générales, quelquefois de migraines et de névralgies superficielles ou profondes extrêmement pénibles. Leur tête est lourde, incertaine, se fatigue au moindre exercice intellectuel. Il y a des étourdissements, des vertiges, des défaillances, des syncopes, et les organes du toucher, de la vue, de l'ouïe, du goût et de l'odorat présentent de nombreux troubles fonctionnels pouvant varier de l'excitation à la paralysie.

Les fonctions digestives sont languissantes ou fortement dérangées dans leur exercice par la gastralgie, les flatuosités, les vomissements, la constipation et plus rarement la diarrhée.

Les poumons fonctionnent mal et quelquefois s'altèrent dans leur structure. Il y a de la toux, des spasmes, des étouffements qui préludent à l'apparition d'une nosorganie. Le cœur et les artères battent avec plus de fréquence que dans l'état normal, et donnent lieu à des palpitations incommodes. Enfin le sang d'abord amoindri dans sa masse s'altère dans ses éléments, et il en résulte un état de chloro-anémie de plus en plus prononcé qui aggrave chaque jour la situation des malades, donne plus d'intensité aux troubles nerveux, et favorise l'apparition d'une nosorganie viscérale ou les progrès plus rapides de celle qui existait antérieurement. Les malades maigrissent d'une manière effrayante, et ne mangeant pas, leur existence est un problème pour ceux qui les voient. Ils tombent dans cet état de cachexie ou de marasme que R. Whytt avait appelé le *marasme nerveux*, et l'hypocondrie la plus noire vient souvent compliquer la situation. On se demande comment ils peuvent lutter contre de pareilles souffrances, et cependant leur vie devenue un martyre se prolonge des mois ou des années, sans offrir de réels instants de calme et de repos. Quelques-uns guérissent lorsqu'ils sont traités d'une manière convenable, mais la plupart succombent à l'épuisement nerveux de la douleur ou à des maladies chroniques secondaires. Tels sont d'une manière succincte et en peu de mots les symptômes du nervosisme chronique primitif ou secondaire. Leur ensemble n'existe pas chez tous les malades à tous les instants de la maladie depuis son commencement jusqu'à sa fin. Le nervosisme est une maladie générale qui se révèle peu à peu comme toutes les diathèses, et les troubles nerveux, qui le caractérisent, marchent parallèlement avec les troubles dynamiques profonds de l'organisme. D'abord limités à quelques appareils, variables dans leur intensité comme dans leur nombre, ils se multiplient, se généralisent comme le principe de mal qui est partout, et bientôt il n'est plus une partie du corps qui ne présente par ses troubles fonctionnels la maladie générale chronique du système nerveux.

Un rapide coup d'œil sur l'ensemble du tableau que je viens de présenter suffit pour l'appréciation des manifestations du nervosisme chronique ; mais il ne permet pas d'arriver à la connaissance des détails qui se rattachent à chacune d'elles.

L'étude approfondie des troubles fonctionnels de chaque appareil organique peut seule y conduire.

§ 2. Symptômes fournis par le système nerveux cérébro-spinal.

Les troubles du système nerveux cérébral sont aussi nombreux que variés dans la forme, et n'existent pas tous chez un même malade. Il n'y en a qu'un certain nombre à la fois, deux, trois, cinq au plus, sans qu'il soit possible de donner les raisons de cette différence. C'est une remarque importante et qui s'applique à tous les phénomènes du nervosisme chronique localisé dans quelque appareil fonctionnel que ce soit. Cela dit, voyons quels sont les troubles dont le système nerveux cérébral peut être le siége.

A. — Agacement, excitabilité nerveuse. — L'agacement et une extrême irritabilité traduites par le changement d'humeur et une disposition morale nouvelle s'observent chez tous les malades. Seulement, ces phénomènes sont d'une mobilité excessive, et ils disparaissent un moment sous l'influence d'une diversion imprévue pour revenir et disparaître encore.

Les uns sont mécontents de ce qui les environne; ils se plaignent de tout; ils s'attristent; ils boudent contre leur souffrance et ils voient tout en noir; les autres plus violents s'emportent au moindre prétexte, et le bruit, la contradiction ou la contrariété déterminent chez eux de véritables accès de colère. On ne sait comment les satisfaire, car tout leur devient une occasion de manifester l'irritabilité de leur caractère, et ceux qui, par religion ou par force d'âme, ne peuvent maîtriser cette impulsion intérieure deviennent les gens les plus désagréables qu'il soit possible de rencontrer.

Cette fâcheuse disposition de l'esprit se manifeste également par une grande sensibilité morale, par un extrême besoin d'affection et par une exaltation particulière du langage.

Quelques malades pleurent sans motif, parce qu'on les regarde ou lorsqu'on leur adresse la parole, comme l'individu dont parle Sydenham (1); une visite même indifférente les attendrit, et leurs larmes coulent en abondance à l'occasion de folles idées qui leur traversent le cerveau. J'ai connu une

(1) *Loc. cit.*, § 756.

jeune dame, mère de deux beaux enfants très-bien portants, et qui ne pouvait les regarder sans fondre en larmes, à l'idée qu'ils devaient mourir, et que Dieu pourrait prématurément les lui reprendre.

La même personne m'a raconté que dans l'église où elle allait à la messe, un tableau de l'Adoration des Mages la faisait également pleurer malgré elle, et cela parce que la nudité de l'Enfant Jésus lui faisait penser aux souffrances de la Passion. Cette personne, très-exaltée d'ailleurs, dyspeptique et accablée de névralgie, a été longtemps soignée à l'établissement hydrothérapique d'Issy.

Il en est qui, malgré cette irritabilité intérieure douloureuse, conservent leur intelligence, leur bonté d'âme et une chaleur de sentiment exagérée qui se traduit par des idées bizarres d'attachement, quelquefois de répulsion non motivée.

B. — Exagérations de langage. — Le langage est en rapport avec ces dispositions différentes. Tantôt convenable, calme ou résigné, tantôt rapide, incohérent et brusque, chargé d'épithètes et d'images sombres et mélancoliques, on voit que ces malades n'éprouvent rien à demi ; elles parlent toujours au superlatif ; elles sont très-aimantes, très-malheureuses, très-malades ; leur souffrance n'est comparable à aucune autre ; ce qu'elles ressentent est ce qu'il y a de pire au monde, et si l'hypocondrie vient compliquer la situation, elles s'imaginent avoir dans chaque région du corps, comme cela arrive quelquefois, à cause de la mobilité des douleurs ambulantes qui s'y montrent, une altération toujours très-grave, probablement mortelle. L'idée de la mort les poursuit alors comme un cauchemar, et je soigne une dame qui, sans avoir autre chose qu'un nervosisme chronique compliqué d'hypocondrie, m'a consulté une fois pour une maladie de l'utérus, plus tard pour une affection du foie et successivement ainsi, à de longs intervalles, pour des maladies de l'estomac, des reins, du cœur, de la mamelle, du cerveau, de la moelle épinière, des articulations, etc., à l'occasion de douleurs névralgiques mobiles parcourant ces différents organes. On ne saurait croire combien cette disposition morbide est fréquente, et combien il importe de l'étudier pour en faire une appréciation très-exacte.

C. — Désordres de l'intelligence, délire, illusions sensoriales. Hallucinations et aliénation mentale. — Du changement d'humeur et de caractère, des désordres de l'intelligence et de son exaltation à l'aliénation mentale il n'y a qu'un pas; la transition est sensible, et quelques nervosiques, devenus hypocondriaques, nosomanes, ayant perdu la raison, arrivent au suicide. Il en est qui perdent la mémoire et le jugement; d'autres, au moment de s'endormir et dans l'état de veille, deviennent le jouet d'illusions sensoriales et d'hallucinations dont ils connaissent la fausseté (1). — Quelques malades enfin, sont conduits par leur état nerveux jusqu'à l'aliénation. Pomme, Tissot, Pinel, Esquirol, Barras ont rapporté plusieurs exemples de ces hallucinations, mais un des plus curieux est assurément celui du docteur Gérard, qui est publié dans le *Traité des maladies nerveuses* de Pomme.

OBSERVATION XVII. — *Toux nerveuse, contracture, convulsions, délire et hallucinations considérées comme une possession démoniaque, par M. Gérard, médecin à Carrouges.*

« Françoise Thibaut, fille âgée de douze ans, née de parents pauvres, de la paroisse de Lignière-la-Doucelle, au diocèse du Mans, d'un tempérament sanguin, d'une complexion assez robuste, pieuse, sage, docile à la voix de son père et de sa mère à contribuer de son mieux, par le travail de ses doigts, au besoin d'une nombreuse famille, éprouva

(1) On sait que l'illustre Pascal voyait sans cesse à ses côtés un précipice, et que, pour n'en être pas troublé dans ses méditations, il était obligé de dérober cette image à ses regards en interposant un corps opaque entre ses yeux et la place qu'elle occupait par rapport à lui. Il se guérissait en raisonnant et en disant : « Puisque je cache le précipice, je ne dois plus le voir. » Ce n'est certainement pas là un acte d'insensé, et quoi que puissent prétendre les systématiques, qui font de l'hallucination un symptôme de la folie, Pascal n'était pas plus un fou que Socrate. J'ai connu une dame, la femme d'un confrère, bien portante, qui, dans un sentiment de jalousie contre son mari, le vit double pendant trois jours et trois nuits ; une des images, la vraie, auprès d'elle ; une seconde image, fausse, près de la porte entre-l'allée, lui adressant des reproches, qu'elle croyait entendre, alors qu'on ne lui disait rien.

le 8 décembre 1760 un point de côté sans fièvre, auquel succéda le même jour un mal de gorge, avec difficulté d'avaler et les liquides et les solides. Une saignée au bras fut faite le lendemain de l'attaque, et mit aussitôt fin à ces premiers accidents de la maladie. On la crut guérie, mais ce ne fut qu'un calme trompeur qui fut le prélude des différentes révolutions de la maladie. Trois jours après la saignée, on fut tout étonné de voir cette fille prise tout à coup d'un hoquet qui imitait si parfaitement le jappement d'un chien qu'on s'y serait mépris sans la voir (1). Dans cet état, elle ne se plaignait de rien autre chose que d'une grande faiblesse dans les jambes, qui l'obligeait à garder le lit : l'appétit se soutenait, les fonctions du corps se faisaient comme à l'ordinaire. Quand on lui demandait pourquoi elle contrefaisait le chien, ce qui lui arrivait quantité de fois le jour, elle répondait qu'elle ne s'en apercevait point. Cet état dura huit jours : le naturel prit ensuite le dessus; mais on jugea bien qu'il ne serait pas de durée par la faiblesse des jambes qui persévérait. Aussi vit-on l'hydre renaître au bout de dix jours, et la malade imiter l'aboiement d'un chien pendant huit autres jours.

« Jusqu'ici, le père et la mère de cette fille avaient été fort discrets sur son état ; il n'y avait eu qu'un des maires de la paroisse et quelques autres personnes charitables à en avoir connaissance ; mais ils furent forcés de rompre le silence. Le 8 janvier dernier, cette infortunée fille fut attaquée, le matin à son réveil, de cette espèce de convulsion nommée par les Grecs ὀπισθότονος. La contraction de tous les muscles extenseurs de la tête, du col, des épaules et du dos lui faisaient faire le saut de carpe, le corps renversé en arrière. L'accès fut d'un quart d'heure et fixa la durée des suivants. La nuit comme le jour, la malade en éprou-

(1) Une observation à peu près semblable est rapportée par M. Raulin, dans son *Traité des affections vaporeuses du sexe*, p. 125, seconde édition.

vait des retours qui laissaient à peine une demi-heure d'intervalle entre eux. Ils étaient annoncés par deux ou trois bâillements accompagnés d'une extrême difficulté de parler, sans souffrances et suivis de douleurs de tête et de mal à l'estomac. Dans l'état le plus violent, la malade voyait et entendait tout, et en conservait même le souvenir. Dans quelques-uns des accès, elle s'était imaginé voir des spectres à figure d'hommes mal intentionnés, prêts à se jeter sur elle, ce qui l'obligeait, disait-elle, à vouloir s'élancer hors du lit, pour se soustraire à leur malignité. Presque tous ceux qui l'ont sue en cet état n'ont eu qu'une voix : C'est une fille ensorcelée, disait-on hautement ; il n'y a que le démon qui puisse l'agiter ainsi. Tel était le langage de la plupart des spectateurs, mais on ne s'en tint pas là ; on prit conseil. Un prêtre fut consulté sur cet événement par un prêtre, son ami, qui sait joindre à la qualité de chanoine le talent supérieur de briller dans l'art de la chaire. L'exposé du consultant ne fut pas plutôt achevé, qu'il prononça qu'il y avait obsession et possession, que l'illusion est à craindre, quand le préjugé nous domine. Je fus consulté à mon tour : je vis pour la première fois cette prétendue favorite de Circé, le 19 janvier. Elle m'avait été recommandée par M. le bailli du lieu, qui n'est pas moins le père des pauvres que le protecteur des lois. J'appris, à mon arrivée chez la malade, que l'orage venait de se dissiper et que le calme succédait à la tempête. Je profitai de cet heureux moment pour faire mon examen. Je n'eus de temps que ce qu'il en fallut. Je vis ensuite la malade dans l'état violent rapporté ci-dessus. Hors de l'accès, elle avait le pouls petit et vif, sans être irrégulier ni égal ; dans l'accès, il était fréquent et très-peu sensible ; hors de l'accès comme dans l'accès, on aurait jugé la malade dans l'état de santé, à la seule inspection de son visage ; le mal n'en altérait ni les grâces des traits, ni celles du coloris.

« Il ne restait plus qu'à désabuser les parents de cette

fille sur la cause de cette maladie et à les rassurer sur les suites, pour ensuite prescrire les remèdes qui me paraissaient indiqués. Il m'était bien moins facile de réussir dans mes premières vues que de remplir les secondes. J'eus beau leur dire et redire qu'il n'y avait rien d'extraordinaire dans cette maladie que l'idée qu'on y avait attachée, que le maléfice n'y entrait du tout pour rien, et que, par l'usage des remèdes que j'allais prescrire, j'espérais que la malade guérirait. Je m'aperçus à merveille que mes raisons n'avaient pas le don de la persuasion, et que ceux à qui je parlais n'étaient pas susceptibles d'un examen suffisant pour détruire la prévention qui les induisait souvent en erreur. J'abandonnai cette première vue. Je proposai des remèdes : on me promit de les faire et de les appliquer comme je voudrais ; on m'a tenu parole ; c'était ce que j'avais à désirer. Je lui donnai des antispasmodiques relâchants, soutenus d'une saignée au pied. Je les ai employés extérieurement et intérieurement ; ils ont eu tout le succès qu'on pouvait en attendre. Les vapeurs convulsives, qui faisaient les vapeurs de la maladie, cessèrent le dernier jour de janvier, et la prétendue obsédée et possédée a repris son train de vie passé, avec cette différence néanmoins qu'elle n'est plus si docile à la voix de ses parents : ce vice du caractère est un effet de la maladie, qui s'effacera sans doute avec les impressions de la cause. Je ne dois pas omettre que cette fille avait été mise sous l'invocation de saint Denis, devant l'image duquel on a fait dire la messe et fait faire des neuvaines, et que ceux qui croient au maléfice dans cette maladie en attribuent la guérison plutôt au pouvoir du saint qu'à l'efficacité des remèdes. Quoi qu'il en soit, je suis beaucoup moins jaloux de l'honneur de cette guérison que de la gloire, qu'on ne saurait me refuser, d'avoir coopéré avec le saint pour l'obtenir (1). »

(1) POMME, t. II, p. 200. — *Journal de médecine*, 1761, p. 325.

Cette observation de Pomme ne saurait être rangée dans les cadres de l'hystérie et de l'hypocondrie. Ce fut un état nerveux aigu, provoqué par une saignée faite d'une façon inopportune, et dont les principaux phénomènes: toux convulsive, contracture, hallucination, délire, etc., fort graves, furent avec l'esprit du temps considérés comme l'exemple d'une possession démoniaque.

Les faits de M. Barras ne sont pas moins intéressants; l'un se rapporte à un homme de trente ans devenu fou à la suite d'une gastralgie traitée pendant huit mois par les antiphlogistiques.

Le second a été observé chez une dame de quarante-quatre ans, devenue folle après un an de traitement antiphlogistique et de régime lacté pour une prétendue gastrique chronique (1).

Le troisième est relatif à une dame de quarante-trois ans, sujette aux douleurs d'estomac avec spasmes de la poitrine, et à des suffocations momentanées, qui eut de nouveau des douleurs d'estomac par suite d'un violent chagrin causé par la mort de son père. On la mit à la diète après lui avoir prescrit trois applications de sangsues. Deux mois après, attaque de manie aiguë et volonté continuelle de manger. On cède à ce désir, et peu à peu l'intelligence revient, la gastralgie disparait ainsi

(1) Barras, *Traité des gastralgies*, t. I, p. 66.

que les étouffements. La malade guérit entièrement (1).

Voici encore un autre cas analogue observé par le docteur Reber, de Mareville (Meurthe), et dans lequel les troubles intellectuels paraissent avoir été le résultat d'un réel appauvrissement du sang par la chlorose (2).

OBSERVATION XVIII. — *Insomnie, amyosthénie, hystéricisme, érotomanie, hallucinations du toucher, de l'ouïe et de la vision. — Guérison par les préparations ferrugineuses et opiacées.* (Recueillie par M. Kuhn.)

« Joséphine P..., âgée de vingt-cinq ans, non mariée, brodeuse, d'une constitution délicate et d'un tempérament lymphatico-nerveux, est originaire du département des Vosges. Elle n'a jamais été malade. Ses mœurs ont toujours été très-bonnes et ses habitudes régulières. Elle ne compte pas d'aliénés parmi les membres de sa famille ; son éducation était nécessairement fort restreinte, comme l'est d'ordinaire celle des habitants de la campagne. On avait remarqué cependant une certaine délicatesse de sentiments au-dessus de sa condition.

« Il y a deux ans, il se manifeste chez elle tous les symptômes de la chlorose. Le sang menstruel perd de sa consistance, de sa quantité et de sa couleur. Les menstrues durent moins longtemps et ne tardent pas à disparaître complétement. La peau est pâle et sèche, les chairs sont flasques, la langue, les gencives, les lèvres sont décolorées. Les forces sont diminuées, le sommeil est suspendu. Sous l'influence de cet état chlorotique, on ne tarde pas à remarquer une certaine excitabilité nerveuse, des préten-

(1) Observ. v, p. 64.

(2) *Gazette des hôpitaux*, 1859.

tions à la toilette et une coquetterie inaccoutumée. Elle se prévaut de ses avantages physiques, et en conçoit des espérances matrimoniales exagérées. Elle montre un grand désir de s'instruire.

« Aussitôt qu'elle trouve un moment, elle se livre à la lecture de livres qui sont au-dessus de son intelligence. A cette disposition studieuse s'ajoute une piété exagérée. Bientôt il se développe chez elle de l'hystéricisme, et des idées érotiques se manifestent.

« Sous cette influence, un soir, au moment où elle venait de se coucher, elle sent une main se glisser sous sa couverture, et entend en même temps une voix qui lui dit de se laisser faire et d'abandonner son esprit.

« Quelque temps après, Mlle P..... éprouve un frisson suivi d'une agitation extrême. Elle parle avec volubilité et incohérence, se met à chanter et à faire des grimaces. A cet accès on oppose les saignées, les purgatifs et les bains prolongés, que l'on continue pendant six semaines à Plombières. La maladie ne faisant que s'aggraver sous l'influence de ce traitement, on résolut de placer la malade à Mareville, où elle fut admise le 9 février 1857.

« A notre premier examen, nous voyons tant de trouble dans les idées de cette malade qu'il est impossible de rien comprendre à ce qu'elle dit et de fixer un instant son attention. L'éther est prescrit à la dose de 1 gramme, et continué ainsi pendant quelques jours. Sous l'influence de cette médication, l'isolement et le régime, la malade ne tarde pas à se calmer. Mais, si ses actes sont devenus réguliers, ses idées continuent, au contraire, à nous offrir une incohérence extrême. La menstruation est toujours absente. Le fer réduit par l'hydrogène est ordonné.

« L'hallucination de l'ouïe ne s'est plus renouvelée, mais les hallucinations et les illusions de la vue se sont multipliées et établies en permanence. Pour elle, les caractères étaient écrits sur le mur ; ils s'effaçaient et se succédaient rapidement sans qu'elle pût y rattacher aucun sens, et aujourd'hui encore, au moment de se mettre au lit, ce phénomène se reproduit constamment. Ces mêmes phénomènes étaient entretenus par l'insomnie permanente qui datait de l'administration des bains prolongés.

« Au mois de mars 1857, Mlle P... est prise d'un nouvel accès d'agitation des plus intenses : le plus grand désordre règne dans ses idées et dans ses actes. L'éther, à la dose de 1 gramme, est administré de nouveau et réussit comme la première fois. Le fer réduit est continué.

« Au mois d'avril, la malade s'occupe, et nous montre dans ses rapports des idées d'un bon caractère. L'amélioration va en progressant, la menstruation s'est rétablie régulièrement, et elle en éprouve un grand soulagement. Toutefois il reste encore l'état hallucinatoire entretenu par l'insomnie et produisant encore des conceptions délirantes auxquelles la malade s'abandonne, quoiqu'elle commence déjà à en apprécier la valeur. C'est surtout le matin et le soir qu'elle est le jouet de ces erreurs de perception, dont elle rend compte dans la journée, mais qu'elle n'est pas maîtresse de ne pas considérer comme des réalités quand elle est sous leur influence.

« Une dernière indication restait à remplir, et elle a été saisie avec empressement. Les opiacés, en ramenant le repos de la nuit, ont produit une notable amélioration.

« Le retour du repos, joint aux modifications avantageuses survenues dans la constitution, hâte la convalescence et fait entièrement disparaître toute trace d'hallucination et de délire. L'amélioration fait de jour en jour des progrès sensibles, et Joséphine peut quitter l'asile pour être rendue à sa famille. »

Réflexions. — Cette observation est intéressante et remarquable à plus d'un titre. C'est un cas de chlorose qui, par sa marche lente et progressive, s'est compliquée de troubles nerveux des plus variés et des plus graves. La vie sédentaire a été évidemment la cause principale de cet appauvrissement du sang; appauvrissement qui amena plus tard l'hystéricisme et les accès d'agitation maniaque.

Plusieurs cas de suicide observés chez des individus atteints de nervosisme primitif ou secondaire sont rapportés dans les auteurs, et particulièrement par Pinel et par Esquirol; mais pour mon compte, je n'ai encore vu dans le nervosisme aigu ou chronique que des hallucinations passagères de la vision et de l'ouïe, des illusions sensoriales et une seule fois la démence.

« Il semble, en général, dit Pinel, que le siége « primitif de la manie soit dans l'estomac, et que « c'est de ce centre que se propagent comme par « une espèce d'irritation les troubles de l'entende- « ment. »

« Tantôt, dit Esquirol, les extrémités du système « nerveux, et les foyers de sensibilité placés dans « les diverses régions, tantôt dans l'appareil digestif, « tantôt d'abord le foie et ses dépendances soient « dans le siége du mal. »

Puisque je viens de citer Pinel, je rapporterai en détail une de ses observations relatives à un médecin de Paris, depuis longtemps tourmenté par des accidents nerveux, semblables à ceux que nous rapportons au nervosisme et qui a présenté de très-curieux phénomènes de *catalepsie extatique* (1).

(1) Pinel et Bricheteau, *Diction. des sc. méd.*, art. Spasme.

OBSERVATION XIX. — *Nervosisme chronique. — Somnambulisme, névralgie intercostale, dyspepsie. — Vertiges, spasmes, catalepsie extatique; palpitation; faiblesse générale. — Guérison.*

« M. Fabré-Palaprat, médecin de Paris, aussi recommandable par ses talents que par sa philanthropie, est âgé de 46 ans; né sous un climat chaud, il a été dès sa jeunesse doué d'une imagination exaltée et d'un caractère méditatif, ne paraissait se complaire que dans la solitude, livré au travail et à la méditation. Il avait parfois des accès de somnambulisme, car il assure avoir composé, dans un de ses accès, une pièce de vers latins, dont il se reconnaissait incapable dans l'état de veille.

« A 18 ans il fut délivré de cette fâcheuse incommodité, par un réveil en sursaut, dans le temps même qu'il se livrait à une de ses excursions nocturnes. L'un de nous a été également somnambule dans sa jeunesse, et une pareille aventure l'a délivré de cette maladie.

« A peu près dans le même temps, le malade fut atteint d'une fièvre intermittente quarte, qui dura une année entière et dont il fut guéri brusquement par un remède secret, qu'il suppose être de l'arséniate de potasse.

« A peine cette fièvre avait cessé, qu'il se manifesta une autre maladie périodique; c'étaient de vives douleurs dans la poitrine, accompagnées d'anxiété, de mouvements spasmodiques, avec une teinte jaune de la peau, un dérangement dans les fonctions digestives, etc. Ces accidents survenaient à des intervalles éloignés, à la suite du travail et de la méditation; ils allaient toujours en croissant l'espace de 8 à 10 jours, puis décroissaient successivement. Pendant plusieurs années qu'il fut affecté de ces spasmes de la poitrine, M. Fabré consulta à Montpellier, où il étudiait la médecine, plusieurs médecins distingués (Fouquet, Pétiot, Dumas, etc.), qui le crurent menacé de phthisie, et lui prescrirent des moyens appropriés à cet état, etc.; il vint ensuite habiter Paris. L'état de sa santé n'offrait rien de remarquable dans les premiers temps de son séjour en cette ville, si ce n'est des vomissements de sang qui étaient constamment causés par l'usage du beurre, effet singulier dans la production duquel cependant l'influence de l'imagination n'avait aucune part, puisque le malade ayant consenti un jour à dîner chez un ami, à condition qu'il ne mangerait rien au beurre (condition qui ne fut pas tenue), il vomit une grande quantité de sang à l'issue du dîner.

« Vers 36 ans, la maladie prit un autre caractère. Les accès annonçaient, par une grande irascibilité, une humeur fâcheuse dont les meilleurs amis du malade ont quelquefois éprouvé les effets; puisqu'il survenait des vertiges, des spasmes dans tous les muscles soumis à la volonté qui l'obligeaient à se jeter dans un fauteuil ou sur un canapé; souvent il poussait un cri aigu qui était suivi d'une roideur cataleptique de quelques secondes seulement; bientôt après succédait une sorte de vomissement extatique avec une sensation de volupté indicible que l'on peut comparer, suivant lui, aux jouissances de l'amour, mais qui est infiniment au-dessus. Les organes génitaux ne participaient d'ailleurs en rien à cet état d'exaltation, bien que le malade fût en général continent et vît rarement de femmes dans la crainte de se trouver mal, ce qui lui est arrivé quelquefois. Pendant la durée de l'extase, qui est communément de cinq à six minutes, M. Fabré ne perdait pas connaissance, continuait de converser, mais ses discours avaient quelque chose de solennel, de romanesque et de poétique. L'extase dissipée, ou plutôt diminuée, l'accès se prolongeait jusqu'au huitième et dixième jour pendant que le malade ne prenait ni aliment ni boisson; il vaquait néanmoins à ses affaires, mais dans sa conversation, on apercevait facilement que son imagination avait une teinte romanesque et que sa manière d'être était puissamment modifiée par un état d'exaltation et de contentement qui ne sont pas ordinaires dans la vie humaine. La durée du sommeil ne dépassait pas deux heures, et le reste de la nuit se passait dans une sorte de rêverie contemplative dont le vague berçait agréablement le malade.

« Les accès de spasme extatique, tels que nous venons de les décrire, se sont d'abord manifestés tous les six mois ou environ, puis tous les quatre mois, enfin tous les vingt-huit jours assez régulièrement ; à mesure que ces accès se rapprochaient et devenaient en même temps plus courts, l'extase était accompagnée de jouissance plus ineffable ; et cet état avait alors tant d'attraits pour le malade, qu'il s'y abandonnait involontairement malgré la conviction qu'il avait de pouvoir lutter avec avantage contre son développement. Un affaissement et une prostration très-considérables des forces avec des sueurs abondantes, qui parfois avaient l'odeur de sperme, annonçaient, pour l'ordinaire, la fin de l'accès et un prompt retour à l'état naturel.

« Au mois de mars 1818, d'après les instances de sa famille et de ses amis justement effrayés de la fréquence toujours croissante des retours de cette affection spasmodique, M. Fabré essaya de la combattre au moyen de pilules narcotiques de Méglin, composées de valériane, d'oxyde de zinc et d'extrait de jusquiame, un grain de chaque, qu'il porta successivement jusqu'à douze ; l'effet en fut assez marqué, puisque l'accès dont le retour devait être prochain, fut retardé d'environ deux mois ; mais comme si le mal n'eût été que comprimé pendant quelque temps, il parut avec plus de violence, et pour ainsi dire sous une autre forme, car, à compter de cette époque les accès ne furent que de courte durée et se montrèrent quatre jours de suite, les 13, 14, 15, 16 mai. Le 14, l'extase voluptueuse se reproduisit jusqu'à six fois, ce qui fit au malade l'effet d'une violente courbature ; on remarqua pour la première fois qu'il perdait connaissance pendant quelques secondes; on continua l'usage des pilules de Méglin que l'on porta jusqu'à dix-huit; à cette dose, la vue se trouva considérablement affaiblie, ainsi que la sécrétion urinaire.

« Le 10 juin, on observa tous les avant-coureurs d'un accès qui cependant n'eut pas lieu. Le 8 août, à la suite d'une attaque légère, M. Fabré joignit aux pilules de Méglin un demi-gros de valériane en poudre, et ensuite un gros avec quantité égale de quinquina. Ces médicaments furent administrés ensemble pendant quelque temps, puis suspendus et repris; il ne se manifesta d'accès qu'en novembre, époque à laquelle on reprit l'usage de la valériane, de quinquina et des pilules de Méglin, suspendu depuis quelques jours, et on continua d'administrer ces médicaments le reste de l'année 1818.

« Au commencement de l'année 1819, le malade éprouva un accès de spasme extatique à la suite d'une affection morale; il reprit alors l'usage de la valériane associée au quinquina qu'il porta jusqu'à trois gros. Toujours concurremment avec les pilules de Méglin, administrées d'une manière croissante et décroissante depuis une pilule jusqu'à dix-huit, *et vice versa*.

« Pendant les huit mois qui suivirent, M. Fabré eut assez fréquemment des attaques, ou bien simplement observa chez lui quelques signes avant-coureurs qui n'avaient aucune suite. Il continua en général de faire usage des mêmes médicaments. L'objet du délire extatique, quand il survenait, était toujours le même, c'est-à-dire un sentiment indicible de bonheur et de ravissement auquel le malade s'abandonnait avec délice aux approches de l'accès, bien qu'il fût persuadé que sa santé dût en recevoir une mauvaise influence; disposition que l'on peut comparer à celle de ces individus faibles et irritables, très-enclins aux plaisirs de l'amour, qui savent bien que les jouissances les usent et les consument, mais ne les recherchent pas moins et s'y abandonnent avec une sorte d'instinct destructeur.

« A la fin de l'année 1819, la maladie ne se montra plus que faiblement et sous un aspect différent; l'état spasmodique, au lieu d'être suivi d'extase voluptueuse, n'offrait plus qu'un état plus ou moins prolongé d'anxiété et d'irascibilité avec de violentes palpitations, de l'oppression, et quelquefois une abondante hémorrhagie du nez. La maladie, que l'on ne cessa pas de combattre par intervalles avec les moyens indiqués plus haut, continua à se manifester sous cette forme nouvelle jusqu'au mois d'avril 1820; la durée totale de chaque accès était alors de douze heures au plus; et l'on ne pouvait méconnaître combien le temps, d'un côté, et de l'autre une médication active et savamment combinée avaient changé la nature du mal et affaibli ses effets.

« A la fin d'avril, l'affection se reproduisit sous la forme primitive avec extase et jouissance intuitive. Le 8 mai, pendant la nuit, M. Fabré éprouva un fort accès avec convulsion, roideur tétanique, perte de connaissance. Cet état dura quarante minutes et fut suivi d'extase voluptueuse, de courbature et d'accablement. Quelques autres accès qui survinrent ensuite, quoique beaucoup moins forts, firent craindre au malade que l'affection spasmodique ne reparût avec son intensité première, et l'engagèrent à recourir à l'usage des médicaments ci-dessus mentionnés qu'il avait abandonnés. La valériane et le quinquina, associés ensemble, furent administrés de nouveau jusqu'à la dose de 3 gros chacun, et les pilules de Méglin portées concurremment jusqu'à 19, d'où l'on allait en décroissant jusqu'à la dose la plus faible.

« Depuis cette époque, M. Fabré n'a, de temps à autre, que de l'oppression, de l'anxiété et quelques autres accidents qui composent ce qu'il appelle des soupçons d'attaque; il se porte en général beaucoup mieux que par le passé, et supporte bien les fatigues qu'exigent les soins de sa profession (1). »

M. Sandras cite les observations d'une dame qui avait autour d'elle des têtes plus ou moins nombreuses, chaque fois que son système nerveux était plus tourmenté que de coutume, et celle d'un homme parfaitement sain d'esprit, qui voyait une étoile le conduire chaque fois qu'il avait une détermination à prendre.

M. Landry a publié un fait analogue.

OBS. XX. — *Nervosisme chronique, névralgies, viscéralgies, spasmes, convulsions, hallucinations, chlorose. — Médication tonique et ferrugineuse. — Guérison* (2).

« Une fille de seize ans, extrêmement délicate, dont la mère était sujette à des attaques de nerfs, présentant tous les attributs d'un tempérament lymphatique et même scrofuleux, et toute sa vie sujette à des palpitations, à des douleurs névralgiques, entre dans le service de M. Sandras le 7 juin 1851, pour des accidents nerveux qu'elle avait déjà éprouvés plusieurs fois, quoique moins intenses et qui avaient été calmés, mais jamais entièrement guéris par un traitement ferrugineux et tonique toujours incomplet.

« En mai 1851, tous les accidents prirent une nouvelle intensité : faiblesse, palpitations, étouffements, essoufflements, douleurs vagues, inappétence, constipation, règles irrégulières, leucorrhée, gastralgie, etc.

« A son entrée, outre les symptômes précédents, je con-

(1) PINEL, *Dictionnaire des sciences médicales*, art. SPASME.

(2) LANDRY, *Recherches sur les maladies nerveuses*, p. 28.

statai ce qui suit : faiblesse extrême du système musculaire, mais aucun phénomène paralytique réel, parfois de petites convulsions passagères des muscles de la face et une sorte de frémissement fibrillaire de ceux des membres; fourmillements aux extrémités, douleurs vagues dans les parois thoraciques et dans la tête, hypéresthésie, analgésie en d'autres points; aphonie, affaiblissement et fréquentes aberrations de la vue ; hallucinations, dont elle a conscience, et qui ne troublent pas l'intelligence; surdité fugitive, bourdonnement d'oreilles, vertiges, étourdissement ; jamais d'accès convulsifs ni de sensation de boule hystérique; pas de fièvre; face et peau très-pâles, pouls petit, mou, dépressible ; bruits du cœur secs, rapides, petits ; le premier est quelquefois soufflé à la base; souffle intense dans les carotides ; sang des règles très-pâle, presque aqueux.

« *Traitement :* Quatre pilules de Vallet : magnésie calcinée, 2 grammes après chaque repas; affusion d'eau froide le long du rachis.

« 30 août. — Le même traitement a été continué. Les fonctions digestives se sont améliorées rapidement ; les forces générales se sont rétablies ; tous les phénomènes nerveux ont graduellement disparu.

« Aujourd'hui la santé est excellente, et cette jeune fille a pris un embonpoint et un teint rosé qu'elle n'avait jamais eus. Le souffle des carotides est presque nul. Elle quitte l'hôpital. »

Dans quelques cas, les troubles nerveux se localisent dans l'appareil génital, et donnent lieu à une tristesse plus ou moins grande accompagnée de nymphomanie. L'observation suivante de M. Gillebert d'Hercourt en est la preuve.

OBS. XXI. — *Nymphomanie et lypémanie guéries par l'hydrothérapie* (1).

« En 1846 une famille de... me confia une jeune fille de 19 ans environ qui était atteinte de lypémanie, accompagnée de fréquents accès de nymphomanie. Ainsi, elle se croyait maudite et prédestinée à l'enfer, parce qu'un jour, en comptant le linge de la maison, elle avait, disait-elle, souhaité la mort de son père. « Son compte, pensa-t-elle, eût été plus tôt fait, si le linge de son père ne s'y fût pas trouvé ! » Persuadée que Dieu ne lui pardonnerait pas une pensée aussi coupable, elle tomba dans la lypémanie, et de temps en temps elle était prise, tout à coup, de fureurs utérines dont la violence était telle que perdant toute pudeur, elle adressait des provocations aux hommes. Alors son délire était extrême ; elle voulait tuer tout le monde, brûler la maison, etc., etc., etc.

« L'enveloppement dans des draps mouillés, les petits bains avec frictions sur tout le corps dans de l'eau à 18° centig., les lavements frais et les douches en poussière constituèrent le traitement hydriatique de la malade.

« Au moment des accès de nymphomanie, on la conduisait à la douche, où elle était maintenue par deux filles vigoureuses : les premiers instants étaient terribles, elle poussait de véritables rugissements et méconnaissait tout le monde ; puis insensiblement elle se calmait, la raison revenait, et avec elle les sentiments de pudeur habituels à une jeune fille bien élevée.

« Sous l'influence de ce traitement, les accès de nymphomanie devinrent de plus en plus rares ; la lypémanie se dissipa également, et la malade sortit parfaitement guérie après six semaines de séjour dans l'établissement. Depuis, cette jeune fille s'est mariée ; elle est deve-

(1) Gillebert d'Hercourt, *Mémoire lu à l'Acad. de Médecine.*

nue mère, et sa santé comme son intelligence n'ont pas éprouvé de nouveaux accidents. »

Dans ce fait, il s'agit moins d'une névrose générale et multiple, dépendante du nervosisme chronique, que d'une névrose mentale plus simple, à forme bien déterminée, guérie par l'hydrothérapie. L'observation est fort curieuse et mérite d'être lue ; elle montre tout le parti que la médecine peut tirer de ce moyen thérapeutique, mais ce sont là des faits rares, car, sauf les troubles partiels dont je viens de parler, l'intelligence se conserve à peu près intacte jusqu'à la fin du nervosisme chronique.

Ce que je viens de dire du délire, des hallucinations, des illusions sensoriales et des autres troubles momentanés de l'intelligence signalés dans l'état nerveux chronique par Tissot, Esquirol, Landry, Sandras, et dans plusieurs de mes observations, mérite de fixer un instant l'attention. En présence de la doctrine professée par un certain nombre d'aliénistes, par MM. Lélut, Moreau, etc., et dans laquelle les hallucinations et les illusions sensoriales sont considérées comme un symptôme constant de la folie, il importe de faire ici des réserves. Sans nier que l'hallucination ne puisse être un des symptômes de l'aliénation, il faut savoir que ce phénomène n'a rien de pathognomonique, pas plus que le délire ou la paralysie, et qu'on peut avoir le délire ou des hallucinations, sans être considéré comme un aliéné. Les faits de ce genre sont même assez communs, et on peut les produire à volonté par un régime exténuant. C'est à ce titre qu'on les observe dans le *nervosisme*. Délire, hallucinations, paralysie, etc., sont des symptômes d'anémie aussi bien que d'aliénation, et ces faits doivent être complétement séparés les uns d'avec les autres. Déclarer Socrate, Pascal et Newton atteints de folie, à cause des hallucinations dont ils ont souffert (1), soutenir que le génie de l'homme est une névrose, et « *que tous les hommes de génie sont des fous à différents degrés* (2) », c'est s'exposer à rencontrer bien des contradicteurs. Ce niveau rétrospectif passé sur les intelligences qui ont éclairé la science et l'humanité dans sa marche, abaissant le génie au niveau de l'insensé, ne voyant la santé de l'esprit que dans l'intelligence ordinaire, a quelque chose qui étonne profondément.

Ainsi formulée, cette proposition révolte le sentiment de respect et d'admiration qu'on doit à la gloire de ceux qui ont illustré leur pays, et, chose assez fâcheuse à dire, elle repose sur une erreur d'analyse qu'une observation attentive aurait pu faire éviter.

En effet, le travail et la méditation soutenue ont sur l'estomac d'abord, et sur la nutrition, l'influence la plus désastreuse. Une dyspepsie plus ou moins

(1) LÉLUT, *Du démon de Socrate*, in-8, nouv. édit. Paris, 1856.
(2) MOREAU, *Psychologie morbide*, in-8, Paris, 1859.

prononcée existe chez tous les hommes qui vivent sédentaires dans leur cabinet d'étude, et qui *pâlissent sur leurs livres*. Des gastralgies, de la constipation, des névralgies, des palpitations et d'autres troubles fonctionnels se produisent. Leur organisation s'affaiblit, et ils tombent dans l'état nerveux. Ce sont des *nervosiques*, qui, à ce titre, peuvent avoir des troubles variés des organes des sens, sans que leur intelligence perde de sa sûreté, de sa lucidité, ni de son élévation. Malades d'épuisement, ils peuvent rester tels, jusqu'à la fin de leurs jours, ou au contraire, arriver à perdre la raison comme le premier sot venu qui, par exemple, aurait l'ambition des grandeurs. Le génie n'exempte pas de la folie, et, en admettant même qu'il y prédispose, ce n'est pas sur la présence d'une hallucination qu'il faut déclarer sa déchéance intellectuelle. Les hallucinations et les illusions sensoriales existent chez beaucoup de personnes qui ne prétendent pas au génie, chez un grand nombre de femmes malades, et chez tous les sujets épuisés par le travail, les passions ou la maladie, et là les hallucinations ne sont point de la folie. Elles ne sont qu'un des nombreux symptômes du nervosisme.

D. — Insomnie. — Le sommeil est mauvais, fatigant plutôt que réparateur, aisément interrompu par des malaises intérieurs, par de faibles bruits, ou par des rêves, ou par d'affreux cauchemars. C'est à ce point que des malades redoutent la fin du jour et l'instant de se mettre au lit. J'ai soigné une dame dont le nervosisme chronique s'était compliqué d'hypocondrie, et chez laquelle les nuits étaient si mauvaises et tellement troublées par la crainte d'une mort subite, qu'elle avait pris le parti de faire coucher une femme de chambre à côté d'elle. — Les ferrugineux et le quinquina l'ont guérie.

E. — Amyosthénie. — Les forces musculaires sont singulièrement amoindries, et jusqu'au moment ultime où les malades sont définitivement obligés de garder le lit en raison des progrès de la diathèse, l'abattement et la nonchalance sont le propre de l'état nerveux chronique. C'est ce qui caractérise l'*amyosthénie*. Elle est facilement appréciée au dynamomètre, et elle disparaît à mesure que se consolide la guérison. La marche est pénible, difficile ou complétement impossible par suite de la faiblesse des jambes et de la pesanteur lombaire. Tout effort, toute fatigue amènent la courbature et un redoublement de fièvre. Cependant, stimulés par un danger personnel, par le dévouement au prochain, par l'attrait du plaisir, les malades oublient leur propre faiblesse et montrent une force et une énergie dont on n'aurait pu les croire capables. M. Sandras rapporte qu'une dame nervosique incapable de se promener une heure sans fatigue, a pu suivre, et à pied, pendant plusieurs heures, son mari, officier de la garde royale, chassé de Paris par la révolution de 1830.

Esquirol (1) rapporte que dans la première révolution, quantité de femmes nobles, asservies par des affections nerveuses, n'ont eu qu'à trembler pour leur tête, pour recouvrer l'énergie nécessaire à un prompt départ.

Je soigne une jeune dame, depuis longtemps nervosique, continuellement malade, amyosthénique et sans force au milieu de la fièvre, incapable de faire une petite course à pied sans courbature, et qui, dans les maladies de ses enfants, trouve l'énergie de les veiller seule, nuit et jour, pendant deux ou trois semaines, sans se mettre au lit. J'en ai vu quitter la chaise longue pour aller au bal, danser toute la nuit, dépenser une force musculaire incroyable, et revenir anéanties pour reprendre leur position horizontale, au milieu des doléances les plus vives.

Une autre, malade depuis vingt ans, obligée, depuis plusieurs années, par de cruelles douleurs dans le ventre et dans les jambes, de prendre tous les jours plusieurs pilules de morphine et de s'en appliquer sur la peau par la méthode endermique, a une telle passion pour le théâtre, que je l'ai vue trouver la force de sortir du lit pour s'y rendre, et là, oublier momentanément ses douleurs.

(1) *Des maladies mentales*. Paris, 1838.

F. — PARALYSIES GÉNÉRALES, HÉMIPLÉGIES, PARAPLÉGIES, SIMULANT LES PARALYSIES PRODUITES PAR DES LÉSIONS ORGANIQUES. — Chez quelques malades, la faiblesse des membres inférieurs est telle, qu'il en résulte une paraplégie véritable. On les considère quelquefois à tort comme atteints d'un commencement de maladie organique de la moelle, et on est souvent tenté de leur appliquer des cautères sur le dos. C'est ce qui ressort des trois observations suivantes :

OBS. XXII. — *Nervosisme chronique. Paraplégie nerveuse. Cautérisation pointillée du dos, avec le fer rouge. Guérison immédiate. Vomissement et diarrhée cholériformes. — Albuminurie aiguë. — Guérison.*

« Vienne, Marie, 13 ans, entra le 29 avril 1859, au n° 19 de la salle Sainte-Marguerite de l'hôpital Sainte-Eugénie, pour être confiée à mes soins.

« Cette fille, grande, bien développée, est pubère depuis un mois ; sa mère est morte de la poitrine ; son père est asthmatique.

« Cette enfant n'a jamais été sérieusement malade ; mais elle est sujette à la diarrhée.

« A l'âge de 8 ans, elle a eu des douleurs intercostales gauches, presque quotidiennes et très-fortes.

« L'année dernière, elle a eu une syncope sans mouvements convulsifs, causée par un phénomène semblable survenu sous ses yeux chez sa mère.

« Cette année elle a eu une autre syncope, sans mouvements convulsifs, en voyant un phénomène semblable chez une de ses compagnes.

« Il y a trois ans, sans causes appréciables, elle avait eu une sorte de contracture des genoux, qui tenait les membres inférieurs demi-fléchis, sans gonflement, ni rougeur, ni fièvre. L'enfant mangeait bien et restait assise sur une chaise : ces accidents ont duré un mois.

« Il y a trois mois qu'elle éprouve des accidents particuliers dans la coordination des mouvements volontaires des membres inférieurs. Le matin, en se levant, elle n'a pu marcher et le mouvement est revenu cinq minutes après, et depuis lors, chez elle ou dans la rue, pareil accident s'est reproduit. Elle était obligée de s'arrêter; puis le mouvement revenait. Il lui est arrivé quelquefois de vouloir s'arrêter et d'être entraînée en avant par une force invincible, pendant cinq ou six pas ; puis elle ne pouvait plus marcher.

« Ces phénomènes ne sont accompagnés ni d'anesthésie, ni d'engourdissement, ni de contracture ; et aujourd'hui la malade est dans l'état suivant :

« La taille est grande, l'embonpoint médiocre, le teint un peu coloré. Pas de palpitations, de souffle cardiaque ou artériel. Elle n'a pas d'attaques convulsives, de spasmes, de constrictions à la gorge. Pas d'envie de pleurer ; quelques engourdissements dans les jambes. L'enfant peut à peine se tenir, mais ne saurait marcher. En la tenant par la main, elle avance de 4 à 5 centimètres par jour ; la colonne vertébrale ne présente aucune altération ; il n'y a ni anesthésie ni hyperesthésie. Pas de convulsions, ni de contractures, pas d'hallucinations, ni d'illusions sensoriales. Bon appétit, pas de fièvre.

« 6 mai. — Une cautérisation pointillée par le fer rouge est faite dans le dos, l'enfant étant assise sur une chaise ; et à l'instant elle fait les plus grands efforts pour remuer ses jambes et peut marcher. Quelques secondes après, elle se lève et se met à courir dans la salle, maintenue par deux aides et poursuivie par le fer rouge. L'opération terminée, des compresses d'eau froide sont mises sur le dos, sur les parties cautérisées, et l'enfant, abandonnée à elle-même, marche seule d'une extrémité de la salle à l'autre.

« 7 mai. — L'enfant est restée levée jusqu'à cinq heures et

a pu marcher toute la journée. — Ce matin elle marche parfaitement bien; elle n'éprouve aucune gêne dans les jambes, ni dans les mouvements.

« 25 mai. — Les ulcérations du dos se sont élargies et causent de vives douleurs; le derme est profondément ulcéré, avec eschare grisâtre sur quelques points, et forme des ulcérations grisâtres de mauvaise apparence. Depuis hier, l'enfant a été prise de gastralgie et de coliques avec vomissement et diarrhée extrêmement abondante. L'enfant a pâli, et de temps à autre la peau se refroidit d'une façon notable (p. 112). — Thé. Lavement laudanisé, 6 gouttes matin et soir. Sel neutre de bismuth. Crème. Cérat opiacé.

« 26 mai. — Les vomissements n'ont pas continué. Le refroidissement de la peau a cessé, et la couleur du visage et du teint est rosée. Pouls à 72. Il y a encore eu une dizaine de garde-robes, jaune pâle. — Bismuth. Crème. Cérat opiacé.

« 27 mai. — Pas de vomissements, un peu de diarrhée.

« 28 mai. — Une selle en diarrhée. Pas de vomissements. Langue jaunâtre, villeuse. Pas de fièvre.

« 30 mai. — Les vomissements et la diarrhée ont cessé. Une garde-robe un peu ferme. Bon sommeil. Pas de fièvre. Les plaies du dos sont en meilleur état; elles ne se creusent plus et ne s'agrandissent pas, et la suppuration est de bonne nature. Pas de fièvre.

« 31 mai. — Pas de garde-robe, pas de fièvre. Les plaies s'améliorent.

« 4 juin. — Il n'y a plus de vomissements. Une garde-robe de temps à autre. Les plaies sont roses, suppurent moins et sont peu douloureuses. La paraplégie n'est pas revenue; il y a de la bouffissure au visage, et les urines renferment un dépôt muqueux, mêlé de gravelle urique rouge et de tubes urinifères altérés. L'ébullition y fait coaguler une grande quantité d'albumine. Peau modérément chaude (p. 112).

« 11 juin. — Pas de garde-robe, pas de fièvre.

« 12 juin. — L'enfant est emmenée par ses parents. L'anasarque et l'albuminurie persistent. Les plaies sont en bon état, roses et recouvertes de bourgeons charnus de bonne qualité. Elles se rétrécissent et sont en voie de cicatrisation.

« 4 août. — Après sept semaines d'absence, on ramène cette enfant, dont la paraplégie n'a pas reparu, mais qui reste faible, pâle et le visage encore altéré par une légère bouffissure. Les urines sont peu abondantes, acides, très-faiblement albumineuses. L'appétit est bon, les digestions faciles et les selles régulières et naturelles. Il n'y a pas de fièvre.

« 24 août. — L'albumine a complétement disparu de l'urine, et l'enfant, qui a repris de la couleur et de l'embonpoint, est envoyée par moi à la campagne, pour un mois, dans notre asile de convalescence. »

Cette observation est extrêmement curieuse par le fait de la guérison immédiate de la paraplégie, par la cautérisation du dos avec le fer rouge. Le résultat a failli être compromis, et l'enfant a manqué de périr par suite d'accidents cholériformes consécutifs, et par cette suppuration des plaies du dos qui a été suivie d'anasarque albuminurique. Notre malade heureusement a triomphé de tous ces graves accidents étrangers à sa maladie principale, et l'on a pu voir une paraplégie cédant immédiatement à la cautérisation pointillée par le fer rouge.

L'albuminurie consécutive, coïncidant avec des plaies donnant lieu à une grande suppuration, et cessant peu après leur cicatrisation, m'a paru être de celles qu'on pourrait considérer comme le résultat de l'infection purulente chronique, analogue à celle que j'ai fait connaître dans certaines diphthérites (1) et à celle de l'infection purulente aiguë.

OBS. XXIII. — *Nervosisme chronique, suite de fièvre intermittente. — Amaigrissement ; faiblesse générale ; fièvre lente continue ; paraplégie ; chloro-anémie. — Guérison par le fer et par les toniques.* — (Communiquée par M. le docteur Huette.)

« M. le baron de G...., âgé de 45 ans, taille moyenne, constitution vigoureuse, système musculaire très-développé, facies coloré, tempérament nerveux, remplissait les fonctions de sous-préfet dans une ville où de longues courses à la campagne, alternant avec le travail de cabinet, entretenaient un équilibre parfait dans la santé.

« Appelé à des fonctions plus importantes, les grands travaux administratifs, des recherches historiques, des écrits littéraires absorbèrent complétement la vie de M. de G...., et le confinèrent dans un cabinet bas, étroit, où l'air était difficilement renouvelé. Il fallut renoncer aux longues promenades qui étaient autrefois si salutaires, et ce changement brusque dans les habitudes hygiéniques de M. de G.... ne tarda pas à altérer profondément sa constitution vigoureuse.

« Ce fut donc au milieu de ces circonstances, vers le commencement de l'année 1855, que M. de G... fut pris d'*accès de fièvre tierce*, qu'on traita par le sulfate de quinine. Mais la fièvre se manifesta bientôt avec irrégularité ; le sulfate de quinine resta sans effet, et il s'établit une *fièvre lente nerveuse continue*, avec un dépérissement notable et rapide, tel qu'on l'observe au début des affections tuberculeuses.

« Le malade maigrissait à vue d'œil; une faiblesse gé-

(1) BOUCHUT, *Nouvelle étude du croup.* (*Union médicale* 1859.)

nérale s'empara de lui, et se fit principalement sentir sur la moitié inférieure du corps.

« On fit pendant plusieurs mois la médecine des symptômes. Le mal empirait chaque jour. *Bientôt la faiblesse des membres inférieurs fut telle qu'ils refusèrent complétement le service.* Le malade, étendu sur une chaise longue, traitait les affaires de son département avec une intelligence dont le mal physique n'a jamais affaibli l'activité ni la sûreté.

« Cette paralysie du mouvement dans la moitié inférieure du tronc fit soupçonner l'existence d'une lésion de la moelle épinière. On dirigea donc dans ce sens un nouveau traitement qui fut sans résultat.

« Cet état grave dura plusieurs mois, pendant lesquels de rares moments d'amélioration se produisirent de loin en loin. Quand le malade voulait essayer ses forces, souvent les jambes fléchissaient subitement, et il s'affaissait tout à coup.

« Consulté par le malade, j'explorai tous les organes avec une minutieuse attention. Je ne trouvai rien qui pût rendre compte d'un tel état. La respiration était pure et sans troubles dans toute l'étendue de la poitrine. Les battements du cœur étaient un peu mous, et il y avait un faible bruit de souffle dans les carotides. La chloro-anémie était la seule affection qu'on pût reconnaître dans cet état singulier. Le malade consulta plus tard M. Bretonneau, de Tours, qui confirma mon diagnostic et expliqua les divers accidents observés par des congestions partielles résultant de l'irrégularité de la circulation.

« Un traitement ferrugineux, le séjour sur les bords de la mer pendant deux mois, fut prescrit au malade.

« La convalescence ne tarda pas à s'établir; l'amélioration, d'abord assez lente, fut pleine d'oscillations; on combattit les accidents de paraplégie par des applications de ventouses sur le trajet de la colonne vertébrale, dans le but de diminuer la congestion des vaisseaux rachidiens.

Le sulfate de quinine fut administré à petites doses et d'une manière continue toutes les deux heures. Le malade se rendit au Pouligneu, et s'y installa dans une maison de pêcheurs.

« Vers la fin de l'année 1856, M. de G.... était complétement rétabli, et depuis cette époque sa santé n'a subi aucune atteinte. »

Je partage entièrement l'opinion de M. le docteur Huette qui a soigné le malade dont on vient de lire l'observation. La faiblesse des membres inférieurs et l'abolition intermittente du mouvement dans ces parties ; l'état chlorotique, la fièvre lente, continue, l'amaigrissement et le marasme guéris par le repos, les bains de mer, et l'usage des ferrugineux établissent la nature nerveuse des accidents morbides. — C'était un nervosisme chronique accompagné de paraplégie nerveuse.

OBS. XXIV. — *Nervosisme aigu passé à l'état chronique. — Fièvre ; marasme ; paraplégie incomplète ; hyperesthésie ; vomissements. — Guérison.*

« Un jeune médecin vétérinaire, de Paris, M. W..., grand, fort, robuste, toujours très-bien portant, pesait 210 livres; mais il craignait de prendre encore plus d'embonpoint, et il voulut essayer de se faire maigrir.

« Il se couchait fort tard, et allait tous les soirs dans le monde pour se lever à quatre heures du matin et monter à cheval pendant plusieurs heures. Ses forces diminuèrent bientôt avec son poids. Il pouvait à peine marcher, l'exercice le fatiguait beaucoup, et les membres inférieurs, difficiles à mouvoir, étaient le siége d'une hyperesthésie cutanée très-douloureuse. Le pouls était d'une fréquence extrême. Il ne pouvait monter sans essoufflement ni palpitations pénibles. Il toussait dans les grands mouvements, et sa pâleur, chaque jour plus grande, lui donnait les plus vives inquiétudes. Son teint était jaune terreux, mais l'appétit resta naturel, et il n'eut d'abord aucune autre souffrance organique. M. Debrou, chirurgien d'Orléans, considère la maladie comme un commencement de paraplégie par maladie de la moelle, et il conseille des applications de cautères et des ventouses.

« M. W. vint alors à Paris, où il fut pris de vomissements qui durèrent plusieurs jours, et ne cédèrent qu'à l'application de la glace. Son état de marasme s'aggravait chaque jour, et sans aucun autre trouble nerveux que la faiblesse des membres inférieurs, leur hypéresthésie, les vomissements et des palpitations de plus en plus violentes; il se décida à consulter M. Bouillaud qui, le considérant comme atteint de chloro-anémie, lui conseilla les bains de mer à Boulogne et l'usage de la source ferrugineuse située près de cette ville.

« Docile à cette ordonnance, M. W.... est aujourd'hui parfaitement guéri. »

Rien n'est varié comme cette manifestation du nervosisme chronique. Chez quelques malades, ce sont des paralysies musculaires générales ou partielles, appelées *spasmodiques* par les uns, F. Hoffmann (1), *hystériques* par Sydenham (2) et ceux qui donnent cette qualification vicieuse à tous les accidents nerveux observés chez la femme.

M. Landry a publié un fait de ce genre extrêmement curieux.

Obs. XXV. — *Nervosisme chronique, suite d'aménorrhée.* —

(1) *De nervorum resolut.*, cap. I, t. II.
(2) *De l'affection hystérique*, § 558.

Convulsions. — Paralysie des quatre membres; gastralgie, constipation, vomissements nerveux; palpitations, chlorose. — Traitement tonique et ferrugineux. — Guérison (1).

« X...., sous-maîtresse d'institution, âgée de 22 ans, entre, le 25 juillet 1851, dans le service de M. Sandras. Tempérament d'apparence lymphatique, modifié par une grande susceptibilité nerveuse.

« X....., élevée à la campagne jusqu'à l'âge de 16 ans, s'était bien portée jusqu'à cette époque. Alors s'établit la menstruation. Elle fut d'abord régulière, mais, au bout de quelques mois, un refroidissement la supprima. Dès lors la santé s'altéra, l'appétit se perdit, des quintes de toux très-pénibles la fatiguèrent pendant six mois. En désespoir de cause, on lui pratiqua une saignée. Pendant l'écoulement du sang, elle eut une violente attaque de nerfs qui dura quatre heures. Ce fut le début d'une succession de désordres nerveux qui n'ont presque jamais cessé jusqu'à ce jour, malgré le retour de la menstruation; perte de l'appétit, gastralgie, constipation, palpitations, règles irrégulières, peu abondantes, sang aqueux et décoloré, vertiges, bourdonnements d'oreilles, grande faiblesse générale, toux quinteuse, attaques convulsives très-fréquentes, état nerveux extrême, etc. Ces divers symptômes se sont successivement amendés, puis aggravés à plusieurs reprises, et parfois compliqués d'autres phénomènes.

« En 1848, les convulsions s'accompagnèrent d'accès de délire avec chant, revenant presque chaque jour. Elle fut traitée à la Charité par de fréquentes émissions sanguines; aucun accident ne diminua, et il ne tarda pas à se développer une paralysie qui envahit graduellement les quatre membres, puis la langue, malgré l'application réitérée de ventouses scarifiées en grand nombre le long de la colonne vertébrale.

« Ces accidents se dissipèrent sous l'influence d'un trai-

(1) LANDRY, *Recherches sur les maladies nerveuses*, p. 32.

tement ferrugineux, de la strychnine et d'une bonne nourriture.

« Plus tard, ce fut une aphonie complète... Les antispasmodiques, de violentes révulsions, les ferrugineux et les toniques ont été mis en usage contre ces divers symptômes, et presque toujours avec succès, mais d'une manière fort irrégulière. Enfin, en juillet 1851, tous ces désordres prenant une nouvelle intensité, X.... se décida à entrer à l'hôpital. (Les détails qui précèdent m'ont été fournis dans une lettre très-circonstanciée par feu M. le docteur Beaudin, qui longtemps a soigné la malade.)

« A l'hôpital, on constate tous les signes de la chlorose la plus intense, avec dyspepsie, vomissements nerveux, gastralgie, un état nerveux très-marqué et très-caractérisé, surtout par de la mélancolie et une grande tendance aux larmes. Dans les premiers jours, on observe des attaques hystériques pendant les périodes menstruelles; tous les phénomènes s'aggravent, et il vient s'y joindre une céphalalgie continue, intense, puis une aphonie manifestement nerveuse, et un affaiblissement voisin de la paralysie.

« *Traitement.* — 4 pilules de Vallet; 2 grammes de magnésie calcinée après chaque repas; nourriture spéciale (viandes rôties).

« Cette médication, continuée avec régularité, a amené une amélioration lente, mais de plus en plus sensible. Les digestions sont devenues meilleures, les vomissements ont cessé; la malade a repris un peu de force et d'embonpoint, puis les attaques convulsives et l'etat nerveux ont graduellement disparu, et le caractère a repris de la gaieté. Enfin, le 4 octobre, sa santé étant satisfaisante, X... a quitté l'hôpital, promettant de continuer son traitement.

« 1854. — J'ai eu plusieurs fois des nouvelles de cette malade, et je l'ai revue plus de dix-huit mois après sa sortie de l'hôpital; elle avait continué assez longtemps l'usage des ferrugineux, ses conditions hygiéniques étaient convenables; la guérison était maintenue. »

En voici un autre exemple observé par Valleix. La cause du nervosisme, de la paralysie, de ses intermittences, lui donne un intérêt tout particulier.

OBS. XXVI. — *Nervosisme chronique, suite de fièvre continue. Aliénation consécutive; céphalalgie, affaiblissement de la vision; convulsions générales sans perte de connaissance. — Étourdissements; nausées, engourdissement des membres et embarras de la langue; guérison partielle; paraplégie persistante avec anesthésie; — syncopes sans convulsions. — Guérison par l'opium et par les bains sulfureux* (1).

« Le 30 janvier 1849, est entrée à l'hôpital Sainte-Marguerite la nommée Juliette Marietta, âgée de 19 ans, coloriste, mariée. Cette jeune femme, native du Piémont, est d'une bonne constitution. Elle est en France depuis deux ans. Peu de temps après son arrivée en France, elle fut prise d'une maladie fébrile avec délire; elle entra dans le service de M. Magendie, où on lui fit des applications de glace sur la tête. La fièvre et le délire cessèrent. Immédiatement après, elle vit tomber ses cheveux, ses dents devinrent noirâtres, et pendant six semaines environ, après la disparition des symptômes aigus, elle resta atteinte de folie.

« Depuis lors elle a éprouvé, par intervalles, des douleurs lancinantes dans la tête, des congestions vers la face et des étourdissements; elle a remarqué aussi que sa vue avait subi un affaiblissement progressif, mais qui paraît plutôt porter sur l'étendue que sur la netteté.

« Depuis la révolution de février, elle a eu des attaques qu'elle décrit comme il suit : après plusieurs heures de

(1) VALLEIX, *Gazette des hôpitaux*, 1849.

malaise, de congestion sanguine vers la tête, elle tombait comme une masse inerte; ses yeux se renversaient sous les paupières, les membres se tordaient, les poignets se fléchissaient convulsivement, et se renversaient sur le bord cubital de l'avant-bras. Pendant trois quarts d'heure ou une heure environ que durait cet état, elle conservait la parfaite connaissance de tout ce qui se passait en elle et autour d'elle; elle entendait et comprenait ce que disaient les personnes présentes, mais elle était incapable de répondre. Si elle essayait de le faire, ses efforts aboutissaient à un bégaiement inintelligible. Pendant ses attaques, ou vers leur déclin, elle éclatait de rire, ou, ce qui arrivait le plus souvent, elle pleurait. L'accès passé, il lui restait de la céphalalgie, un sentiment de brisement général qui se dissipaient au bout de deux jours.

«Depuis le mois de février, elle a eu huit ou dix attaques; elles ne reviennent pas à des intervalles réguliers; elle en a eu trois pendant le seul mois de juillet 1848; la dernière a eu lieu le 3 janvier 1849.

« Il y a trois mois, les règles se sont supprimées sans cause connue; la malade croit avoir remarqué que, depuis deux mois, elle a eu des congestions et des étourdissements plus fréquents. Le 21 janvier, après avoir éprouvé toute la journée du malaise, des nausées, de la céphalalgie, elle sentit tout à coup, vers neuf heures du soir, les membres supérieurs et inférieurs engourdis et sa langue s'embarrasser; et, au bout de quelques instants, elle ne put remuer ni bras ni jambes. L'articulation des sons était devenue impossible. On la mit dans un bain, on lui frictionna les membres avec un onguent dont elle ne peut indiquer la nature.

« Trois jours après, le 24 janvier, le mouvement et la sensibilité reviennent dans les membres supérieurs, et la parole devient libre; mais les membres inférieurs sont restés complétement paralysés du mouvement, et de plus la sensibilité, qui y avait persisté jusqu'à un certain point, a tout à fait disparu. Les muscles sont flasques, et l'on peut enfoncer profondément des épingles sur tous les points des deux jambes et des cuisses, jusque vers le milieu de leur hauteur, sans que la malade en ait la conscience. Plus haut, la sensibilité reparaît, mais reste obtuse. Les piqûres, dans les parties supérieures de la cuisse, provoquent une sensation de fourmillement sur le tronc; la sensibilité est intacte. On ne trouve aucun point douloureux circonscrit. Les pupilles sont dilatées et immobiles.

« Le 1er février, tisane de petite centaurée; une pilule d'extrait d'opium, 0,05; potion éthérée; frictions sur les jambes avec le baume opodeldoch; bain; un 5e de portion d'aliments.

« Le 2, la malade n'a pu supporter le bain qu'environ vingt minutes; elle est tombée en syncope et a été atteinte d'une céphalalgie qui dure encore; elle se plaint de n'avoir pas dormi de la nuit.

« Le 3, la céphalalgie persiste; mais il y a amélioration, en ce que la sensibilité a un peu reparu au genou et à la partie inférieure des cuisses. (Extrait d'opium, 0,15 en trois pilules; bain sulfureux.)

« Le 5, les règles viennent de reparaître; la malade ressent de vives douleurs abdominales. (Opium, 0,15 en trois pilules; cataplasmes sur le ventre; lavement laudanisé et camphré.)

« Le 6, hier il y a eu des attaques avec perte de connaissance; pas de convulsions. Chaque attaque dure une heure et demie. (Opium, 0,20 en quatre pilules; des sinapismes seront promenés sur les membres inférieurs.)

« Le 7, la malade peut soulever un peu le genou en fléchissant la jambe sur la cuisse; mais elle ne peut ensuite les étendre d'elle-même. Les règles continuent. Bien qu'il y ait eu une suspension de vingt-quatre heures, la sensibilité reparait sur toute la longueur des membres.

« Le 8, la malade est parvenue à se tenir un peu sur les jambes, et même à marcher. Il est vrai qu'elle tremble beaucoup et n'est pas très-solide ; la céphalalgie persiste. (Bains sulfureux.)

« Le 12, la malade est en pleine convalescence ; elle commence à marcher avec facilité et demande à quitter l'hôpital. »

On voit dans ce cas l'exemple d'une maladie nerveuse générale, occasionnée par une fièvre ontinue, probablement une fièvre typhoïde et sui .e de convulsions, sans perte de connaissance, de paralysie, d'anesthésie, de syncopes, etc. Il ne pourra venir à l'idée de personne de confondre un pareil état morbide avec l'hystérie.

La maladie apparaît par une aliénation d'un mois succédant à l'état fébrile de l'affection primitive. Viennent ensuite de violentes douleurs de tête avec affaiblissement de la vue, puis des convulsions de la tête et des membres, sans perte de la connaissance, répétées huit à dix fois en dix mois. Alors les règles se suppriment et apparaissent de la céphalalgie, des nausées, de l'engourdissement dans les quatre membres, avec embarras complet de la parole pendant trois jours. Tout à coup le mouvement et la sensibilité reviennent dans les membres supérieurs, la parole reprend son service, mais il se fait une paraplégie complète avec anesthésie tégumentaire. — Quinze jours sous l'influence de l'opium et des bains sulfureux, ces phénomènes avaient disparu, et la malade pouvait sortir de l'hôpital.

OBS. XXVII. — *Dyspepsie. — Névrose choréiforme. — Paralysie incomplète des membres inférieurs. — État général grave. — Inefficacité des moyens prescrits. — Traitement hydrothérapique. — Guérison rapide* (1).

« Mademoiselle Amélie, fille de M. le docteur J...., est âgée de 11 ans et demi; tempérament lymphatico-nerveux, bonne constitution. — Son enfance s'est passée sans maladies sérieuses et sans troubles marqués du côté du système nerveux. Elle n'a jamais été sujette aux convulsions, accidents si fréquents pendant cette période de la vie ; elle n'a reçu du reste de ses parents aucune prédisposition aux affections nerveuses.

« Sauf quelques embarras gastriques, une fièvre muqueuse de courte durée, une rougeole bénigne et quelques éruptions cutanées insignifiantes, elle s'est toujours bien portée jusqu'au début de sa maladie actuelle, montrant beaucoup de gaieté et d'enjouement dans le caractère, de vivacité dans les allures, de pétulance dans les mouvements. Mais elle était difficile sur la nourriture, ayant généralement peu d'appétit, surtout l'été; témoignant une extrême répugnance pour la viande et ne mangeant, à vrai dire, dans toute la journée, que quelques gâteaux et autres pâtisseries qu'elle obtenait de la complaisance maternelle, faible compensation au défaut d'une alimentation substantielle qui lui eût été d'autant plus nécessaire alors, qu'il lui fallait subvenir à la fois et à la réparation des pertes quotidiennes et à un développement organique très-rapide !

« Ce supplément insuffisant lui manqua, lorsqu'en 1856 ses parents l'éloignèrent d'eux pour la faire entrer au couvent. Le régime de l'établissement n'étant pas à son gré, l'alimentation de l'enfant fut réduite à une tasse de lait le matin et à quelques confitures. Du dîner et du souper, elle ne touchait qu'au dessert.

(1) L. FLEURY, *le Progrès*, 1858, p. 566.

« Bientôt la jeune Amélie commença à se plaindre de douleurs d'estomac et de lassitude dans les jambes. Elle est devenue plus pâle et plus maigre, elle a perdu son enjouement, sa gaieté, sa vivacité, sa pétulance ; on ne la voit plus jouer et courir, comme autrefois, avec ses compagnes. Pendant les récréations elle reste seule, assise dans un coin du jardin, regardant avec indifférence les jeux et les ébats des autres pensionnaires.

« Au mois de mai 1857, l'enfant éprouve au genou gauche une douleur vive qui la gêne et la fait boiter en marchant. Cette douleur disparaît, au bout de quelques jours, avec la claudication, pour se reproduire. Il se fait ainsi plusieurs alternatives d'apparition et de disparition de ces phénomènes, à de courts intervalles. Quelquefois la douleur occupe le genou droit, mais elle paraît avoir plus spécialement élu domicile à gauche.

« En recherchant attentivement d'où pouvaient provenir cette douleur et cette claudication, M. le docteur J..., père de la jeune fille, ne voyant dans les genoux et les jambes aucun signe qui puisse faire rapporter ces phénomènes à quelque lésion articulaire ou musculaire, s'avise de porter plus haut son examen et trouve, non sans surprise, une saillie de la hanche gauche qui parait plus élevée que la droite. Autour de cette articulation, du reste, on ne reconnait ni engorgement ni douleur. Tout se borne à une saillie plus considérable du grand trochanter de ce côté. A aucune époque, l'enfant ne se souvient d'avoir éprouvé, en ce point, quelque souffrance. La mensuration ne donne aucune différence dans la longueur comparative des deux membres inférieurs.

« Le 25 juin 1857, la jeune malade est soumise à l'examen de M. le professeur Nélaton. L'habile praticien imprime au membre inférieur gauche divers mouvements dont le centre est dans l'articulation coxo-fémorale, sans déterminer dans cette partie aucune sensibilité anormale.

Après une exploration attentive du bassin et des membres inférieurs, le savant chirurgien ne se prononce pas d'une manière très-affirmative; il soupçonne seulement une affection de l'articulation sacro-iliaque gauche qui expliquerait la déviation de la hanche de ce côté.

« Prescription : *un vésicatoire volant sur la partie, et de l'huile de foie de morue à l'intérieur.*

« Le vésicatoire ne produit aucun résultat, et l'enfant indocile refuse, au bout de quelques jours, de continuer à prendre l'huile de foie de morue.

« M. Bouvier est consulté une première fois, le 6 juillet, et une seconde fois, le 30 du même mois. L'honorable orthopédiste rédige les consultations suivantes :

« Mademoiselle Amélie J..., 11 ans et demi, fille de M. le docteur J..., d'une bonne constitution.

« Légère attitude oblique faisant ressortir la hanche gauche, s'effaçant à peu près dans le décubitus. Mouvement étendu de la hanche sans douleur, si ce n'est dans la rotation extrême où elle se fait sentir au genou. Habitude d'incliner un peu le bassin. Claudication et lassitude avec douleur au genou ou au côté gauche, après la marche. Éruption d'ecthyma et furoncle à la fesse gauche à la suite d'un large vésicatoire.

« Je conseille :

« 1° Le repos horizontal les trois quarts du jour, et le repos dans l'attitude assise une partie du temps restant;

« 2° Peu de marche et seulement pour prendre un peu l'air ;

3° Des bains froids tous les deux jours, et après la guérison des furoncles des applications froides avec frictions au linge mouillé, et des immersions dans l'eau froide, suivies de réchauffement et de sueur, s'il se peut ;

« 4° Quelques toniques ferrugineux à l'intérieur et un bon régime alimentaire ; tenir le ventre libre. »

Docteur BOUVIER.

« 30 juillet 1857. L'apparence de l'affection a tout à fait changé. Les deux membres inférieurs sont affaiblis et la marche est embarrassée; certains mouvements sont même impossibles. Sensibilité intacte. Peu de douleurs, si ce n'est par la distension des ligaments dans des mouvements trop étendus.

« Épine dorsale bien conformée; pas de point douloureux.

« On laissera l'enfant beaucoup moins couchée; on la laissera marcher selon son désir.

« Le traitement doit consister en excitants portés sur tout le système et surtout sur la moelle épinière.

« Après le rhume on s'occupera des bains qu'on donnera sulfureux d'abord. Les eaux minérales d'Enghien, par exemple, ou des Pyrénées, etc., seront très-convenables. » Docteur BOUVIER.

« Dans l'intervalle des deux consultations de M. Bouvier, M. Velpeau avait vu la jeune fille; il avait rejeté l'idée d'une coxalgie, mais son diagnostic flottait entre une affection de nature rhumatismale et une névrose développée sous l'influence de l'âge.

« L'on s'en tient aux prescriptions de M. Bouvier. Pendant la première quinzaine d'août le traitement, soit interne, soit externe, conseillé par cet honorable praticien, est mis en usage sans aucune espèce de succès.

« L'enfant est alors conduite à Enghien. Là, le médecin inspecteur, M. Bouland, ayant constaté de la sensibilité au sacrum, fait appliquer, à cet endroit, un vésicatoire sans s'expliquer, du reste, sur la nature de la maladie, et renvoyant à un autre temps l'emploi des bains sulfureux. Les toniques sont continués. Le vésicatoire ne produit aucune espèce de résultat, mais au bout de huit jours, soit influence du changement d'air, soit influence du traitement tonique, soit influence simultanée des deux ordres de causes, l'appétit et les digestions s'améliorent; les forces augmentent et la marche devient un peu plus facile. Toutefois, par une singularité inexplicable, elle semble devenir, en même temps, plus irrégulière. L'enfant ne dirige pas ses jambes comme elle veut, elle tourne souvent le pied droit en dedans; elle est maladroite et sa maladresse lui vaut des chutes fréquentes qu'elle ne peut s'expliquer.

« Le 24 août, consultation à laquelle prennent part MM. Michon, Bouland et de Saint-Jean.

« Diagnostic : *Névrose choréiforme de nature hystérique.*

« Prescription : *Continuer les toniques et les antispasmodiques. Traitement hydrothérapique ou bains de mer.*

« Le 5 septembre 1857, mademoiselle Amélie J... arrivait et s'installait à Bellevue, où M. Fleury constatait l'état suivant.

« *État actuel.* La jeune malade ne marche qu'avec peine, appuyée au bras de sa mère; elle ne peut, si elle n'est soutenue, faire quelques pas sans se laisser tomber. On est obligé de la porter pour lui faire franchir les quelques marches qu'il faut monter pour pénétrer dans l'intérieur de l'établissement. Elle boite en marchant, et accuse des douleurs dans les genoux, les jambes, les reins. Elle éprouve un sentiment spontané de lassitude et de courbature générales.

« L'inspection des membres inférieurs n'y fait rien découvrir d'anormal. Le jeu des articulations ne laisse rien à désirer, et le développement musculaire est en rapport avec l'amaigrissement général.

« La colonne vertébrale et la région pelvienne présentent une bonne conformation. Le développement du bassin est parfaitement en rapport avec l'âge et la taille de la jeune malade. Seulement on remarque, à la hanche gauche, une saillie comparativement exagérée du grand trochanter, sans aucune espèce de tuméfaction articulaire, ni d'hypertrophie du tissu osseux.

« On peut imprimer à l'articulation coxo-fémorale tous les mouvements dont elle est susceptible, de flexion, d'extension, d'adduction, d'abduction, de rotation, de circumduction, sans éprouver de difficultés et sans déterminer de douleur. La mensuration ne fait constater aucune différence dans la longueur des deux membres.

« La pression n'éveille pas de douleur, soit le long de la colonne rachidienne, soit au niveau des diverses articulations du bassin, soit dans toute l'étendue des membres inférieurs. La sensibilité normale est, du reste, parfaitement conservée dans toutes ces parties. Mais l'énergie musculaire est notablement affaiblie : si l'on recommande à mademoiselle J... de se tenir debout, on voit bientôt ses jambes fléchir et la malade s'affaisserait sur elle-même, si l'on ne se hâtait de la soutenir. Nous avons déjà dit ce qu'était la marche.

« Amélie est pâle et maigre; elle a la peau sèche et le teint jaunâtre. Le pouls est mou et petit, dépressible. Les battements du cœur sont énergiques et les bruits éclatants; pas de bruit de souffle. Il en est de même des battements et des bruits artériels. La malade éprouve des palpitations. L'appétit est nul; Amélie conserve une répugnance invincible pour la viande; ni les prières ni les menaces ne peuvent la déterminer à en manger.

« La physionomie et l'attitude expriment une nonchalance et une apathie profondes. Pas de vivacité dans les mouvements, la parole est lente et le regard sans éclat.

« Le jour même de l'arrivée, le traitement hydrothérapique est commencé; douches générales en pluie et en jet, matin et soir : on continue le vin de quinquina et les ferrugineux dont la malade fait depuis longtemps usage.

« Au bout de quelques jours, à la grande surprise de toutes les personnes qui l'ont vue à son arrivée, Amélie déclare, tout à coup, qu'elle se sent capable de marcher; elle marche, en effet, d'un pas ferme et se rend à la salle des douches sans soutien. Ses parents, qui craignaient qu'elle ne restât infirme toute sa vie, en pleurent de joie.

« L'amélioration ne cesse de faire des progrès, et vers la fin du mois de septembre, Amélie, ayant repris sa gaieté et la vivacité de ses allures, va, vient, se promène, court toute la journée dans les corridors, dans le jardin de l'établissement, se livre aux divers exercices de la gymnastique Pichery pour lesquels elle est passionnée, et que M. Fleury a recommandés comme un adjuvant et un complément très-utile du traitement hydrothérapique.

« Cependant les maux d'estomac, les douleurs et les lassitudes dans les reins et les membres se faisant encore sentir de temps en temps, et l'appétit tardant à renaître, M. Fleury soumet la jeune malade à des sudations dans une étuve sèche, suivies de douches.

« L'effet de cette modification du traitement hydrothérapique est aussi heureux que rapide. Dès les premières sudations, l'appétit commence à se faire sentir, et Amélie, qui jusqu'alors n'avait témoigné qu'un insurmontable dégoût pour la viande, demande elle-même à en manger.

« Dès lors la guérison marche à grands pas; le teint s'éclaircit et se colore, l'embonpoint commence à naître et fait chaque jour des progrès. Les crampes d'estomac, les douleurs et les lassitudes dans les membres ont complétement disparu, et cette enfant, naguère nonchalante, paresseuse, taciturne, morose, s'est transformée en un véritable lutin dont il faut réprimer la vivacité et la pétulance.

« Bref, le 5 décembre 1857, c'est-à-dire trois mois après son arrivée, Amélie quitte l'établissement dans un état de santé qui ne laisse rien à désirer et qui ne s'est pas démenti (15 avril 1858). »

« Cette observation est remarquable surtout au point de vue des difficultés que présentait le diagnostic; difficultés telles, qu'elles ont laissé les praticiens les plus éminents incertains, et flottants entre une lésion articulaire, une affection de la moelle épinière et une chloro-anémie accompagnée de phénomènes hystériques et de paralysie. Cette dernière manière de voir avait été adoptée par M. Fleury, et le traitement hydrothérapique, faisant ici l'office de pierre de touche, est venu la justifier par une prompte guérison. »

Sauf le mot d'*hystérie*, mal appliqué à cette jeune fille de 11 ans, qui n'a offert aucun des phénomènes ordinaires de cette névrose, la manière dont M. Fleury a jugé ce fait est la seule convenable.

Il y a d'autres malades dont la paralysie est à peine prononcée, qui marchent mal et ne peuvent aller en avant sans appuyer à droite ou à gauche jusque sur la muraille, de manière à offrir ce qu'on appelle le *défaut de coordination des mouvements volontaires*. En voici la preuve.

Obs. xxviii. — *Nervosisme chronique, dyspepsie, hyperesthésie cutanée, amyosthénie; défaut de coordination dans les mouvements volontaires. Ferrugineux, toniques; guérison* (1).

H. A..., Arménien, domicilié à Constantinople, habite, depuis une dizaine d'années, Paris, où il a fait ses études; âgé de 29 ans, d'une bonne constitution, d'un tempérament nervoso-sanguin.

« *Antécédents.*—Né de parents sains; le père a vécu dans un âge avancé; il est mort d'apoplexie cérébrale; il était affecté d'un emphysème pulmonaire léger. La mère a vécu aussi pendant longtemps; on ignore la cause de sa mort.

« A... a toujours joui d'une bonne santé; vacciné deux

(1) Abzouman, *thèse* n° 52, 1858.

fois ; d'abord dans l'enfance et plus tard vers 12 ans ; non variolé ; il a eu la rougeole ; il a eu quelques accidents de pléthore sanguine, affection pour laquelle il a été saigné plusieurs fois. Vers le mois d'août 1849, M. le professeur Piorry l'a traité d'une affection qu'il désignait sous le nom d'hémito-névrite.

A... a eu de nombreux chagrins, de grandes préoccupations d'esprit ; il a travaillé longtemps dans les amphithéâtres de dissections, même pendant les chaleurs de l'été. Il a habité quelque temps une chambre dont les conditions hygiéniques n'étaient pas très-bonnes ; il a eu aussi pendant quelque temps une alimentation insuffisante.

« Vers le milieu de l'année 1855, et malgré les premières atteintes de son mal, A... n'a pas cessé d'être soumis à l'influence de toutes ces causes débilitantes. Bien plus, la nécessité de passer un examen lui imposa un surcroît de labeur, ce qui contribua puissamment à faire progresser l'affection qu'il avait déjà. C'est à ce moment qu'il fut saigné une fois assez abondamment et qu'il prit à différentes reprises quelques purgatifs salins.

« A partir de ce moment, le mal n'a pas cessé de faire de nouveaux progrès, et voici dans quel état se trouve A..., au moment où il commence son traitement :

« *État actuel.*—Pâleur générale sur tout le corps, et surtout sur la face ; teint jaunâtre, traits tirés, amaigrissement général et considérable, habitude extérieure de souffrance.

« *Digestion.*— Anorexie presque complète ; dégoût particulier pour tous les aliments azotés : viandes, graisses, etc. ; préférence marquée au contraire pour les féculents et les acides ; pas d'enduit blanchâtre sur la langue ; la salive est aussi abondante, plus abondante même que dans l'état normal ; la déglutition se fait bien, la digestion stomacale présente quelques dérangements ; pesanteur à l'épigastre, douleur dans ce point, même à la pression la plus légère; sensation de gonflement, de tension après le repas, dans la région de l'épigastre; éructations légères, pas de nausées, pas de vomissements ni d'envie de vomir; les aliments séjournent longtemps dans l'estomac; il existe aussi quelques dérangements du côté de l'acte intestinal; borborygmes, tension et léger ballonnement du ventre, quelques coliques venteuses, surtout des garde-robes liquides et assez abondantes; pas d'hémorrhoïdes.

« *Urine.* — L'urine est trouble et laisse déposer des matières rougeâtres au fond du vase, sa couleur est jaune clair, quelquefois rougeâtre; sa quantité n'est pas modifiée, elle mousse pendant la miction, mais l'état mousseux disparaît très-rapidement; elle offre une réaction légèrement acide, mais elle ne contient pas de sucre ni d'albumine.

« *Respiration.* — Elle est un peu gênée; il existe quelques signes de bronchite chronique à gauche, et un état emphysémateux très-léger à droite et au sommet du poumon.

« *Circulation.* — Le pouls varie entre 80 et 90, mais c'est là l'état normal du malade; bruit de souffle très-fort dans les carotides, c'est un véritable bruit de diable et, si l'on appuie légèrement le doigt sur la région carotidienne, on sent un frémissement vibratoire très-prononcé. Transpiration cutanée abondante, principalement aux pieds et aux mains.

« *Sens.* — La vue est un peu affaiblie; la rétine donne des sensations de bluettes, de scintillement; le malade croit voir des clartés, des flammes qui lui passent devant les yeux; il n'y a aucune altération physique appréciable dans les deux yeux.

« Le toucher est devenu d'une délicatesse extrême; la surface cutanée est hyperesthésiée; l'ouïe est plus fine, les sons aigus sont très-désagréables et affectent péniblement le moral; le goût est exquis, l'appareil de l'odorat présente les mêmes caractères d'exaltation, la fonction de la génération est moins énergique que par le passé.

« *Locomotion.* — Cette fonction présente des troubles considérables, la faiblesse des membres inférieurs est telle qu'une marche de quelques minutes amène une grande fatigue. Si le malade veut essayer de se mouvoir, ses membres inférieurs sont le siége d'un tremblement général qu'il ne peut maîtriser; s'il veut écrire, la plume s'échappe brusquement de ses doigts, et, malgré tous les efforts de sa volonté, il ne peut achever une correspondance; ce tremblement occupe à la fois les membres inférieurs et les membres supérieurs; il est perpétuel, continu, et le malade le compare à une sorte de vibration analogue à celle qu'on éprouve quand on serre un diapason entre les dents et qu'on le fait vibrer pour en tirer des notes.

« *Phénomène important à signaler :* il y a des heures dans la journée où les muscles semblent soustraits à l'influence de la volonté; ainsi, que le malade veuille alors exécuter un mouvement de progression en avant, au lieu d'avancer il recule, et cela malgré tous ses efforts; il lui semble qu'une force invisible le pousse en arrière.

« Cette agitation continuelle de tous les membres a pour effet de porter les doigts dans mille directions variées et irrégulières.

« Du reste, il n'y a pas de trouble du côté de l'intelligence et du côté des facultés morales et affectives; il faut dire cependant qu'il y a dans le caractère un fond de tristesse et d'abattement.

« Le malade s'est fait examiner par plusieurs de ses maîtres et par d'autres médecins qui ne sont pas attachés à des services hospitaliers. Malgré l'accord unanime qui existait quant au fond du traitement, le malade n'a pas voulu se soumettre au principal du traitement, qui était le fer; le motif de cette détermination était une bronchite, et il croyait que pouvant être tuberculeux, le fer, qui est contre-indiqué dans ces circonstances, lui serait éminemment nuisible.

« Il a essayé tour à tour l'huile de foie de morue (peu de temps), le lait de chèvre, le sirop de gentiane, l'extrait mou de quinquina, l'iodure de potassium, des vins généreux, une alimentation excellente, des précautions hygiéniques, et enfin le voyage dans son pays. Par tous ces moyens, il a bien obtenu quelques soulagements et un peu d'amélioration dans les symptômes généraux, mais les troubles nerveux du côté de la locomotion n'en persistèrent pas moins.

« Vers la fin de son séjour à Constantinople, où il était retourné, A... se décida à suivre le traitement ferrugineux, et, au bout de quelques jours, il avait à s'en louer beaucoup.

« Il quitte Constantinople, et revient en France sans être guéri. Sous l'influence du changement de climat et du traitement régulièrement suivi, l'état s'améliore de jour en jour, et tous les accidents nerveux se dissipent comme par enchantement.

« Mais bientôt les mêmes accidents reviennent avec une rapidité surprenante, soit sous l'influence de légères indispositions, qui forcent à cesser brusquement, pendant plusieurs jours, tout traitement tonique analeptique, soit sous l'influence d'un traitement excessif.

« Reprenant plus tard l'usage du fer et des toniques, A... vit son mal se guérir; à cinq ou six reprises différentes, mêmes rechutes, même guérison, sous l'influence du même traitement et des mêmes causes.

« En ce moment, on n'observe plus aucun trouble nerveux dans l'appareil de la locomotion, et l'état de ce malade se trouve sensiblement amélioré; il reste cependant une santé un peu délicate. »

Cette observation fort curieuse n'est pas la seule où se trouve ce défaut de coordination des mouvements volontaires. L'observation XXII, qui se trouve dans le chapitre des paraplégies nerveuses simulant les maladies de la moelle, en présente déjà un exemple; dans ce cas, l'enfant paraplégique et guéri à la minute par la cautérisation au fer rouge avait quelquefois des mouvements irrésistibles d'impulsion en avant, contre lesquels sa volonté était absolument impuissante.

On voit d'autres malades qui marchent mal et ne peuvent aller en avant sans appuyer à droite ou à gauche jusque sur la muraille. J'ai longtemps soigné un monsieur qui m'a présenté ce singulier phénomène.

G. — CONVULSIONS. — CONTRACTURE. — Quelques malades ont des *convulsions toniques*, telles que la *contracture passagère des doigts*, ainsi que je l'ai vu sur une jeune dame à laquelle j'ai longtemps donné des soins, et la *contracture de la mâchoire*, comme on en verra la preuve sur la malade dont j'emprunte l'observation à M. Fleury. Dans ce dernier cas, la contracture était associée à un grand nombre d'autres accidents nerveux.

OBS. XXIX. — *Nervosisme chronique. — Névralgie de la cinquième paire. — Contracture de la mâchoire. Dyspepsie. Hallucinations. — Marasme. — Guérison par l'hydrothérapie* (1).

« Madame la marquise de B... est âgée de 55 ans,

(1) L. FLEURY, *Traité d'hydrothérapie*, p. 304.

d'une constitution grêle, d'un tempérament nerveux En 1840, elle ressentit des douleurs très-vives, lancinantes, dans le côté droit de la face et dans les dents correspondantes; il lui semble que deux des molaires inférieures sont plus grandes que les autres, et elle les fait arracher dans l'espoir de voir cesser ses douleurs; mais elle n'éprouve de cette opération aucun soulagement. Bientôt les douleurs envahissent la moitié droite de la langue, du voile du palais, des lèvres et du menton, la phonation, la mastication, deviennent très-douloureuses, très-difficiles et presque impossibles.

« Pendant huit ans, la névralgie tend sans cesse à s'aggraver; elle disparaît quelquefois, spontanément ou sous l'influence d'une certaine médication; mais, au bout de quelques semaines au plus, elle se reproduit avec une intensité nouvelle. La malade reçoit les soins de MM. les professeurs Andral et Marjolin, qui épuisent sur elle tout l'arsenal thérapeutique. Les pilules de Méglin, le valérianate de zinc, l'iodure et le cyanure de potassium, le sulfate de quinine à haute dose, les préparations martiales, les eaux minérales des Pyrénées, d'Ems, de Wiesbaden, l'acupuncture, les ventouses sèches placées au nombre de 12 à 60 sur la colonne vertébrale et sur les membres, une foule d'autres modificateurs, restent complétement inefficaces, ou n'amènent qu'un soulagement de courte durée. En désespoir de cause, la malade s'adresse à l'homœopathie et au somnambulisme; mais après plusieurs mois d'essais infructueux, elle vient se replacer entre les mains de Marjolin, qui, après de nouvelles tentatives également stériles et voyant les accidents acquérir une gravité très-inquiétante, conseilla à la marquise de B... d'essayer de l'hydrothérapie et de s'adresser à moi. Madame de B... vient à Bellevue, le 29 mai 1848.

«*État actuel*.—Des douleurs continues très-vives se font sentir dans toutes les branches de la cinquième paire, et occupent, du côté droit, la tempe, le front, l'orbite, le sourcil, les paupières, la joue, les lèvres, le menton; souvent elles envahissent le cou, le voile du palais et la luette, qui présente un volume considérable et produit souvent de la gêne et même des nausées, en venant se mettre en contact avec la base de la langue. Les accès sont très-violents, durent plusieurs heures et se reproduisent trois ou quatre fois par jour et même plus souvent. Les muscles élévateurs de la mâchoire inférieure sont contracturés, de telle sorte que les dents sont serrées les unes contre les autres. Il est impossible à la malade de les écarter, et il en résulte que la préhension des aliments et même l'introduction des liquides est complétement impossible.

« La moindre tentative faite pour écarter les mâchoires provoque des douleurs atroces. Dans cet état de choses, madame de B... ne peut être alimentée qu'à l'aide de lavements de bouillon. La parole est gênée, douloureuse, saccadée, peu intelligible.

« L'amaigrissement est extrême, la face profondément altérée. Depuis plusieurs années, il existe une constipation opiniâtre qui exige l'emploi quotidien d'un ou de plusieurs lavements. Le sommeil est presque entièrement perdu, les nuits sont troublées par des cauchemars, des terreurs, des hallucinations. La malade tourne à l'hypocondrie; elle se préoccupe sans cesse de son état, et se croit atteinte d'une affection organique, dont on lui cache l'existence; elle redoute un ramollissement cérébral ou une altération de la moelle épinière.

« Le traitement est commencé le 31 mai. Deux ou trois séances par jour. Sudation en étuve sèche, douche froide générale en nappe ou en pluie.

« 8 juin. — Une amélioration considérable s'est manifestée dès les premières douches; les douleurs continues sont devenues moins vives; les accès sont moins violents, plus courts, plus rares. Les mâchoires peuvent être écartées de plusieurs lignes, et la malade ingère les liquides avec facilité.

« 20 juin. — Les douleurs continues ont entièrement disparu ; les mâchoires sont parfaitement libres, et madame de B... mange avec appétit. Elle n'éprouve plus, dans les vingt-quatre heures, qu'un ou deux accès très-courts et peu intenses. Les nuits sont tranquilles et la malade goûte un sommeil qu'elle ne connaissait plus depuis longtemps. La constipation a notablement diminué ; les selles sont parfois spontanées.

« 1er juillet. — Les accidents névralgiques ont complétement disparu. Madame de B... n'éprouve plus la moindre douleur ; l'état général est transformé ; le teint, les forces, l'appétit, le sommeil ne laissent rien à désirer ; la constipation n'existe plus. Marjolin, qui était loin d'espérer un succès aussi complet et aussi rapide, conseille à madame de B... de continuer le traitement pendant plusieurs mois.

« 15 juillet. — Madame de B... est tellement satisfaite de son état qu'elle ne résiste pas au désir d'aller passer le restant de la belle saison à sa campagne, où l'appellent sa famille et ses habitudes.

« 20 octobre. — La guérison ne s'est pas démentie un instant et « c'est uniquement par reconnaissance pour les douches, dit madame de B..., que je viens encore me soumettre au traitement pendant un mois. »

« Les événements politiques ont engagé madame de B... à passer en Italie l'hiver de 1848-1849. Elle est revenue le printemps suivant, sans avoir éprouvé la plus légère douleur névralgique, et elle vient de passer l'été à la campagne, dans l'état de santé le plus satisfaisant.

« Aujourd'hui, 15 janvier 1850, la guérison ne s'est pas démentie un seul instant. »

D'autres malades ont des *convulsions cloniques*, ce

qui a été signalé par Pomme, par Tissot, par Pinel, par Sandras, etc.

« Ces malades sont affectés de tics, de mouve-« ments convulsifs involontaires, dans quelques « muscles isolés de la face ou des membres. Ils pré-« sentent tous une petite ressemblance avec les « choréiques, soit par les grimaces qu'ils font, soit « par quelques bizarreries de leur pose, de leurs « allures, de leurs gestes, de leur prononcia-« tion (1). »

Ces convulsions ressemblent à celles de l'éclampsie ordinaire, et quelquefois à celles de l'épilepsie ; mais elles ne sont pas accompagnées de spasme œsophagien, de boule hystérique, ni de spasme cynique, et on n'y voit jamais les larmes abondantes qu'on observe dans l'hystérie. Ce sont des mouvements convulsifs involontaires, partiels ou généralisés, plus ou moins violents, dont la durée est en général assez courte. Pour ceux qui ne regardent pas l'état convulsif général comme un signe certain de l'hystérie, ces phénomènes auront une grande importance. Ils doivent servir au diagnostic de l'état nerveux, mais il importe d'en bien étudier la forme pour les rapporter à leur véritable cause et pour éviter l'erreur commise par M. Briquet, qui attribue trop souvent à l'hystérie les convulsions du

(1) Tome I, page 27.

premier âge. Cet auteur recommandable soutient en effet que l'hystérie est très-commune dans l'enfance; il en rapporte 87 cas, et notamment quelques-uns chez de petits enfants de cinq à six ans, où il me paraît bien difficile de supposer l'existence de cette nervose.

Parmi les exemples de convulsions observées dans le cours du nervosisme, en voici un très-curieux rapporté par Pinel.

Obs. xxx. — *Nervosisme chronique. — Convulsions partielles; gymnastique. — Guérison.*

« Pinel fut consulté, il y a quelques années, pour une jeune personne de 15 ans, qui était depuis longtemps tourmentée par un état spasmodique non moins curieux que le précédent. Elle était d'une faible constitution, d'un tempérament nerveux; née à huit mois, on n'était parvenu à l'élever qu'à l'aide des soins les plus assidus. Elle n'avait éprouvé aucune maladie dans la première enfance. Vers la septième année, on s'aperçut qu'elle se livrait sans motif à divers mouvements spasmodiques irréguliers, tels que ceux de toucher sans cesse le peigne qui fixait ses cheveux, de se couvrir et découvrir brusquement la tête d'un chapeau, etc.; à peu près à la même époque, elle éprouva quelques accès d'une affection nerveuse presque convulsive, que le médecin du lieu jugea avoir de l'analogie avec ce qu'on appelle l'éclampsie. Cette affection disparut d'elle-même, mais fut remplacée bientôt après, par des mouvements spasmodiques. La malade tirait sans cesse les cordons de sa robe, prenait et quittait à chaque instant son tablier, et chaque mouvement des mains était accompagné d'un reniflement très-remarquable, qui ne paraissait pas déterminé par l'état des fosses nasales. Ces mouvements spasmodiques, qui s'exécutaient brusquement, par saccades, et contre lesquels les plus fortes distractions, les réprimandes et la présence des étrangers ne pouvaient rien, furent néanmoins tout à coup dissipés par l'impression vive et profonde que firent sur la malade les menaces sévères de sa mère. Ils ne reparurent que deux ans après, époque à laquelle l'état moral parut participer de la mobilité et de la versatilité de l'état physique : ainsi, cette demoiselle ne voulait point que son fichu fût disposé de telle ou telle manière, et le dérangeait à chaque instant; qu'un ruban de sa coiffure fût noué d'une certaine façon; elle ne voulait pas porter des bonnets dans le goût du jour, etc., etc.

« Les mouvements spasmodiques ont, dans la suite, cessé et reparu à plusieurs reprises différentes, presque toujours momentanément suspendus par de fortes réprimandes et des indispositions accidentelles. Ceux qui revenaient le plus fréquemment et persistaient avec le plus d'opiniâtreté, étaient un mouvement de rotation de la tête, une agitation, un reniflement bruyant, l'action de déplacer le peigne, et celle de tirer des cordons ou des rubans. Tous ces mouvements s'exécutaient d'une manière brusque et convulsive; ils revenaient lors des punitions, qui avaient pour objet ces contractions spasmodiques. Cette jeune personne paraissait souvent pressée de s'y livrer par un besoin irrésistible, le plus communément par excès, et sous l'influence de la moindre contrariété, elle en avertissait même ceux qui se trouvaient présents.

« La malade finit par devenir insensible : elle pleurait habituellement pour la plus légère contrariété, tandis que de sévères punitions ne lui faisaient pas verser une seule larme.

« Du reste, chez cette jeune personne, les perceptions se faisaient très-bien, le jugement paraissait sain, les idées se succédaient rapidement, l'attention ne pouvait être longtemps soutenue sur le même objet; la mémoire était heureuse et fidèle. La malade avait beaucoup de naïveté dans ses actions et dans ses discours; elle aimait beaucoup les plaisirs et avait les goûts de son âge. Elle était d'ailleurs bien conformée, mais d'une taille élevée, très-irritable, très-irascible; ses règles commençaient à couler, et les seins avaient déjà un certain développement.

« On conseilla aux parents de rompre tout à coup les habitudes de la malade, en la transportant dans une maison de santé de Paris, où elle pourrait subir un traitement à la fois moral et hygiénique, qui consisterait principalement dans les exercices bien combinés et propres à favoriser le développement des forces musculaires (1). »

Dans quelques cas les convulsions sont assez violentes pour occasionner la mort, et dans le fait de Lorry les convulsions ont offert cette gravité insolite.

Obs. xxxi. — *Nervosisme chronique. — Convulsions, marasme nerveux. — Mort.*

« Une jeune femme d'une constitution délicate, avec menstruation laborieuse, est mariée à 15 ans, c'est-à-dire à une époque très-précoce. Bientôt après, elle éprouve un chagrin très-profond par l'absence de son mari qui était militaire, et par la crainte de le perdre; elle recherche la solitude, s'abandonne à des idées tristes et mélancoliques; de là, une mobilité extrême dans les muscles, ce qui fut encore augmenté, au retour de son mari, par deux accouchements, avant que son corps n'eût atteint lui-même tout son développement. La fréquence des mouvements

(1) *Dictionnaire des sciences médicales*, art. Spasme.

convulsifs augmenta par degrés, au point que la chute d'une petite pierre d'une hauteur médiocre suffisait pour la faire tomber dans des convulsions violentes, des spasmes et des distorsions de la bouche. On prenait toute sorte de précautions pour éviter le moindre bruit auprès d'elle.

« L'intensité des spasmes s'accrut au point que la moindre nourriture excitait des convulsions dans tous les muscles de l'abdomen. Une consomption et un dépérissement rapide mirent fin à cette malheureuse existence (1). »

Malgré l'insuffisance des détails, cette observation est curieuse, sous ce rapport *que n'ayant point les caractères de l'hypocondrie ni de l'hystérie*, elle montre un état nerveux avec mouvements spasmodiques et convulsifs faciles à provoquer, suivi de cachexie mortelle.

§ 3. Troubles de la sensibilité. Névralgies générales. Picotements. Élancements. Chatouillements. Brûlure, etc.

La *sensibilité physique* est profondément troublée dans le nervosisme chronique. De tous les symptômes propres à cette disposition morbide, la douleur est le plus constant. Elle est fixe ou erratique. La mobilité est son caractère principal, car elle ne fait jamais défaut ; et elle ne varie que par le siége et l'intensité.

Tantôt bornée à des malaises indescriptibles, à un vague sentiment de langueur précordiale, épi-

(1) LORRY. *Mélancolie nerveuse.*

gastrique ou lombaire, à une faiblesse cérébrale pénible, elle est plus ordinairement caractérisée par des douleurs vives sur un point du corps, soit dans les membres, soit à l'intérieur du tronc, soit dans la tête ou sur plusieurs de ces parties à la fois. Ici ce sont des picotements, des fourmillements, de la cuisson et une chaleur profondes, des élancements continus ou intermittents, ailleurs des douleurs aiguës véritablement névralgiques, situées sur le trajet des nerfs et au niveau des filets cutanés superficiels, douleurs passagères ou continues, spontanées ou provoquées par le contact, les mouvements ou les changements de l'atmosphère, faibles chez les uns, inaltérables au contraire chez les autres.

Dans un cas observé par M. Gillebert d'Hercourt, c'était avec une infinité d'autres troubles fonctionnels, un chatouillement très-vif de tout le corps et de l'anus avec fréquentes envies d'aller à la selle.

Obs. XXXII. — *Nervosisme chronique, suite d'impression morale, spasmes variés, palpitations, convulsions partielles, anesthésie incomplète, névralgies, chatouillement général. — Hallucinations de l'oreille et des yeux. — Hydrothérapie par M. Gillebert-d'Hercourt. — Guérison* (1).

« Mademoiselle S..., âgée de 29 ans, blonde, d'une constitution nerveuse, d'une imagination très-vive, et

(1) *Mémoire sur la surexcitabilité nerveuse*, lu à l'Académie impériale de médecine.

n'ayant eu aucune maladie antérieure à celle qui fait le sujet de cette observation, fut réglée à 15 ans, et n'éprouva aucun dérangement dans sa menstruation jusqu'au 29 juin 1847, époque du décès de sa mère. Alors un profond chagrin s'empara d'elle, et ses règles revinrent tous les quinze jours en abondance; l'écoulement durait de cinq à six jours. Au reste, je vais transcrire une note qui me fut remise par la malade, et dans laquelle celle-ci raconte très-exactement la succession des accidents qu'elle a éprouvés. Je ferai seulement remarquer que la crainte dont parle la malade, et qui fut suscitée par la mort d'un de ses concitoyens, arrivée dans les mêmes circonstances, vint la saisir, alors que déjà la tristesse et l'abondance des règles avaient altéré sa constitution et exalté sa sensibilité.

« Ma maladie a commencé par une préoccupation, ou plutôt par une frayeur (celle d'être atteinte du tétanos, à la suite d'une piqûre qu'elle s'était faite au doigt, le 20 mai 1848).

« L'image de ma mère, dont la perte m'a été si douloureuse, vint plus souvent encore m'attrister, je ne savais ce qui se passait en moi; il me semblait qu'un mauvais génie s'attachait à mes pas. Je pleurai beaucoup, et cela me soulagea un peu. Le lendemain, l'inquiétude se fit sentir de nouveau, et je fus tourmentée, comme la veille, par la crainte du tétanos.

« De fortes palpitations de cœur me firent beaucoup souffrir; *mon gosier se serra tellement* que cela m'empêcha parfois d'avaler ma salive et de respirer; la terreur s'empara de moi aussitôt; je sentais comme une gerbe qui me montait au cerveau. Cette gerbe partait, tantôt du cœur, tantôt du bas-ventre; et, la nuit, je fus dans une si grande agitation qu'on fut obligé d'appeler le médecin.

« Une crise nerveuse se déclara : mon œil droit se renversa, et il me semblait que ma bouche se contractait;

j'eus aussi les bras et la jambe droite endormis assez longtemps. La crise était si violente que je ne pouvais fermer les yeux; et lorsque je voulais le faire, je divaguais intérieurement. Je fus deux jours dans cet état, je ne me levai que le troisième. Un chatouillement insupportable se fit sentir dans tout mon corps, mais particulièrement dans le fondement, ce qui m'occasionnait de fortes envies d'aller. Le toucher pour moi n'était plus le même, la vue me semblait plus faible; j'eus, depuis ce moment, de petits points noirs devant les yeux, ce qui me fatiguait beaucoup.

« Ma maladie a varié plusieurs fois : je croyais quelquefois que je ne pouvais plus marcher; on aurait dit que j'étais arrêtée par quelque chose; parfois aussi, une suffocation survenait, qui me faisait croire que j'allais me jeter, soit après un meuble, soit même par la fenêtre. Par exemple, si je regardais un livre, une chaise (je dis cela, comme je dirais autre chose), j'avais peur; mais ce n'était pas une crainte naturelle; car il faut que l'imagination soit bien malade pour ressentir de semblables effets.

« J'ai aussi éprouvé comme une douleur de névralgie, c'est-à-dire que je ne souffrais pas; mais cela me faisait l'effet d'un mal qu'on ne peut supporter plus longtemps. De là m'est venu le dégoût de la vie, le découragement s'est emparé de moi, les angoisses ou plutôt un *désespoir intérieur* est venu se joindre à cela.

« Ma position me semblait ressembler à un cauchemar duquel je ne pouvais sortir. Dès le commencement de cette maladie, il me semblait que j'étais doublee ou dédoublée, je ne puis pas très-bien expliquer cela. Je sentais une chaleur sur les bras, mais habituellement sur le front, ce qui me faisait croire à une congestion cérébrale.

« Depuis quelque temps, la terre semble marcher sous mes pas; il y a deux jours que je ne puis m'expliquer à moi-même ce que j'éprouve; mais tout ce que je puis dire, c'est que je ne suis plus ce que j'étais autrefois. J'entends aussi parfois du bruit dans ma tête, et je vois comme des points lumineux. »

« *Réflexions.* — La fréquence des crises et la persistance des troubles de la sensibilité avaient poussé le dégoût de la vie beaucoup plus loin qu'il n'est dit dans la note; la pensée de suicide se présentait souvent à l'esprit de la malade; aussi s'appliquait-elle beaucoup à ne pas rester seule, afin de ne pas céder à cette tendance. La constitution de mademoiselle S..., comme on le pense bien, était profondément altérée; elle avait des appétits bizarres, des digestions mauvaises, et un affaiblissement général. Elle marchait péniblement; le sommeil était agité et rare; les carotides laissaient entendre un bruit de souffle; l'impressionnabilité était extrême. Cependant, malgré ses terreurs et sa profonde tristesse, mademoiselle S... se laissait aller quelquefois à la gaieté; alors elle la laissait éclater vivement, et sans qu'elle pût en modérer les éclats : toutefois, ceci était de courte durée; elle retombait bientôt dans sa tristesse habituelle.

« En se reportant au début de sa maladie, on constate que la maladie ne s'est déclarée qu'une année environ après le décès de la mère de mademoiselle S..., et que, durant tout ce temps, cette demoiselle fut plongée dans une grande tristesse, et qu'elle eut régulièrement deux fois par mois des règles abondantes. Il en est résulté à la fois une grande dépression des forces, et une grande exaltation du système nerveux. D'ailleurs la faiblesse de la malade, son teint décoloré, et le souffle carotidien, étaient des indices caractéristiques de la nature de l'altération éprouvée par le sang. C'est donc avec raison que j'ai fait dépendre cette névrose de la surexcitabilité nerveuse hypohémique. Dans cette pensée, je devais donc chercher : 1° à étudier la surexcitabilité nerveuse; 2° à reconstituer le sang, et à modérer le flux menstruel. C'est dans ce but que je soumis la malade au traitement ci-après :

Matin : Enveloppement dans le drap humide, durant une heure environ, jusqu'au retour bien constaté de la chaleur; immersion dans l'eau froide. Bain de siége à + 24° centig., pendant 25 minutes.

Après midi : Douche en colonne de 3 minutes; bain de pieds, à + 11° centig., pendant 5 minutes; régime alimentaire varié, mais substantiel; distractions, promenades; exercices de la scie à bois; éviter la lecture et le travail intellectuel ou sédentaire.

On remarquera ici que la température de l'eau n'était pas la même pour les bains de siége et pour les bains de pieds. La raison de ce qui a été dit plus haut, la cause de cette différence, n'exigera pas de longues explications.

L'utérus était habituellement congestionné; le retour fréquent des règles et leur abondance en offraient une preuve suffisante. C'est en vue de cet état, et pour le combattre, que, d'une part, on exerçait une action sédative, répressive si l'on veut, à l'aide du bain de fauteuil prolongé, à + 25° centig.; et, d'autre part, qu'on cherchait à opérer une dérivation, en déterminant par le bain de pieds froid, et de courte durée, une forte réaction dans les extrémités inférieures; celle-ci était encore entretenue pendant un certain temps par une marche accélérée. L'observation a démontré la constance de ces effets, qui prouvent d'abord surabondamment certains faits devenus vulgaires.

Ainsi, les règles sont supprimées chez une femme qui, durant la période menstruelle, met ses pieds dans l'eau froide; au contraire, un bain de siége très-froid, et de courte durée, rappellera les règles qui seraient supprimées, ou déterminera leur apparition avant l'époque.

Ce traitement produisit d'excellents résultats : les règles devinrent et moins fréquentes et moins abondantes, la surexcitabilité nerveuse disparut; la tristesse et les idées de suicide cessèrent, la gaieté revint complétement; enfin, après un séjour de deux mois dans l'établissement, mademoiselle S... quitta parfaitement guérie.

Le docteur Barras, qui a longtemps et cruellement souffert de troubles nerveux protéiformes, a raconté toutes les douleurs qu'il a endurées, depuis ces atroces névralgies temporales et testiculaires jusqu'au marasme compliqué d'hypocondrie qui a failli le tuer, et on pourra voir jusqu'à quel point l'homme peut souffrir des troubles du système nerveux sans en mourir (1).

Notre confrère rapporte qu'à 24 ans, étant interne à l'hôpital Saint-Louis, il eut une névralgie temporale intermittente quotidienne, puis au bout de cinq ans, une névralgie du cordon spermatique, puis à l'âge de 36 ans, après de vifs chagrins, une fièvre intermittente irrégulière avec névralgie frontale et toux nerveuse convulsive qui durèrent quelque temps. Huit ans plus tard, il eut une violente gastralgie accompagnée de toute sorte de troubles des organes digestifs et fut traité, pour une gastro-entérite, par la diète et de nombreuses émissions sanguines. Il tomba dans le marasme et dans l'hypocondrie. Devenu très-sensible au froid, quoique insensible au contact des corps et même à la brûlure, les pieds gelés, le corps traversé par des sensations glaciales comme des coups de vent, ou par de vives douleurs mobiles, obligé d'uriner à chaque instant

(1) *Traité des gastralgies*, deuxième édit. Paris, 1839-1844.

des urines claires, souffrant de palpitations de cœur et de battements dans toutes les artères, incapable d'attention et de travail, miné par de fréquents accès de fièvre nerveuse, il eût péri peut-être, malheureusement pour la science, si les conseils de M. le professeur Fouquier, en lui imposant un complet changement de régime, ne lui eussent sauvé la vie.

Un autre confrère, le docteur D....., dont l'histoire se trouve également dans le livre de M. Barras rapporte qu'il a éprouvé pendant longtemps des sifflements de l'oreille gauche, une grande faiblesse des jambes, des défaillances au bout de six mois, des bouffées de chaleur avec faiblesse subite, de la chaleur précordiale, des courants chauds vers la tête pendant quelques minutes, revenant tous les jours à la même heure. Il se fit saigner et tout ce qu'il éprouvait augmenta ; des bourdonnements et des tintements d'oreilles, des palpitations, de la fièvre et un état de marasme fort grave s'établirent et il eût succombé si, au lieu de s'imposer un traitement tonique, il eût continué le régime de la diète et des émissions sanguines.

Je connais un monsieur, qui a, tantôt dans les dents, tantôt dans les jambes des tiraillements douloureux qu'il ne peut décrire, mais dont il souffre cruellement, et qui le forcent à marcher, sans répit, même dans sa chambre, le repos augmentant ses douleurs.

Une dame dont j'ai déjà parlé, et qui consomme journellement cinq à six centigrammes de morphine, sur la peau dépouillée d'épiderme ou à l'intérieur, a de temps à autre pendant la nuit de telles douleurs, indescriptibles, dans le ventre et surtout dans les jambes, qu'elle est obligée de sortir du lit pour s'asseoir à la fenêtre les jambes nues exposées au vent du nord qui souffle devant elle et dont le froid la soulage.

Chez les uns, ce sont de véritables migraines, ou des douleurs de tête moins accentuées, telles qu'un serrement continu, ce que j'ai observé sur une vieille dame malade depuis bien longtemps, un vague sentiment de vide et de défaillance, avec des vertiges, des étourdissements, des battements intra-crâniens, l'incertitude de la marche et la crainte perpétuelle d'une attaque d'apoplexie.

Je soigne encore un monsieur qui longtemps a marché avec une serviette mouillée sur le crâne, à l'intérieur de son chapeau, et qui sur le boulevard ne pouvait avancer sans incliner irrésistiblement à droite et sans toucher les boutiques. Les douches et les immersions d'eau froide lui ont été très-utiles.

Sauf l'irrésistible déviation de la marche, une dame m'a présenté les mêmes phénomènes cérébraux, y compris la crainte de tomber.

Chez d'autres ce sont des douleurs intercostales ou interscapulaires, des points douloureux dans le ventre, des tiraillements lombaires et inguinaux, de la pesanteur au sacrum, surtout chez les femmes ; de la gastralgie, des arthralgies, des élancements de l'utérus, des contractions utérines, etc.

A ce propos, M. Sandras rapporte l'histoire fort curieuse d'une dame qui disait :

« Je sais bien que je ne suis pas enceinte ; je sais « que je n'accouche pas, et cependant les douleurs « que j'éprouve sont si pareilles à celles que j'ai « ressenties dans mes deux accouchements que « l'illusion est complète. Je soutiendrais que j'ac- « couche si je n'étais moralement pas sûre du con- « traire (1). »

Ailleurs ce sont des bouffées de chaleur locale au visage, dans la tête, dans l'estomac, dans le ventre, dans le dos ou dans les membres, ou bien un refroidissement partiel très-prononcé aux genoux, aux mains et aux pieds.

Chez une dame profondément nervosique, qui n'avait rien d'hystérique, ni d'hypocondriaque, et que j'ai guérie, les genoux étaient si froids qu'elle était obligée de mettre constamment des genouillères de laine pour échapper à cette douleur.

Sur une autre dame toujours malade, ce sont les pieds et les mains qui éprouvent cet abaissement de

(1) *Traité des maladies nerveuses*. Paris, 1850, p. 45.

température. Ailleurs, une fois chez l'homme, une fois chez une jeune dame le phénomène n'existait que sur les pieds. Dans ce dernier cas j'ai pu me convaincre que l'abaissement de température locale était réel et que le thermomètre descendait à 29°, 30 et 32°, c'est-à-dire de quatre à six degrés sur les points du corps refroidi.

Au reste rien n'est variable comme ces modifications de la sensibilité, tant sous le rapport du siége, de la forme, et de l'intensité de la douleur que sous le rapport des changements de la température locale. Autant de malades, autant de types particuliers. Il n'y a pas deux nervosiques qui se ressemblent, et chacun d'eux forme une variété dans l'espèce morbide à laquelle il appartient.

§ 4. Troubles de la vision.

Dans le système nerveux des organes des sens, ce sont des troubles analogues.

Il n'est pas de nervosique, à une période avancée de la diathèse qui n'en présente un certain nombre sous forme de paralysie, d'hypéresthésie ou de perversion sensoriale.

La *vision* s'affaiblit, se trouble, cesse momentanément, ou devient douloureuse selon les malades. Ici les paupières sont lourdes, un faible brouillard qu'épaissit toute application des yeux couvre les objets, là de petites taches noires ou lumineuses courent devant les yeux.

« Pendant ce traitement, dit Barras, à propos d'un cas de nervosisme chronique il survint des bluettes qui empêchaient de voir la totalité des objets et qui après une demi-heure d'existence étaient remplacées par une forte migraine pendant cinq à six heures. Cela dura un an (1). »

Ailleurs les objets tournent, paraissent doubles, changent de forme et le sentiment de la distance disparaît à ce point que les malades croient avoir à quelques centimètres du visage des objets qui en sont très-éloignés. Quelques-uns ont la rétine tellement sensible à la lumière artificielle ou solaire qu'ils ne peuvent en supporter l'éclat, et qu'ils se condamnent à vivre dans une obscurité profonde en rapport avec le degré de l'hypéresthésie oculaire. Il en est enfin chez lesquels la vue du mouvement est intolérable, car elle détermine des malaises et des envies de vomir.

D'autres, comme on l'a vu (p. 99 et suiv.), ont des illusions sensoriales de la vue. Ils se trompent sur la réalité des corps, prenant par exemple un chapeau pour un verre ou pour un homme, voyant devant eux ce qui n'existe pas et s'adressant pendant une seconde à des êtres imaginaires dont ils

(1) Barras, *loc. cit.*, p. 224. obs. LIV.

annoncent presque aussitôt l'absence pour rectifier leur erreur.

On en voit enfin qui ont de véritables hallucinations visuelles et qu'importunent des apparitions fantastiques ou l'image de personnes absentes : j'en ai vu chez des malades qui avaient toute leur raison et que l'on ne pouvait considérer comme atteints d'aliénation mentale. Ce sont des faits dont j'ai déjà parlé longuement (p. 99 et suiv.) à propos des troubles de l'intelligence.

Sandras a cité l'histoire d'une dame qui voyait autour d'elle des têtes plus ou moins nombreuses chaque fois qu'elle était plus malade, et il y a dans la science une foule d'observations du même genre. En voici une bien curieuse rapportée par le sujet lui-même, qui a eu à souffrir pendant trente ans de ces hallucinations.

Un savant de l'expédition d'Égypte, dont les recherches en zoologie sont fort appréciées et qui jusqu'à sa mort n'a cessé de donner des preuves de sa lucidité d'esprit, a été pendant trente-quatre ans, le jouet d'hallucinations sensoriales aussi douloureuses que pénibles. Savigny, membre de l'Institut, né à Provins en 1777, mort à Versailles en 1851, éprouva en 1817 la première atteinte du mal qui devait empoisonner la fin de son existence, après lui avoir donné un instant de répit. — « Cette affection, raconte-t-il lui-même, ne pouvait, quelle que fût sa violence, amener la cécité dans l'acception rigoureuse de ce mot ; mais elle rendait peu à peu mes yeux incapables de supporter la lumière, et dans l'obscurité toujours plus profonde où elle me forçait de me tenir, elle faisait briller une foule d'images diversement colorées, dont les émissions successives, réitérées à l'infini, me fatiguaient, m'obsédaient sans cesse. Bientôt des phénomènes impétueux, lumineux, ardents, immenses, remplissaient nuit et jour l'espace sous mille aspects divers, et provoquèrent les crises les plus intenses, les plus déplorables..... Aux sensations propres de la vue s'unirent un entraînement rapide de haut en bas, en tout sens ; une odeur fétide, des sifflements aigus, des sons harmonieux ou discordants ; des voix humaines chantant, parlant, déclamant..... Au réveil des visions menaçantes, bizarres....., une voûte spacieuse, formée d'innombrables faces humaines toutes également expressives, prenant je ne sais quel air inflexible et fixant sur moi des regards sinistres. »

Nonobstant ces douloureuses hallucinations, Savigny a pu conserver assez de raison pour décrire son mal, et une femme dévouée, mademoiselle Letellier de Sainte-Ville, partagea sa réclusion volontaire. Placée à côté du rideau de toile qui fermait la chambre de Savigny, elle veilla sur lui en lui faisant la lecture et en le tenant au courant des progrès de la science à laquelle il ne cessa de s'intéresser (1).

L'histoire des hallucinations est là d'ailleurs pour montrer la fréquence de ce phénomène chez des êtres valétudinaires, depuis longtemps nervosiques, indépendamment de tout autre trouble de l'intelligence et la raison. Quoi que pensent plusieurs de nos aliénistes, les hallucinations et les illusions sensoriales ne sont pas de la folie. On peut les rencontrer comme complication dans le cours de cet état morbide, mais leur existence isolée toute distincte spécifie une véritable espèce en nosologie.

Elles se produisent en dehors de l'aliénation mentale chez des sujets qui n'en offriront jamais aucune atteinte, et elles appartiennent aux troubles de la sensibilité plutôt qu'à ceux de l'intelligence.

Les hallucinations et les illusions sensoriales du goût et du toucher que l'on observe dans la chlorose, sont là pour démontrer l'exactitude de mes assertions.

§ 5. Troubles de l'ouïe.

L'*ouïe* n'est que rarement et très-légèrement affectée dans le nervosisme chronique; elle ne présente d'altérations profondes que dans la dernière période du mal. Ce sont, chez les uns, des bourdon-

(1) *Recueil de pièces relatives à la vie de Savigny*, publié par ses concitoyens. — DE QUATREFAGES, *Souvenirs d'un naturaliste*, t. II, p. 525.

nements continuels comme dans l'observation suivante :

OBS. XXXIII. — *Nervosisme chronique, suite de nervosisme aigu. — Marasme; fièvre lente. — Bourdonnements d'oreilles. — Spasme du pharynx. — Paralysie du voile du palais. — Retour des boissons par le nez. — Guérison.*

« Une fille d'environ 25 ans entre à l'hôpital de la Pitié, le 25 septembre 1814. Elle était tombée dans une sorte de marasme, à la suite d'un mal de gorge gangréneux; elle éprouvait une agitation continuelle, avec des spasmes de la plupart des muscles soumis à la volonté, un resserrement très-incommode dans la gorge, avec impossibilité d'exécuter la déglutition. Les liquides qu'elle essayait d'avaler sortaient par les narines, malgré les efforts comme convulsifs auxquels elle se livrait pour parvenir à les introduire dans l'œsophage. C'était sans doute un cas de paralysie diphtéritique, semblable à ceux qui ont été décrits récemment, et dont j'ai publié un exemple. Outre le resserrement spasmodique de la gorge, il y avait de la douleur, *des bourdonnements continuels dans les deux oreilles*, de la fièvre; l'arrière-bouche ne présentait rien de particulier, si ce n'est que la luette avait été antérieurement en partie détruite par une escarre gangréneuse, etc. Après avoir appliqué un vésicatoire à la partie antérieure du cou, on mit la malade à l'usage des antispasmodiques et des bains généraux; ces moyens eurent quelques succès, et on parvint, au bout de quinze jours, à faire passer des boissons médicamenteuses et des aliments liquides. Dès lors on put combattre le marasme et le dévoiement qui l'accompagnait; peu à peu, et en continuant l'usage des antispasmodiques et des bains associés aux mucilagineux et aux analeptiques, on parvint à guérir cette maladie dans l'espace de six semaines, et à faire disparaître l'amaigrissement qui avait, ainsi que le spasme, succédé à l'angine (1). »

Chez d'autres malades, ce sont des sifflements continus ou de courte durée, des tintements métalliques intermittents, des bruits de vent qui souffle, d'eau qui tombe ou de cloches qui sonnent, véritables hallucinations qui n'appartiennent pas plus à la folie que celles dont les autres organes des sens peuvent être le siége.

J'ai soigné une nervosique qui, entre autres choses avait *des bourdonnements très-prononcés, d'une manière intermittente et saccadée dans les deux oreilles*. L'accident cessa pendant plusieurs jours sous l'influence du valérianate d'ammoniaque solide, puis il revint pour disparaître sous l'influence du même remède, et il cessa enfin d'une manière définitive.

Un monsieur nervosique, que j'ai déjà cité comme n'ayant offert l'irrésistible déviation à droite dans la marche, avait également dans l'oreille gauche un tintement métallique intermittent des plus désagréables qui résista à tous les moyens que je lui opposai.

Chez quelques malades enfin, l'une ou l'autre des oreilles est le siége des battements profonds, incommodes, dus aux palpitations nerveuses des artères auriculaires, ou à la dilatation superficielle et apparente d'une de ces artères.

(1) *Dictionnaire des sciences médicales*, art. SPASME.

§ 6. Troubles de l'odorat.

L'*odorat* est très-susceptible chez les nervosiques. Outre la céphalalgie que provoque toute odeur en général, il y en a qui ont une action reflexe spéciale et qui amènent facilement les défaillances, les convulsions ou la syncope. J'ai connu une dame que le parfum de la violette faisait tomber en faiblesse. M. le professeur N. Guillot, m'a raconté l'observation d'un membre de l'Institut, qui éprouve le même effet par l'odeur de la graine de lin. Cullen (1) cite un fait analogue produit sur la femme d'un apothicaire par l'odeur de la poudre fraîche d'ipécacuanha, etc.

Non-seulement quelques nervosiques souffrent des odeurs qui réellement frappent leur odorat, mais encore il y en a qui souffrent des odeurs imaginaires que la sensibilité troublée peut faire naître. On en voit qui, par suite d'une hallucination de l'odorat, accusent comme fort désagréable l'odeur de soufre, d'hydrogène sulfuré, de rose, de papier brûlé, etc., alors qu'il n'y a aucune odeur de cette nature dans leur appartement.

§ 7. Troubles du toucher, anesthésie et hyperesthésie.

Le *toucher* n'est pas toujours troublé chez les

(1) *Éléments de médecine pratique*, trad. de l'anglais par Bosquillon. Paris, 1789.

nervosiques. Ses modifications se bornent généralement à l'anesthésie et à l'hypéresthésie de la peau. J'ai connu une jeune fille, dont le ventre était si douloureux qu'on ne pouvait y appliquer la main, et, que le poids seul des draps de lit faisait crier. Chez d'autres, c'est la tête ou n'importe quelle partie du corps qui devient ainsi douloureuse. Sandras rapporte qu'une dame lui a présenté ce phénomène au plus haut degré, tantôt le long du bras et de la jambe d'un côté du corps, et tantôt sur le visage et dans presque toutes les parties de la peau.

Au lieu d'être absolue, l'hyperesthésie peut n'être que relative et en rapport avec la nature de certains objets. Je connais nombre de personnes très-nerveuses qui, dans l'état normal ne peuvent toucher du velours ou de la soie sans éprouver un véritable malaise. Il en est de même dans l'état nerveux chronique, et alors cette mauvaise disposition se révèle à l'égard de la soie et du velours, mais encore d'une foule d'objets insignifiants, tels que du papier, de la gaze, certains métaux, etc.

L'*anesthésie*, au contraire, offre des degrés considérables depuis cet état de paralysie de la douleur avec persistance de la sensibilité tactile ou *analgésie* jusqu'à la paralysie complète du sentiment ou anesthésie proprement dite.

OBS. XXXIV, *du docteur Barras racontée par lui-même.*

« Les extrémités étaient tellement insensibles, qu'on

aurait pu, je crois, me couper un bras ou une jambe sans que je l'eusse senti. Cela est si vrai que je me brûlai profondément les pieds sans éprouver la moindre douleur; je ne me serais même point aperçu de cet accident, si on ne me l'eût fait connaître; le froid était le seul agent extérieur à l'action duquel je fusse encore sensible. Comme il me faisait un grand bien, surtout le froid sec, je le recherchais plutôt que je ne l'évitais (1). »

La première forme est infiniment plus commune que l'autre, et s'observe surtout chez les nervosiques qui ont une *aglobulie* ou une *hydroémie* très-prononcées; quant à ceux qui n'ont que de l'*anémie* c'est à dire une simple diminution de la masse totale du sang, sans altération évidente de ses éléments consécutifs, ils n'ont généralement pas d'anesthésie appréciable. Ce phénomène morbide est presque toujours partiel, limité à certains points de la peau de l'orifice des muqueuses, ou à une moitié du corps, et c'est un fait entièrement exceptionnel que de le rencontrer étendu à toute la surface du tégument externe.

§ 8. Troubles du goût.

Les altérations du *goût* dans le nervosisme chronique sont très-variables, quelquefois nulles ou bornées à l'empâtement et à l'inappétence, elles deviennent avec le temps plus nombreuses. Les malades n'ont de goût pour aucun des aliments ordi-

(1) *Sur les gastralgies*, 1839, t. I, p. 34.

naires. Tout leur répugne, principalement la viande. Ils préfèrent les légumes, les crudités, les acides et particulièrement le vinaigre, ou prendraient des choses qu'on ne mange pas habituellement, telles que de la craie, du plâtre, du charbon, du sel, de la terre, des grains de café, des matières stercorales de l'urine, etc., comme certaines chlorotiques. C'est en effet, dans l'état nerveux chronique accompagné d'aglobulie que s'observe le pica et le malacia, c'est-à-dire les perversions du goût dont je viens de parler.

§ 9. Troubles des voies digestives. Pyrosis. Soda. Nausées. Vomissements. Aigreurs. Acidité buccale. Constipation alternant avec la diarrhée. Amaigrissement squelettique.

Les atteintes du nervosisme chronique primitif ou secondaire sur les fonctions du système nerveux ganglionnaire qui préside à la nutrition, à la calorification, à la respiration, à la circulation, aux différentes sécrétions sont encore plus nombreuses que dans le nervosisme aigu. Elles sont surtout remarquables par leur intensité.

Dans les voies digestives, les aberrations et la perversion du goût dont j'ai parlé s'accompagnent souvent d'une inappétence presque absolue. La langue entièrement recouverte d'un enduit muqueux le matin se nettoie en partie dans la journée, mais reste sale à la base. Les malades n'ont aucune envie de manger, tout leur répugne, et ils rest nt volontiers sans prendre autre chose que des boissons et de petites quantités d'aliments pour lesquelles il faut souvent les contraindre. Ce qu'ils prennent leur semble lourd, digère mal, détermine des éructations, des aigreurs, du *pyrosis* et du *soda*, des nausées, des vomituritions ou des vomissements : quand ils peuvent manger, leur nourriture détermine des maladies, l'accélération du pouls, et ne profite pas au mouvement nutritif, car ils maigrissent d'une façon notable. Il est évident que les sécrétions de l'estomac sont modifiées, mais quelle est cette altération ? c'est difficile de le dire. Comme je l'ai déjà rapporté, M. Sandras affirme que le suc gastrique neutralisé par les mucosités alcalines venues dans la bouche, perd ses qualités acides et ne peut plus dissoudre les matières animales ; qu'il peut acquérir des propriétés virulentes capables, de propager le germe d'une altération analogue, double hypothèse que rien ne confirme dans l'état actuel de la science : ce qu'il y a de réel ici, c'est tantôt l'extrême acidité des sucs gastriques que les vomituritions amènent de l'arrière-bouche, acidité telle qu'elle infecte l'air (1) et qu'elle agace les dents, et qu'il faut recourir à la magnésie pour la saturer ; et tantôt au contraire c'est la diminution d'acidité du suc gas-

(1) Chomel, *Des dyspepsies*, p. 145.

trique. Alors la bouche est fade, les régurgitations du pharynx sont neutres, et les malades digèrent plus facilement quand ce qu'ils prennent est arrosé par un filet de jus de citron, de vinaigre ou mêlé à de la pepsine acide, substances qui font de l'estomac une digestion artificielle. A cet égard, les acides végétaux valent autant que la pepsine et réussissent très-bien dans les cas où l'on a vanté les succès de cette préparation nouvelle.

De violentes gastralgies accompagnent souvent l'état dyspeptique, et soit avant, soit après le repas, des pincements, des crampes, des tiraillements de la région épigastrique, avec retentissement interscapulaire établissent la participation de l'estomac aux souffrances du nervosisme chronique. Chez d'autres, ce sont des coliques aiguës, sèches, très-douloureuses, et généralement liées à un certain degré de pneumatose intestinale.

La plupart des faits de gastralgie intense réunie à d'autres phénomènes nerveux, publiés par les auteurs et surtout par M. Barras, ne sont certainement pas autre chose que des exemples incompris de nervosisme chronique. Ici, ce sont des aigreurs, des vomiturітions continuelles d'eaux acides ; là, des éructations inodores ou nidoreuses ; ailleurs, de la tympanite ; chez d'autres enfin des vomissements continuels qui ne permettent pas à l'estomac de garder ce qu'il prend.

Une jeune fille, la nièce d'une religieuse de l'hôpital Sainte-Eugénie, m'a présenté ce phénomène qui durait déjà depuis plusieurs mois. On l'avait amenée à Paris pour me la faire voir, et malgré son amaigrissement et sa faiblesse qui donnaient de vraies inquiétudes, elle guérit au bout de quelques semaines.

Pareil phénomène s'observe dans certains cas de nervosisme chez des femmes grosses; et sans reproduire tous les exemples de vomissements incoercibles et mortels, observés en cette circonstance par Guersant (1), par Dance (2) et par MM. P. Dubois, Depaul, Cazeaux, etc., j'en rapporterai un très-curieux où l'on voit les vomissements réunis à un grand nombre de troubles nerveux fort graves; on le doit à M. Hamon (de Fresnay).

Obs. XXXV. — *Nervosisme chronique de grossesse. — Paralysie incomplète; amyosthénie, anesthésie, diplopie, vertiges, nausées, vomissements. — Constipation. — Boulimie, ptyalisme, marasme, mort.*

« La femme G... est âgée de vingt ans. Son intelligence est naturellement peu développée, tempérament lymphatico-sanguin. On la disait enceinte de cinq à six mois quand le 23 mars dernier, je fus appelé pour la première fois auprès d'elle.

« L'origine de ses souffrances remonte au deuxième mois de sa grossesse. Éprouvant des symptômes attribués,

(1) *Dictionnaire des sciences médicales*, art. Gastrite.

(2) *Répertoire d'anatomie et de physiologie.*

comme il est d'usage, à la pléthore sanguine, cette jeune femme s'était fait saigner quelques jours avant ma visite; or, cette saignée, loin de la soulager, n'avait fait qu'aggraver sa position. Voici l'état dans lequel je la trouvai :

« La malade a une belle carnation. Elle semble complétement indifférente à ce qui l'entoure ; elle ne répond aux questions qui lui sont adressées que par monosyllabes et avec assez peu de précision et de lucidité. Elle peut à peine porter la main droite à la tête; il lui est impossible de serrer aucun objet avec cette même main. L'avant-bras et la main droite sont anesthésiés; il en est de même du pied du même côté. La jambe droite traîne à terre, ce qui rend presque impossible la déambulation, déjà rendue difficile par suite de la faiblesse des membres inférieurs. Les objets que l'on présente aux yeux de la malade lui semblent plus nombreux qu'ils ne sont en réalité. Regarde-t-elle avec un seul œil, toute aberration optique disparaît. L'éclat de la lumière ne blesse point sa vue. L'appétit est plutôt augmenté que diminué : la constipation est marquée. A part quelques nausées et des vertiges fréquents, la jeune femme n'accuse aucune souffrance. L'exploration des divers organes ne révèle l'existence d'aucune affection organique. Le cœur est un peu volumineux. D'après le résultat si peu satisfaisant de la saignée, je n'hésitai pas à considérer un tel état comme étant de nature purement nerveuse. Je prescrivis en conséquence des préparations martiales, un régime tonique, etc.

« Le 10 avril, je fus de nouveau appelé auprès de la malade. Elle n'avait en rien suivi son traitement. Les premiers médicaments qu'elle avait tenté d'ingérer avaient été rejetés par les vomissements, qui d'ailleurs se reproduisaient presque journellement depuis le deuxième mois de sa grossesse. Les troubles amaurotiques avaient cependant complétement disparu. Le pied droit avait recouvré toute sa sensibilité. Pour ce qui est du membre thoracique correspondant, les troubles du mouvement et de la sensibilité étaient à peu près les mêmes. La malade n'était pas allée à la garde-robe depuis quinze jours. J'insistai sur le même mode de traitement et je prescrivis en outre l'usage de la magnésie calcinée, des lavements émollients et laxatifs, etc.

« Le 3 mai, je me rendis de nouveau auprès de la malade, accompagné cette fois d'un honorable confrère ; aucune de mes prescriptions n'avait été exécutée. L'état général de la femme G... était à peu près le même ; il s'était toutefois déclaré un ptyalisme abondant et une véritable boulimie.

« De prodigieuses quantités d'aliments étaient parfois digérées sans encombre ; d'autres fois, cette énorme accumulation de substances alimentaires, les plus indigestes, les plus hétéroclites, occasionnait des vomissements qui n'avaient pas plutôt débarrassé l'estomac de la malade qu'elle s'empressait de se livrer de nouveau à ses penchants gastronomiques. La constipation était toujours aussi marquée. D'ailleurs le facies de la malade n'était pas plus altéré que le jour de ma première visite ; la peau était bonne, le pouls très-calme, très-rassurant.

« Le 3 juin, j'étais appelé en toute hâte auprès de cette pauvre jeune femme. A mon arrivée, elle avait cessé de vivre. Je ne pus qu'extraire de son sein inanimé un fœtus de sept ou huit mois, dont le cœur battait encore, bien que sa mère eût rendu le dernier soupir depuis deux heures et un quart.

« La veille même de sa mort, la malade avait été naturellement et très-abondamment à la garde-robe, acte à la suite duquel elle s'était sentie infiniment soulagée ; aussi les parents étaient-ils plus portés que jamais à espérer.

« Aucun d'eux, assurément, ne croyait avoir lieu de soupçonner une terminaison si prochainement funeste. »

La plupart de ces malades, sinon tous, ont une *constipation opiniâtre*. Chez quelques-uns cet état alterne avec de la diarrhée, et, si l'on n'y prend garde, il détermine une diarrhée continue, par l'irritation prolongée de l'intestin en contact avec des matières fécales endurcies. L'examen de ces matières montre qu'elles sont dures, petites, ovillées, noirâtres et recouvertes de mucus ou de pellicules blanchâtres, gélatineuses, formées de matière amorphe, de granulations moléculaires, et de globules pyoïdes nombreux. C'est un fait que j'ai vu chez une dame profondément nervosique et que l'on observe d'ailleurs dans une foule d'autres circonstances analogues.

Dans ces cas, l'état de l'intestin réagit sur la disposition générale qui s'aggrave, et chaque crise de diarrhée est l'occasion de nouveaux malaises, d'une augmentation de la faiblesse générale et d'un accès de fièvre plus ou moins bien caractérisé.

De pareils troubles lorsqu'ils se prolongent ne peuvent pas exister sans avoir une influence très-fâcheuse sur la nutrition et l'embonpoint ; tant que la maladie reste à un degré d'intensité ordinaire, l'amaigrissement fait peu de progrès et le teint reste à peu de chose près aussi clair que dans l'état de santé.

Je connais plusieurs dames affectées de nervosisme chronique qui ne paraissent pas malades et qu'on offense beaucoup en leur disant qu'elles ont belle apparence, alors qu'elles souffrent de douleurs intérieures très-vives. Au contraire, quand la maladie déjà ancienne fait des progrès, détermine le marasme, la fraîcheur du visage et l'embonpoint disparaissent, pour faire place à un teint jaunâtre, terreux, livide et à *un amaigrissement squelettique* incroyable; la maladie est alors bien caractérisée par le nom de marasme nerveux.

§ 10. Troubles de l'appareil respiratoire. Douleurs intercostales. Aphonie. Toux nerveuse. Phthisie.

La *respiration* peut n'être point troublée d'une manière apparente dans l'état nerveux chronique. Sauf un peu d'étouffement après les repas, les mouvements respiratoires s'accomplissent facilement et sans douleur; chez quelques personnes il y a une sensation toute particulière du besoin de respirer; il leur faut le grand air, elles n'en ont jamais assez et elles se plaignent d'étouffer partout où elles se trouvent: avec cela cependant, il n'y a point d'anhélation appréciable et les bruits respiratoires normaux ne sont nullement modifiés.

Quelques douleurs se montrent passagèrement dans les parois de la poitrine, tantôt entre les omoplates et tantôt dans un espace intercostal, à la partie moyenne ou antérieure. Ce sont des points névralgiques, quelquefois très-douloureux et très-persistants, occasionnés par une névralgie intercostale. Je connais un monsieur dont j'ai cité l'observation et qui dans le cours d'un nervosisme chronique m'a déjà présenté bien des fois ce phénomène morbide à un très-haut degré d'intensité. Il en a été de même chez deux dames que j'ai soignées, l'une ayant été complétement guérie et l'autre étant restée dans le même état de souffrance nerveuse générale.

L'*aphonie* s'observe quelquefois chez les nervosiques, mais cela est rare. En voici un exemple observé par le docteur Pidoux, dans l'hôpital Lariboisière, sur une jeune fille ayant offert tous les symptômes les plus complets d'un nervosisme parfaitement caractérisé. — Cette observation, dans laquelle on ne retrouve rien de ce qui caractérise habituellement l'hystérie ou l'hypocondrie, a cependant été publiée sous le titre de *Névrose hystérique des plus complexes*. C'est ce qui arrive à tous ceux qui appellent hystérie les désordres du système nerveux de la femme. Elle a cela de curieux et de rare en même temps, qu'elle montre les désordres du nervosisme disparaissant en partie sous l'influence d'une fièvre typhoïde, ainsi que cela s'observe souvent dans la plupart des névroses sous l'influence du développement des maladies aiguës. L'aphorisme *febris spasmos solvit* ne sera jamais mieux appliqué que dans cette circonstance.

OBS. XXXVI.— *Nervosisme chronique. — Chlorose, dyspepsie, céphalalgie, palpitations, vomissements, œsophagisme. — Aphonie, anesthésie et hyperesthésie; paralysies partielles successives. — Fièvre typhoïde intercurrente. — Disparition de l'anesthésie et de la paralysie. — Guérison de la fièvre typhoïde et retour des accidents nerveux.*

« Eugénie D...., entre à l'hôpital Lariboisière, salle Sainte-Élisabeth, n. 5, pour s'y faire traiter d'une bronchite aiguë datant de quelques jours. Cette jeune fille, âgée de dix-neuf ans, d'une constitution faible, a été menstruée pour la première fois à l'âge de seize ans. Depuis, ses règles ont paru régulièrement; mais elles sont douloureuses, peu abondantes. Elle a eu dans son enfance des convulsions: elle est chlorotique, et depuis longtemps sujette à de la dyspepsie, à de la céphalalgie, à des points névralgiques vagues, des palpitations, etc.

« Le 12 décembre 1856, sans cause appréciable, elle fut prise de fièvre, de vomissements, de céphalalgie et de toux, et le 22, elle entrait dans le service de M. Pidoux, où l'on constata à l'auscultation des râles sibilants et muqueux dans toute l'étendue de la poitrine. La fièvre et la toux continuèrent jusqu'au 15 janvier. Le 20, l'état général s'était amendé, les râles avaient disparu, et il ne restait plus, du côté des voies respiratoires, qu'un sifflement laryngé assez fort, qui s'accroissait sous l'influence de la moindre émotion. L'auscultation du larynx ne faisait percevoir d'ailleurs que le murmure respiratoire laryngien, mais plus intense qu'à l'état normal.

« Ni le sulfate de quinine, ni l'opium, ni la belladone, ni l'*assa fœtida*, ni le musc, ne parvinrent à modifier ce spasme, qui, au bout de quelques jours, se compliqua de difficulté de la déglutition. Cette sorte d'œsophagisme augmenta au point qu'il devint bientôt impossible de faire passer ni solides ni liquides.

« Les antispasmodiques de toute nature et sous toutes les formes furent vainement employés. Les inspirations de chloroforme eurent seules quelques succès ; encore l'amélioration ainsi obtenue n'était-elle que momentanée.

« Cet état allant en empirant, le 30 janvier la malade ne parlait plus, sa voix était complétement supprimée, et elle ne pouvait, quelque effort qu'elle fît, réussir à former un son. La déglutition était également empêchée, et l'on était obligé de recourir à la sonde œsophagienne pour introduire dans l'estomac les médicaments (opium et fer) et les aliments (vin, bouillons, potages).

« A ces symptômes vinrent s'ajouter d'autres désordres des appareils nerveux de la vie de relation. La sensibilité fut atteinte ; les membres, la face, le cou et le tronc étaient complétement insensibles aux piqûres d'épingle. Les muqueuses du nez, des yeux, de la bouche, étaient également frappés d'anesthésie, pendant qu'au contraire la muqueuse du vagin et le col de l'utérus (explorés à travers le rectum) étaient le siége d'une vive hyperesthésie. Enfin, quelques-uns des sens spéciaux, l'odorat, le goût, cessèrent de sentir l'action de leurs excitants habituels. La vue et l'ouïe restèrent à peu près intactes ; mais il y eut des otalgies d'une violence excessive, qui privèrent la malade de sommeil pendant un grand nombre de nuits.

« Dans le mois de février 1857, la paralysie envahit les muscles soumis à la volonté. La jambe gauche d'abord, la droite ensuite, furent complétement paralysées. La paralysie fut précédée, à gauche surtout, d'un phénomène remarquable : tandis que la peau était complétement insensible aux excitations extérieures, telles que le contact des doigts, le pincement, les piqûres d'épingle, il n'en était pas de même des tissus placés plus profondément. Lorsqu'on pressait les masses musculaires, même modérément, on arrachait des cris à la malade. Dans le courant de ce même mois, la paralysie gagna le bras gauche, puis le bras droit, toujours précédée dans sa manifestation et s'accompagnant de douleurs profondes. Enfin, la malade accusait des douleurs dans les dents, dans toute la tête.

« Les choses continuèrent ainsi pendant les mois de février et mars; vers le milieu d'avril, M. Pidoux, après avoir essayé sans résultat la strychnine et l'électricité, eut recours à l'hydrothérapie; mais elle n'eut pas plus d'action que les autres moyens.

« Sauf quelques intermittences dans la paralysie du larynx et du pharynx, l'état de la malade resta à peu près le même jusqu'au mois de juillet. A cette époque, il survint de la courbature et quelques phénomènes fébriles qui furent bientôt suivis de l'explosion d'une fièvre typhoïde bien caractérisée. Et, chose remarquable, dès ce moment la malade recouvra la sensibilité générale, la sensibilité spéciale et l'usage de ses membres depuis si longtemps condamnés à l'immobilité. Dans le délire, elle se levait, marchait, et ne paraissait plus ressentir aucune des douleurs qu'elle éprouvait auparavant.

« La maladie aiguë intercurrente suivit sa marche ordinaire, sans présenter aucun phénomène digne de remarque. Le 15 août, après un mois environ de durée, la maladie entra dans sa phase de convalescence. Dès lors une sorte de lutte sembla s'établir entre les symptômes typhiques qui allaient en s'effaçant et les phénomènes nerveux chroniques un moment étouffés par la maladie intercurrente. Des maux de tête, des points névralgiques semblaient alterner avec quelques mouvements fébriles et des retours de diarrhée. Le 5 septembre, l'affection primitive reprenait décidément le dessus. La fièvre et la diarrhée avaient complétement cessé. Mais à chaque visite on constatait le retour d'un nouveau phénomène nerveux, et l'on vit ainsi reparaître successivement les douleurs de tête, l'épigastralgie, la dysphagie, l'aphonie, l'anesthésie cutanée, la sensibilité profonde des muscles, la paralysie du mouvement, et enfin l'impossibilité d'avaler solides et liquides.

« Une circonstance digne de remarque, c'est que, malgré l'obstacle que la difficulté de la déglutition semblait devoir apporter à une réparation suffisante après une affection aiguë aussi grave que la fièvre typhoïde, la coloration et un certain degré d'embonpoint et de fraîcheur avaient reparu et semblaient progresser à mesure de la réapparition de tous les symptômes nerveux.

« Depuis lors, l'état de la malade est resté à peu près le même, à quelques variations près dans l'intensité et l'existence de quelques phénomènes névrosiques. Il s'y est joint, en outre, de l'atrophie musculaire dans les membres inférieurs.

« *Réflexions.* — On voit dans cette observation une jeune fille lymphatique, faible de constitution, chlorotique, sujette aux névralgies vagues, aux céphalalgies nerveuses, et extrêmement impressionnable aux émotions même les plus légères, déterminant chez elle des battements de cœur tumultueux, l'*aura* sous forme de boule s'élevant de la région épigastrique, et des pertes de connaissance, mais jamais des crises convulsives. Une bronchite fébrile survient, et au moment où elle cesse un nouveau symptôme se manifeste, qui prend pour siége un point même des voies respiratoires à peine dégagées, et qui devient comme le point de départ d'une nouvelle série d'accidents et de phénomènes nerveux de plus en plus graves.

« En considérant le trait le plus saillant de cette maladie, la paralysie, on a dû se demander si elle n'était pas la traduction d'une lésion matérielle des centres nerveux. Mais les circonstances commémoratives ne permettaient pas de doute à cet égard; elles donnaient lieu de croire, au contraire, que ces phénomènes étaient de nature purement nerveuse, que l'on avait affaire à une paralysie hystérique.

« En second lieu, quelle a pu être la part de la bronchite dans la production du spasme du larynx bientôt dégénéré en aphonie, et qui a ouvert la scène à une nouvelle phase de la maladie, à l'invasion d'un nouveau groupe de symptômes névrosiques.

« Considérant, d'une part, le point de l'économie où ce spasme est venu se manifester, et, d'un autre côté, tenant compte du trait prédominant de la constitution de la jeune fille, de la disposition névropathique dont son organisme est si profondément empreint, on s'explique assez naturellement l'influence du catarrhe sur l'apparition des troubles fonctionnels laryngiens. C'est un de ces exemples de l'action provocatrice qu'une maladie aiguë peut exercer sur le développement d'une maladie chronique qui vient s'y associer. L'extension de cet état névropathique primitivement localisé en ce point, sa généralisation à presque toute l'économie, n'est pas plus difficile à comprendre dans les conditions de tempérament et de constitution que l'on connaît.

« Mais voici une circonstance des plus remarquables de cette observation, qui va fournir un nouveau témoignage irrécusable, s'il en était besoin encore, en faveur de la nature névrosique de tout cet ensemble de phénomènes morbides. Une fièvre typhoïde survient pendant que la malade est en proie à tous ces troubles nerveux. Dans le délire, la malade, jusqu'alors paralysée, se lève, marche et ne paraît plus ressentir aucune des douleurs névralgiques qui la faisaient tant souffrir quelques jours avant. Puis, quand la guérison de la fièvre arrive, elle fait place de nouveau au retour de tous les mêmes phénomènes qu'elle avait suspendus. »

Si rare que soit la toux chez les nervosiques, elle existe néanmoins chez quelques-uns d'entre eux et elle dépend de deux causes distinctes qu'il faut savoir déterminer. Ou bien c'est un trouble nerveux du larynx, un chatouillement de la muqueuse glottique qui détermine les brusques mouvements d'expiration de la *toux nerveuse,* ou bien, au contraire, c'est le symptôme d'une phlegmasie gutturale, laryngée, bronchique ou d'une tuberculisation pulmonaire commençante, complication possible du nervosisme chronique. Il ne sera question ici que de la toux nerveuse. J'en ai observé plusieurs exemples, un dans l'état nerveux aigu et trois dans l'état nerveux chronique. L'un de ces derniers est fort remarquable, car il s'est reproduit plusieurs fois en quelques années. Nuit et jour dans l'état de veille, la malade était tourmentée par une toux sèche, petite, incessante, des plus pénibles et qu'on faisait cesser complétement en quelques heures par une application endermique de morphine sur les côtés du larynx. Il m'a fallu réussir quatre fois de cette façon pour démontrer que cette toux n'était pas en rapport avec une tuberculisation pulmonaire ainsi qu'on le croyait dans la famille d'après les affirmations d'un autre médecin.

Des faits de même genre ont été signalés par un assez grand nombre d'observateurs ; ils sont désignés sous les noms de *toux hypocondriaque* (1), *toux convulsive, toux hystérique,* bien qu'ils se ren-

(1) Fr. Hoffman, t. II, sect. II, cap. III, p. 112.

contrent indifféremment chez l'homme et chez la femme, au milieu de circonstances fort différentes. En voici un exemple assez curieux dont Pomme est lui-même le sujet et qui montre la fâcheuse influence des saignées sur la production des troubles essentiels du système nerveux.

OBS. XXXVII. — *Nervosisme chronique; toux nerveuse.*

« Dans le mois d'octobre de l'année 1758 et après avoir essuyé les plus rudes fatigues, je fus moi-même attaqué d'une toux convulsive qui me mit plusieurs jours hors d'état de vaquer à mes affaires. Deux saignées que l'on me fit et toutes les tisanes pectorales dont je m'abreuvais continuellement n'ayant rien opéré dans l'espace de trois semaines, je me crus hors d'espoir et près de cracher mes poumons, quoique ma toux fût toujours sèche et sans expectoration.

« Les idées noires s'emparèrent alors de mon esprit; l'insomnie amena le dégoût, je maigris à vue d'œil et je fus hypocondriaque sans le savoir. Je devenais insupportable à moi-même, malgré les avis et les leçons que ne cessaient de me faire les personnes qui désiraient ardemment de me voir rétablir. Les vents, les tensions aux hypocondres et l'abondance de mes urines se joignirent ensuite aux premiers symptômes de mon mal, et me firent apercevoir que j'étais devenu tel qu'on me caractérisait.

« Pour remédier avec efficacité au mal dont je me voyais affecté, je changeai promptement mon régime pour recourir à l'eau. J'en bus abondamment, j'ose dire avec fureur; je pris des lavements, et je fus soulagé. Enhardi par l'effet d'un remède dans lequel, depuis longtemps, j'ai mis ma confiance, je pris l'essor pour travailler sérieusement à guérir mon cerveau, qui souffrait plus encore que le reste de mon corps. Le séjour de la campagne commençait à me devenir insipide; c'est pourquoi je préférai le voyage à tout autre plaisir; je pris la poste et je parcourus en peu de jours les principales villes de la province, accompagné d'un de mes amis avec lequel je m'arrêtai à Marseille, d'où j'arrivai guéri de ma toux par l'effet de la voiture et par la seule boisson d'eau froide, dont je ne cessai jamais de boire tout le long du chemin (1). »

C'est là un de ces cas dont quelques personnes font systématiquement de l'hystérie ou de l'hypocondrie, sans qu'il soit possible de le démontrer autrement que par une simple assertion. M. Briquet a commis plusieurs fois cette erreur dans son *Traité de l'hystérie*.

Toutefois, quand le nervosisme chronique arrive à un tel degré que tout exercice devient impossible et qu'avec le repos au lit, il y a dyspepsie complète, fièvre lente, et marasme considérable, la toux peut être le signe d'une complication tuberculeuse vers les poumons. Cette terminaison, beaucoup plus fréquente que dans le nervosisme aigu, s'observe chez quelques convalescents qui restent plusieurs mois avant de se rétablir; chez les femmes qui s'épuisent et sont affectées de nervosisme à la suite d'un allaitement trop prolongé; enfin chez les personnes dont le nervosisme s'aggrave de jour en jour sans aucun instant de rémission. Elle se montre

(1) POMME, t. I, p. 230.

surtout chez celles dont la constitution est faible, lymphatique, ou qui sont nées de parents scrofuleux et tuberculeux. Dans ces cas, la débilité produite par le nervosisme chronique agit comme une simple cause occasionnelle qui n'eût pas eu d'effet sur un sujet non prédisposé placé dans des conditions semblables. Nier ces faits ce serait contester l'influence de l'alimentation insuffisante, du manque d'exercice et de l'inanition sur le développement de la phthisie tuberculeuse pulmonaire.

11. Troubles de la circulation. État du pouls. Fièvre nerveuse. Palpitations cardiaques et artérielles. Bruits anormaux du cœur et des veines.

Les troubles *de la circulation* sont complétement différents dans le nervosisme chronique de ceux qu'on observe dans l'état aigu. Là, on se le rappelle, la fièvre était un phénomène constant et continu ; ici, au contraire, beaucoup de malades n'ont pas de fièvre et restent ainsi tant que le nervosisme n'augmente pas. Quelques-uns ont le cœur très-excitable et le pouls très-mobile ; ils ne peuvent faire d'exercice ou d'efforts, ni rester au milieu d'un grand nombre de personnes dans une salle très-échauffée, sans avoir une accélération très-notable du pouls, qui disparaît en quelques minutes ou en quelques heures par le repos ou par le séjour au grand air. Leur pouls s'élève alors de 72, 80 (chiffre normal), à 88, 100 et même 120 pulsations par minute. La grande fatigue, les préoccupations intellectuelles ou commerciales produisent le même effet, et il en est de même des repas trop copieux. Ce qu'il faut à ces malades, c'est la suspension de leur travail, l'éloignement momentané des affaires et une nourriture sobre, peu abondante, soumise aux règles d'une sage hygiène.

Il y en a enfin qui sont dans un état grave et qui ont la fièvre d'une manière continue. Pâles et le teint jaune; amaigris, courbaturés, sans force, sans appétit, tantôt debout, tantôt couchés, ils éprouvent de fréquents besoins de boire; leur peau est chaude, la température profonde s'élève à 37 ou 38° centigrades et le pouls petit ou large, inégal, mou et dépressible s'élève à 88, 100 et 120 pulsations par minute. Sa fréquence est très-variable et augmente après les repas, les mouvements et les impressions morales. Elle diminue sans qu'on sache pourquoi et il y a de temps à autre des paroxysmes très-intenses, périodiques ou irréguliers, dont on ignore également la cause. C'est en vain que chez quelques malades atteints de nervosisme chronique primitif, on cherche dans les tissus et dans les organes l'altération matérielle explicative de cette fièvre, car s'il existe une lésion de ce genre, elle est inappréciable. Au prix d'une affirmation mensongère, on peut soutenir qu'elle existe, mais il est impossible de démontrer autrement sa présence. Il s'agit dans ce cas d'une *fièvre essentielle* déterminée par les troubles de l'état dynamique, *fièvre nerveuse chronique*, contestée, il y a quelques années, par la plupart des médecins et dont on commence à reconnaître la légitimité. Qui songe à nier la fièvre passagère déterminée par la violence des passions? Qui n'en a ressenti les atteintes dans le feu de l'admiration et de l'enthousiasme pour ce qui est vraiment noble et beau, dans les ardeurs de la pensée en travail, dans les entraînements du jeu, de l'amour et de l'ambition poussés à leurs extrêmes limites? C'est là un véritable état de fièvre? Dans l'éclat des yeux et dans la rougeur du visage; dans la sécheresse de la bouche et dans la chaleur de la peau; dans la soif et l'extrême fréquence du pouls qui pourra méconnaître un accès fébrile, fugitif ou permanent comme la passion, accès fébrile qui va tomber avec le repos du cœur et de l'esprit? Cependant nulle lésion matérielle appréciable ne peut rendre compte de ce trouble fonctionnel, et personne ne voudrait affirmer sa présence. S'il n'y a pas de lésion, la fièvre peut donc se manifester comme trouble nerveux primitif essentiel, et c'est là ce que je voulais établir. De la fièvre nerveuse aiguë et passagère à la fièvre nerveuse chronique il n'y a qu'un pas : l'observation le démontre, et si l'on admet la première, il est impossible de ne pas admettre également la seconde. Une fois la question de principe résolue, et l'existence de la fièvre nerveuse aiguë essentielle formellement démontrée, il n'y a plus à discuter sur la fièvre nerveuse chronique; c'est une simple affaire d'observation; or, la clinique a prononcé et les exemples sont assez nombreux pour appuyer les résultats de l'analogie et trancher la question d'une manière définitive.

M. Briquet, qui a observé comme moi ces faits, les considère comme pouvant servir de base à ce qu'il appelle *fièvre hystérique* d'après *Baillou*, *Rivière*, *Morgagni*, *Tissot*, *Hoffmann*, etc. (1). Le rapprochement n'est pas fondé, car cet état nerveux de la circulation cardiaque et capillaire s'observe à chaque instant sous l'influence des émotions morales et de la contention d'esprit, aussi bien que dans les névroses, et il ne mérite point le titre un peu systématique de *fièvre hystérique*, que l'honorable M. Briquet a cru devoir lui donner.

Des *palpitations cardiaques et artérielles* s'observent assez souvent dans le nervosisme chronique, surtout à une période peu avancée de la diathèse et sans qu'il y ait d'état fébrile continu. Alors on voit spontanément, ou sous l'influence des émotions et de l'exercice les contractions du cœur acquérir une grande violence et déterminer des angoisses plus ou

(1) *Traité clinique et thérapeutique de l'Hystérie*, p. 292.

moins vives. Elles sont quelquefois accompagnées de douleurs aiguës ou d'élancements à la région précordiale. Chez la plupart des malades elles sont limitées au cœur, mais chez d'autres elles ont pour siége les grosses artères. Il n'est pas rare de rencontrer des battements nerveux de l'aorte ventrale ou des artères de la tête, ce qui constitue de véritables palpitations artérielles. En voici un exemple recueilli par M. Gillebert d'Hercourt chez une dame qui avait en outre de la dyspepsie, de l'entéralgie, du tremblement musculaire et un marasme considérable.

Obs. xxxviii. — *Nervosisme chronique, suite d'impressions morales. — Dyspepsie, entéralgie; palpitations aortiques et cardiaques; tremblement musculaire; tristesse, marasme. — Hydrothérapie. — Guérison* (1).

« Madame X, 32 ans, brune, tempérament sanguin, mariée depuis 12 ans, n'ayant jamais eu d'enfants, réglée depuis l'âge de 15 ans; époques menstruelles régulières jusqu'à 25 ans. Alors, sans cause connue de la malade, apparition de coliques autour du nombril, soit avant, soit après les repas, soit pendant, soit après les règles. Peu de temps après, fièvre typhoïde grave, qui a duré du 10 juillet au 4 septembre, mais à la suite de laquelle les coliques ont disparu; toutefois les règles deviennent de plus en plus faibles. Néanmoins la santé de madame X n'était pas mauvaise. J'ajoute que madame X vivait dans une très-honorable aisance; que son mari, quoique jeune encore, avait cédé une charge; qu'elle avait un intérieur des plus

(1) Gillebert d'Hercourt, Extrait du Mémoire lu à l'Académie de médecine.

agréables, et qu'aucun chagrin, jusqu'ici, n'était venu la frapper.

« Au commencement de février 1848, cette dame ayant ses règles et recevant des amis de son mari, crut ressentir pour une des personnes présentes un sentiment qui lui parut coupable. Sincèrement attachée à ses devoirs, qu'elle avait d'ailleurs jusque-là remplis avec affection, elle craignit d'y manquer, et, pour se mettre en garde contre une faiblesse, elle résolut de ne recevoir personne. Cette résolution la conduisit naturellement à fuir le monde. Elle cessa d'aimer la toilette, et ne fit plus que de très-rares promenades en compagnie de son mari, et qui ne pouvait s'expliquer la cause du changement opéré chez sa femme.

« Bientôt la pauvre dame ne quitta plus ses appartements; sa porte fut fermée à ses connaissances les plus intimes, et enfin elle garda le lit presque constamment. Un découragement profond, une indicible tristesse s'emparèrent d'elle; elle n'eut plus qu'une indifférence extrême pour ce qui, autrefois, l'intéressait vivement. Survinrent ensuite l'inappétence, les envies de vomir, les digestions laborieuses, des souffrances indéfinissables dans le ventre, des battements à la région épigastrique, de l'amaigrissement et une céphalalgie constante. Les règles revenaient à peu près aux époques ordinaires, mais elles étaient de plus en plus faibles; le sang en était très-coloré. La face était habituellement très-rouge, le pouls plein et fréquent.

« La malade gardant le secret le plus absolu sur la cause de ses souffrances, et refusant ou n'exécutant qu'imparfaitement les remèdes qui lui étaient prescrits, il ne fut pas possible de calmer ses maux qui, de concert avec la tristesse, augmentèrent jusqu'à la mi-mai, époque à laquelle madame X.... me fut amenée par sa mère.

« Il est difficile de donner une idée du profond découragement dans lequel la malade était plongée. Il était naturellement entretenu par la pensée qu'elle était arrivée à un état incurable; aussi ne fut-ce que par obéissance et par affection pour sa mère qu'elle consentit à venir chez moi ; mais elle annonçait d'avance qu'elle ne pourrait y rester et que rien ne la guérirait. Habituellement taciturne, elle ne se décida que difficilement à donner quelques renseignements sur ses souffrances; alors elle disait invariablement en montrant son ventre : Il y a quelque chose de décroché là; cela ne pourrait être remis en place que si on m'ouvrait le ventre ; une semblable opération est impossible, ou elle serait mortelle ; donc je dois mourir. Dans quelques moments où elle paraissait moins concentrée, et lorsque déjà elle était disposée à plus de confiance par les soins dont elle était entourée, elle me disait : Docteur, j'ai perdu mon équilibre ! rendez-moi mon équilibre !

« Son impressionnabilité et sa défiance d'elle-même étaient extrêmes. La rencontre d'une personne étrangère lui causait un tremblement général, et l'émotion, augmentant la coloration déjà très-vive de son visage, lui donnait une teinte pourprée très-foncée. Elle n'avait pas de sommeil, et elle aurait refusé volontiers la nourriture.

« L'élément sanguin jouant un grand rôle dans les troubles de l'impressionnabilité et de l'innervation qu'on remarquait chez cette malade, la médication tonique me parut contre-indiquée, au moins au début; il fallait procéder par le traitement sédatif. C'est pourquoi on n'employa dans le principe, pour les différents exercices hydriatiques, que de l'eau à une température de + 25° cent.; en conséquence, et jusqu'à ce que les phénomènes d'impressionnabilité et d'innervation fussent sensiblement modérés et ramenés à un degré plus normal, on ne fit que des enveloppements humides, suivis de frictions dans un petit bain à la température indiquée ci-dessus. Plus tard, on y ajouta quelques bains de siége réactionnaires (+ 11° cent.; durée, 15 minutes); enfin les douches de poussière horizontale et les immersions. Ces dernières n'ont été mises en usage que dans les derniers jours du traitement et pour satisfaire au désir de madame X, qui ne voulait pas s'en aller sans avoir pris des bains froids.

« Teinture abdominale; lavements frais; lait le matin; régime varié; beaucoup d'exercice manuel, en particulier celui de la scie.

« La direction morale devait être un des éléments essentiels du traitement de cette maladie; aussi j'y employai tout mon zèle. Je vis bientôt mes soins récompensés par la confiance de madame X... Éclairé sur la cause de son état moral, il me fut plus possible de combattre celle-ci, de ranimer l'espérance de la malade et de lui rendre la confiance en elle-même.

« A ce propos, je rappellerai qu'en fait d'influences morales, les causes les plus légères pouvant produire de grands effets, rien ne doit être négligé; que chaque parole doit être scrupuleusement pesée avant d'être prononcée. Un jour, à la suite d'une longue conversation que j'avais eue avec madame X..., et répondant à ses dernières objections, je lui dis, sans attacher cependant une trop trop grande importance à ce propos : « *Je vous affirme, madame, que, quand vous sortirez d'ici, vous serez forte et ferme.* » Ces simples paroles, prononcées avec l'accent de la conviction, produisirent sans doute une grande impression sur l'esprit de madame X..., car depuis elle me les rappela souvent, comme pour s'assurer si ma conviction était sincère et que rien ne l'avait fait changer. Je compris la puissance du levier que j'avais rencontré, et j'en tirai parti. Dès lors madame X..., qui n'avait accepté mon traitement, disait-elle, que par condescendance pour sa famille et pour ne pas me désobliger, exécuta sans répugnance toutes les prescriptions qui lui furent faites, et elle commença à croire à la possibilité de sa guérison. Elle prit en même temps plus de soin de sa personne; sa tristesse se dissipa insensiblement, au point qu'après un mois de traitement elle était remplacée par une bonne et franche gaieté. Les troubles de l'impressionnabilité et de l'innervation étaient alors complétement disparus; les digestions étaient bonnes, il n'y avait plus de constipation; le sommeil était calme. Madame X.... n'avait plus qu'une crainte, c'était que cette guérison inespérée ne fût pas de longue durée. Dans l'espoir de la consolider, elle voulut continuer encore un mois un traitement qui lui avait été si profitable.

« J'ai revu plusieurs fois depuis cette intéressante dame, je me suis assuré que sa santé et son moral étaient toujours dans d'excellentes conditions.

Chez quelques malades il se produit des *syncopes*, ainsi qu'on en pourra juger par l'observation suivante, recueillie dans ma pratique, et par un autre fait extrêmement curieux emprunté à M. Gillebert d'Hercourt.

Obs. XXXIX. — *Nervosisme chronique syncopal; hallucinations variées.*

« Une dame L....., cinq ans après la ménopause, et sous l'influence de revers de fortune considérables, était tombée dans un état de maigreur squelettique. Elle mangeait comme de coutume, et avec plaisir; mais elle était d'une faiblesse excessive, sans fièvre ni aucun autre trouble de santé.

« Un jour qu'elle se rendait à l'église de la Madeleine, elle fut subitement prise de diplopie; les cierges, l'autel, les assistants lui semblaient être doubles, et elle ne put lire sa messe. En route pour rentrer chez elle, l'impression de quelqu'un l'arrêtant par les épaules, se fit tout à coup sentir, et se rendant bien compte de cette fausse sensation, elle pria un passant de la conduire jusqu'à sa porte. Le lendemain matin, elle eut une perte momentanée de connaissance, sans convulsions ni contracture, ni sommeil consécutif. En recouvrant ses sens, elle vit tous les objets tourner devant elle, et, peu après, la moitié des objets seulement était visible à ses yeux.

« De pareilles syncopes se reproduisirent de temps à autre, toujours le matin, et sans autres phénomènes que ceux qui viennent d'être signalés. Elles duraient environ un quart d'heure. Quelquefois au réveil, sans perte de connaissance, il y avait seulement des hallucinations visuelles, caractérisées par la présence d'oiseaux et de bêtes informes le long des murs; des illusions sensoriales du toucher, qui faisaient croire à la malade que le lit s'enfonçait dans le sol à une grande profondeur; jamais elle n'a été dupe de ces illusions dont elle s'est bien rendu compte.

« Après une saignée, de fréquents purgatifs qui aggravèrent les accidents, elle se décida à partir pour la campagne, où elle se rétablit, puisque, pendant un an, aucun accident nerveux ne se montra. De retour à Paris, des syncopes, semblables aux premières, revinrent de temps à autre, mais sans hallucination ni aucun autre trouble que des envies de pleurer, une grande tristesse et la crainte de la mort. La nutrition avait repris son activité, et la maigreur était remplacée par un notable embonpoint, sans faiblesse ni fièvre, et sans troubles des organes de la circulation. Au moment de mon examen, toutes les fonctions s'accomplissaient très-régulièrement, et il n'y avait aucun bruit anormal dans la région du cœur ni dans les artères du cou. »

OBS. XL. — *Nervosisme chronique sans chlorose. — Palpitations, vertiges, syncopes fréquentes, impossibilité de marcher, attribuée à une affection de la moelle épinière. Hypéresthésie générale, et particulièrement de l'odorat. Hydrothérapie par M. Gillebert d'Hercourt. — Guérison* (1).

« M. ***, percepteur à ***, célibataire, âgé de 46 ans, d'un tempérament nerveux, très-impressionnable, et livré depuis quatorze ans à la vie sédentaire des gens de bureau. En 1830, légère gastrite. En 1840, constipation très-prononcée, accompagnée de malaise et d'insomnie; cette affection céda à l'usage des eaux de Niederbronn. Durant l'hiver de 1847 à 1848, et dans le but de satisfaire plus amplement sa passion pour la musique, M. *** cessa de voir le monde, et passa complétement son temps dans sa chambre, occupé exclusivement, soit au travail de bureau, soit à jouer de la basse ou de la flûte. Il ne sortait pas deux fois par mois, les jours de versement, et il s'empressait de rentrer chez lui aussitôt que ce devoir était accompli. Survinrent les événements de février 1848, qui émurent vivement M. ***, et qui lui apportèrent en outre un surcroît d'occupation. Dans le courant du mois suivant, il perdit une de ses sœurs; cette mort l'affecta beaucoup. Il commença à ressentir des palpitations et des vertiges qui se renouvelaient toutes les fois qu'il voulait tourner la tête ou que son appartement était trop chauffé.

« Malgré cet état de souffrance, et mû par une honorable susceptibilité, M. *** ne voulut pas abandonner son poste; il resta plus isolé, plus occupé et plus inquiet que jamais; aussi le mal fit-il des progrès aussi rapides qu'étendus. Son impressionnabilité devint extrême, et les odeurs les moins fortes et les plus aisément supportables lui devinrent désormais antipathiques.

« Le 16 avril, après avoir lu un journal, le malade ressentit tout à coup une grande pesanteur à la tête; il éprouva

(1) *Revue médicale*, 1853.

une sensation semblable à celle d'un liquide qui lui aurait parcouru les membres, puis il tomba en syncope. Depuis, cet accident, précédé de vertiges et de palpitations violentes, se reproduisit fréquemment sous l'influence des causes les plus légères; et bientôt M. *** cessa de pouvoir se tenir debout. S'il cherchait à prendre cette position, il était pris immédiatement de vertiges; il perdait l'équilibre et retombait sur son siége. La surexcitabilité nerveuse fit encore de nouveaux progrès. Le malade ne pouvait plus supporter le bruit le plus faible, par exemple celui de la conversation à voix basse; il ne pouvait écouter le récit du fait le moins touchant sans tomber dans un état spasmodique qui se terminait par la syncope. L'approche des repas lui causait également des palpitations et des vertiges; si l'heure en eût été retardée, il aurait été pris d'une défaillance. Enfin, au 20 mai, la marche et la station verticale étaient tout à fait impossibles, et la station assise n'était supportée qu'à la condition d'avoir la tête appuyée contre un obstacle fixe, un meuble ou un mur, et surtout de ne pas la tourner. La lecture et l'écriture ne pouvaient plus avoir lieu depuis longtemps; M. *** dormait peu; et quand, après s'être réveillé de bonne heure, il se laissait aller de nouveau au sommeil, son second réveil était accompagné de vertiges et de suffocations, et la journée qui suivait était détestable.

« Les souffrances de M. *** furent attribuées à une affection de la moelle épinière; il allait être traité en conséquence, quand tout à coup il fut décidé qu'on le soumettrait à mes soins. Lorsque je le vis pour la première fois, le 29 mai 1848, je portai un pronostic plus rassurant : je ne trouvai là qu'un état névropathique, déterminé par une surexcitabilité nerveuse, appartenant à la forme hyponévrique. En effet, d'une part, le pouls était régulier, sans fréquence ni ralentissement, les digestions et l'appétit étaient bons, et d'autre part, quoique le malade ne pût ni marcher ni se tenir debout, la myotilité ne paraissait pas affaiblie; car, lorsqu'il était assis, ou mieux lorsqu'il était étendu sur le dos, il pouvait exercer avec chacun de ses membres des efforts notables et parfaitement en rapport avec son âge et sa constitution; de plus, étant assis, il pouvait se lever vivement et sans secours étranger. Il n'éprouvait ni fourmillement ni engourdissement dans les extrémités inférieures, la sensibilité était normale partout; la percussion de la colonne vertébrale et l'épreuve de l'éponge ne firent reconnaître aucun point douloureux dans toute l'étendue de cette partie. Il n'y avait donc pas paralysie, mais simplement une impossibilité de conserver la position verticale, pareille à celle qu'on remarque chez les anémiques ou les chlorotiques.

« Toutefois je dois noter qu'aucun bruit de souffle ne put être constaté chez M. ***, soit dans le cœur, soit dans les carotides; au reste, le teint de M. *** n'autorisait pas la supposition d'une altération quelconque du sang, d'une hypohémie, par exemple. L'étude de la génération des phénomènes morbides vient d'ailleurs justifier ce diagnostic.

« C'est au genre de vie adopté inopinément par M. *** qu'on doit attribuer l'origine et le développement du mal. Le système nerveux est tombé dans l'appauvrissement d'une part, par la privation prolongée de stimulations naturelles, et d'autre part, par l'excès d'un seul ordre d'impressions; en cet état, il est devenu impropre à fournir aux dépenses de la force nerveuse; l'excitation normale la plus légère n'aboutissait qu'à provoquer une congestion artérielle improductive, et portait ainsi le trouble dans toute l'économie.

« On remarquera que chez M. *** la surexcitabilité nerveuse n'était pas accompagnée de la perversion de la sensibilité; aussi, chez lui, ne vit-on pas de ces sensations bizarres qui sont observées chez d'autres malades, et conséquemment on ne l'entendit pas porter sur ses maux des jugements erronés. Il n'était pas préoccupé par la crainte de la mort, mais il n'avait pas l'espoir de guérir; néanmoins il n'était point triste; il n'élevait pas de plainte exagérée; il acceptait, au contraire, avec résignation, le sort fâcheux auquel il se croyait destiné. Toutefois il se montrait pusillanime vis-à-vis de tout ce qu'il supposait pouvoir exciter ses spasmes ou ses vertiges; et, dominé par cette crainte, il ne faisait son traitement qu'avec une extrême répugnance.

« Cette disposition d'esprit nous fit perdre beaucoup de temps; dans le principe, je fus obligé de diriger le traitement avec une grande réserve, afin de ne pas éveiller des inquiétudes trop vives, et surtout afin de ne pas rebuter le malade, qui prenait des spasmes en faisant de simples lotions avec de l'eau ayant 32° centig. Nous parvînmes cependant à le familiariser avec le traitement hydrothérapique; l'enveloppement humide effrayant moins le malade, nous l'adoptâmes pendant une quinzaine de jours, en faisant deux séances par jour. Le malade y restait une heure au plus, et en sortant, il était frictionné pendant quatre minutes dans un petit bain dont l'eau avait 25° centig. La température de ce bain fut bientôt graduellement abaissée jusqu'à 12° centig. Ce fut alors que le malade consentit à prendre une douche en poussière; mais sa pusillanimité était encore si grande qu'il eut une syncope dans le cabinet avant d'avoir reçu le contact du liquide. L'impression qu'il redoutait nous servit à le ranimer. Il revint plus confiant à la seconde fois, et, à dater de ce moment, il prit deux douches par jour jusqu'à sa sortie de l'établissement, et nous cessâmes tous autres moyens qui n'avaient été employés que dans un but préparatoire. La médication suivie par M. *** fut donc essentiellement hydriatique et névrotique. Il n'était pas besoin de chercher d'autres éléments de traitement, soit dans une hygiène spéciale, soit dans les influences morales, puisqu'on ne remarquait ni trouble moral, ni altération des fonctions nutritives, et que la maladie se bornait à de simples lésions de la sensibilité. C'était donc une névropathie dans sa plus grande simplicité.

« Entré à l'établissement le 29 mai 1848, M. *** en sortit parfaitement guéri le 29 août suivant. Voici, en résumé, la marche progressive de sa guérison. Après quinze jours de traitement, M. *** a pu écouter pendant quelque temps et sans malaise la lecture d'un journal; le bruit l'indisposant moins, il a commencé à se faire apporter à la table commune, et à prendre ses repas avec tout le monde.

« Après quelques douches, l'amélioration est devenue plus sensible; il a commencé à lire et à écrire quelques lignes. Il soutient aisément la conversation; il peut rester debout quelques secondes; il fait quelques pas, mais avec précipitation.

« 8 juillet. — Le malade a fait cent pas environ, sans fatigue et sans précipitation; cependant il ne peut encore tourner la tête ni regarder la terre en marchant.

« 29 juillet. — Le mieux augmente de jour en jour. M. *** a repris assez de confiance en lui-même pour faire seul une promenade sur les coteaux voisins; les odeurs ne l'impressionnent plus aussi désagréablement; cependant il tourne difficilement la tête, et il reste encore un peu susceptible au bruit des conversations nombreuses. Par prudence, il s'abstient de tout travail; mais il a écrit plusieurs lettres.

« A sa sortie, 29 août, M. *** menait depuis quelque temps la vie commune; il assistait aux réunions, aux soirées musicales; il faisait des parties à la campagne avec les autres malades; il travaillait, jouait et tournait la tête à son gré; en un mot, il ne ressentait plus aucun de ses anciens troubles. J'ai revu M. *** pour la dernière fois en février 1850; sa santé était toujours florissante; il continuait ses fonctions.

En même temps qu'existent ces troubles nerveux dynamiques de l'appareil circulatoire, il s'y produit d'autres phénomènes dont la physique nous donne l'explication, et qui ont pour siége les vaisseaux du cou. Je veux parler des *bruits de souffle* vasculaires dont les uns placent le point de départ dans les artères, en les attribuant à la diminution de densité du sang, tandis que, pour d'autres, ils ont les veines pour siége, et pour cause les vibrations d'une *veine fluide*, produite dans la jugulaire à l'occasion du retour du sang vers le cœur. Ces bruits vasculaires sont *simples, continus* ou *intermittents* et *musicaux*. Dans un grand nombre de cas de nervosisme chronique, mais non dans tous les cas, il y a des bruits de cette nature facilement appréciables à la région du cou, et c'est ce qui paraît être, dans l'esprit de quelques médecins, la preuve irrécusable que cette névrose est toujours un résultat de l'anémie. Je ne crois pas que cette preuve soit valable. Les mêmes bruits existent chez un grand nombre de personnes en très-bonne santé, et n'ayant en aucune façon la diminution de densité du sang qui caractérise la *nosohémie chlorotique*. Cela ressort des expériences et des observations de M. Chauveau; j'ai vérifié leur exactitude sur un grand nombre de teigneux de tout âge et bien portants, placés dans mes salles de l'hôpital Sainte-Eugénie, sur les élèves de mon service et sur quelques autres personnes également bien portantes. Sur vingt-huit teigneuses en bonne santé dont j'ai ausculté les jugulaires, j'ai constaté vingt-deux fois un bruit de souffle simple, quatre fois le bruit continu avec redoublement, et deux fois un souffle musical très-prononcé; — sur vingt-trois scrofuleuses valides, il existait dix-huit fois le bruit de souffle simple et cinq fois le souffle continu ou musical; mais ici je n'ai pas trouvé le bourdonnement de mouche entendu sur une fille de la catégorie précédente. Sur six élèves de l'hôpital Sainte-Eugénie, cinq fois j'ai entendu le bruit de souffle simple qui, dans un cas, avait le caractère musical; et enfin, sur trois personnes adultes qui venaient de bien déjeuner, deux d'entre elles avaient un bruit de souffle très-prononcé. Ces bruits changent aisément de caractère par le mouvement et dans la station assise, debout ou couchée, et ils se modifient en passant du type intermittent au type continu ou musical. Je n'irai pas plus loin sur ce sujet, car il n'entre pas dans mon plan de faire ici l'étude des causes et du siége des bruits vasculaires; cependant, il m'est impossible de ne pas élever quelques doutes sur l'importance séméiotique de ces bruits, après les avoir entendus avec toutes leurs modifications chez des sujets d'une santé florissante.

Quelle que soit l'opinion qu'on adopte; que l'on place le siége de ces bruits dans les artères, ainsi qu'on le croit généralement, ou, comme le prétendent Ward, Hope, Aran, Chauveau, dans les veines; qu'ils résultent de la diminution de densité du liquide artériel, des différences de pression auxquelles il se trouve soumis dans le cœur et dans les artères, ou qu'ils soient exclusivement, au contraire, ainsi que l'a démontré M. Chauveau, l'effet des vibrations de la *veine fluide*, traversant les jugulaires par l'aspiration du cœur et par la force *a tergo*; s'ils existent sur un grand nombre de personnes saines, ils n'annoncent certainement pas l'existence de l'anémie. Leur présence ou leur absence n'a donc chez nos malades qu'une signification incertaine, douteuse, et, si j'en tiens compte, c'est pour placer sous les yeux du médecin les pièces de la discussion, quelles qu'elles soient, ne voulant rien omettre des phénomènes importants de la maladie.

Dans le nervosisme chronique, ces bruits de souffle n'ont pas de caractères particuliers; simples ou à double courant, quelquefois musicaux, ils offrent les mêmes caractères que dans la chlorose, et ils dépendent des mêmes causes, c'est-à-dire de vibrations de la *veine fluide*, qui, des jugulaires, revient au cœur. Une seule chose doit surprendre, c'est l'absence de ces bruits chez quelques sujets nervosiques, maigres, affaiblis et depuis longtemps soumis à une nourriture insuffisante, bien capable d'altérer la composition du sang. Cela peut s'expliquer de la manière suivante. On admettrait alors que les vaisseaux sont rétrécis et que les courants veineux sont trop faibles pour occasionner la vibration de la *veine fluide*, nécessaire à la production d'un bruit de souffle. Il y aurait, dans ce cas, une *olighémie*, ce qu'il est facile de juger par la diminution du calibre des artères et des veines superficielles fortement rétractées, et cette altération est, comme on le sait, physiquement insuffisante à produire un souffle vasculaire.

Dans beaucoup de cas le sang s'altère, sinon dès le début, au moins consécutivement, à en juger par la décoloration des chairs et des muqueuses que présentent quelques malades. C'est un effet de la dyspepsie et de l'état nerveux chronique; et, bien qu'aucune analyse de sang n'ait été faite, il ne répugne pas d'admettre que l'altération du sang porte principalement sur les globules, dont la proportion doit diminuer, absolument comme dans la chlorose.

§ 12. Trouble des sécrétions gastrique, salivaire, urinaire, sudorale, gazeuse.

Le nervosisme chronique détermine dans les sécrétions des troubles non moins considérables que dans les autres appareils fonctionnels : ce que j'ai dit des modifications du suc gastrique à propos des troubles nerveux observés dans l'appareil digestif suffit pour le démontrer.

A côté de l'hypersécrétion ou de la diminution des sucs gastriques et intestinaux, de leur changement de réaction acide neutre ou alcaline, il y a dans les produits sécrétés par les muqueuses, par les glandes urinaires, par les glandes de la peau, par les organes sexuels, etc., des modifications importantes à connaître.

Le ptyalisme abondant que j'ai signalé dans le nervosisme aigu n'existe pas dans le nervosisme chronique, et le trouble important des sécrétions de la muqueuse digestive dont je n'ai pas parlé, c'est l'exhalation gazeuse ou tympanique observée chez quelques personnes. Tous les malades ont des borborygmes, des flatuosités incommodes, quelquefois douloureuses, donnant lieu de temps à autre à des coliques aiguës plus ou moins vraies ; ces borborygmes augmentent beaucoup par l'émotion. Il en est qui gonflent après le repas, et qui ne peuvent tenir leurs vêtements attachés ; dans quelques circonstances, ce gonflement dépasse toute limite et forme une véritable pneumatose gastro-intestinale accompagnée de tension, de malaises, de dyspnée, suivie d'éructations inodores, ou au contraire d'absorption presque aussi rapide que l'exhalation.

Les urines sont aqueuses, pâles, inodores, abondantes dans le nervosisme chronique sans fièvre, surtout au moment des paroxysmes, et leur émission a lieu très-fréquemment. Ce besoin souvent répété est quelque chose d'excessivement désagréable, complétement dominé par l'état moral ; la moindre contrariété, l'attente et la préoccupation le font naître à chaque instant. Il est rare que l'émission soit suspendue et qu'il y ait rétention d'urine, cependant j'en ai observé un exemple chez une femme très-nerveuse, mais non hystérique.

C'est quelque chose de très-particulier et de très-connu que la modification de composition des urines dans les paroxysmes nerveux des névroses. Leur abondance et la fréquence de leur émission, la diminution de leur densité, leur transparence incolore due à l'énorme quantité d'eau qu'elles renferment eu égard aux matières salines et animales qui s'y trouvent, tels sont leurs caractères généraux.

Elles reprennent leur couleur, leur consistance, leur odeur et leur densité dès que le paroxysme cesse et que l'état nerveux des malades s'améliore ; rien de semblable ne s'observe dans le nervosisme chronique, grave, accompagné de fièvre et de marasme. Les urines, rougeâtres, plus ou moins foncées, peu abondantes, quelquefois épaisses, sont en rapport avec l'état fébrile, et elles ne perdent ces caractères que s'il arrive un amendement favorable dans l'état des malades.

Chez un jeune homme atteint de nervosisme chronique secondaire, lié à une ancienne phlegmasie des voies digestives, les urines m'ont offert une altération particulière et très-rare ; tantôt blanches, lactescentes et légèrement acides au moment de leur émission ; tantôt naturelles, elles laissaient déposer, dans le premier cas, un sédiment blanchâtre abondant de phosphate ammoniaco-magnésien, soluble dans une petite quantité de vinaigre. Ces urines, que j'ai examinées bien des fois au microscope, l'ont été également par M. Robin, qui a vérifié mon observation, par M. le professeur Bouchardat, et pendant trois ans qu'elles ont présenté ce caractère d'une façon intermittente, c'était toujours au moment des paroxysmes que revenait la sécrétion phosphatique. Il en a peut-être été longtemps ainsi, car je n'ai pas assisté au début des accidents, et le malade m'a quitté avant la guérison.

Plusieurs fois, j'ai recherché dans ces urines la présence du sucre et de l'albumine, mais presque toujours ces résultats de l'analyse ont été négatifs. Une fois cependant, chez une vieille comtesse remariée à un médecin et tombée depuis plusieurs années dans un état nervosique très-grave, consécutif à une néphrite albumineuse chronique sans hydropisie, les urines étaient fortement albumineuses. L'altération a persisté jusqu'à production d'œdème, d'anasarque, et la mort a eu lieu subitement dans une attaque d'apoplexie séreuse. En dehors de ce fait qui ne se rattache pas directement au nervosisme chronique, je n'ai jamais rencontré d'autres modifications de la sécrétion urinaire que celles dont j'ai parlé.

La sécrétion de la sueur, si facile et quelquefois si abondante dans l'état nerveux aigu, n'offre pas de modification appréciable dans le nervosisme chronique sans fièvre ; mais, lorsque la maladie, très-intense, redevenue fébrile, impose aux malades la nécessité de garder le lit, la sueur reparaît comme signe de faiblesse et de cachexie. Les malades sont presque toujours en moiteur, surtout à la tête et dans la paume des mains. Ils ne peuvent parler, se remuer, faire d'efforts ni éprouver d'émotion, sans que la sueur inonde les différentes parties du corps.

Dans quelques cas il y a des sueurs plus ou moins abondantes, partielles ou diffuses, revenant chaque jour, ou, comme j'en ai signalé un exemple, revenant tous les ans pendant un mois d'hiver. Chez une malade soignée par M. Jules Parrot, pour une névropathie avec attaques convulsives qualifiées d'*épilepsie,* il y eut des *sueurs de sang*. — C'est un des cas les plus curieux qu'on puisse rencontrer.

OBS. XLI. — *Nervosisme chronique.* — *Convulsions, hématidrose ou sueur de sang; dyspepsie, vomissements, névralgies variées, spasme de la glotte; fausses sensations de froid, hématémèse* (1).

« Madame X*** est née en 1832; son père paraît avoir eu des *attaques de nerfs;* sa mère a constamment joui d'une santé excellente. A l'âge de sept mois, plusieurs doigts de la main droite furent envahis par des plaies strumeuses, qui se cicatrisèrent après avoir été traitées pendant deux ans par Alibert. A six ans, il survint, et cela sans cause appréciable, des accès convulsifs avec perte de connaissance, qui se reproduisaient deux ou trois fois par mois. Plus tard, les cicatrices de la main devinrent le siége d'une exsudation sanguinolente, se manifestant sans douleur, et souvent sans cause appréciable.

« Un jour, sous l'influence d'un chagrin violent, les larmes furent teintes par du sang. A partir de cette époque, l'hématidrose se montra indifféremment sur les genoux, les cuisses, la poitrine et le sillon des paupières inférieures.

« Les règles parurent à onze ans, et une amélioration passagère survint dans l'état de la malade; mais bientôt les accidents reparurent plus intenses et plus fréquents.

« La sueur de sang se montrait à des intervalles variables; quelquefois la sueur inondait subitement la face, et, pour nous servir de l'expression des assistants, on croyait voir une *femme assassinée.*

« Ces hémorrhagies n'étaient jamais un phénomène isolé; elles survenaient presque toujours consécutivement à une émotion morale et compliquaient une attaque nerveuse avec perte absolue du mouvement et de la sensibilité.

(1) Jules PARROT, Études sur la sueur de sang et les hémorrhagies névropathiques. *Gazette hebdomadaire*, octobre 1859.

« Mariée à quinze ans, madame X*** ne tarda pas à voir ses accès prendre une nouvelle violence; quelquefois ils duraient une ou deux heures. Ils étaient caractérisés par des cris et des mouvements convulsifs de toute sorte.

« Ces troubles disparurent pendant une première grossesse; ils éclatèrent de nouveau un an après l'accouchement, à l'occasion d'une métrorrhagie.

« Au commencement de l'année dernière (1858), madame X*** semblait aller mieux depuis quelques mois, lorsque son enfant fut atteint, à quelques jours d'intervalle, de deux affections graves; les veilles prolongées qu'elle s'imposa, et surtout une agitation morale continuelle, altérèrent rapidement sa santé. L'appétit disparut complétement. Il y eut des vomissements. Les boissons étaient rejetées aussi bien que les aliments solides.

« Le 1er avril 1858, après une attaque avec perte de connaissance et exsudation de sang sur la face, la malade, ayant fait une chute qui l'effraya beaucoup, fut obligée de prendre le lit.

« C'est à cette époque que j'ai été appelé à lui donner des soins.

« Au moment où j'arrivai auprès d'elle, madame X*** était torturée par des douleurs déchirantes, qui se montraient alternativement à l'épigastre, aux régions inguinale et vulvaire, aux cuisses, à la tête et sur les parois du thorax. J'observai à diverses reprises des convulsions très-variées et des exsudations de sang sur divers points du corps.

« Des vésicatoires volants, appliqués en grand nombre sur les parties douloureuses, des doses considérables d'opium, des inhalations de chloroforme déterminèrent une amélioration progressive, et le 20 mai la malade allait assez bien pour se rendre à la campagne.

« Le 25, elle rentra à Paris; les règles étaient en retard de quelques jours, et des élancements sillonnaient la région lombaire dans tous les sens.

« Vers quatre heures du soir, ils se montrèrent aux aines, aux cuisses, aux seins, à la tête, dans les hypocondres et aux creux épigastriques ; des inhalations de chloroforme les ayant momentanément dissipés, la malade eut trois attaques d'épilepsie. Puis, un point circonscrit du cuir chevelu étant devenu douloureux, j'y vis sourdre du sang, qui se dessécha aussitôt.

« Alors, tous les paroxysmes névralgiques s'accompagnèrent d'hématidrose au niveau des foyers de douleur. A diverses reprises, le sang s'échappe de la peau du front et forme comme une couronne autour de la racine des cheveux ; dans le pli des paupières inférieures, il coule en quantité assez considérable pour qu'on puisse en recueillir plusieurs gouttes.

« Soit avant, soit après le moment de l'éruption, la peau conserve son aspect habituel, elle ne paraît pas plus injectée dans les points qui saignent que dans le voisinage, et l'on n'y distingue aucune tache. Vers onze heures, la malade, après avoir eu plusieurs vomissements bilieux, s'endort sous l'influence de 30 centigrammes de chlorhydrate de morphine administrés en deux fois.

« L'apparition des règles amena dès le lendemain un mieux sensible, et après s'être reproduits à de rares intervalles, les accès disparurent bientôt complétement.

« Le 28 septembre, les règles s'étant arrêtées subitement, une sensation très-douloureuse se développe dans le côté gauche de la face, dont la peau se couvre de sang à plusieurs reprises. En même temps, il survient des accès d'épilepsie, qui se renouvellent le lendemain et sont suivis d'efforts infructueux de vomissement et de spasme glottique ; la dyspnée est à son comble, et l'asphyxie imminente. La malade est dans un état d'agitation tel que plusieurs personnes suffisent à peine à la maintenir dans son lit ; de temps en temps tous les muscles du corps se raidissent, comme dans le tétanos. A cet état, pendant lequel l'intelligence paraît troublée, succèdent des accès d'épilepsie, qui sont eux-mêmes suivis d'un calme complet.

« Le 17 novembre, des douleurs exacerbantes envahissent différentes parties de la région céphalique. Au plus fort de l'accès, la face se couvre instantanément d'un masque sanglant; alors, aux cris aigus et à l'agitation qui accompagnent l'hématidrose, succèdent tantôt un abattement calme, tantôt une perte de connaissance avec ou sans mouvements convulsifs.

« Le sang ne s'échappe pas également de tous les points de la peau; c'est surtout du front, des paupières inférieures, des ailes du nez, des lèvres, du menton qu'on le voit sourdre sous forme de gouttes.

« Le lendemain, la malade éprouve à l'épigastre la sensation d'un corps glacé, et aussitôt elle vomit, avec des matières glaireuses, une ou deux cuillerées d'un sang fluide et vermeil.

« Cette hématémèse, qui est un accident habituel, s'est produite tout récemment dans des circonstances bien dignes d'attention. Des douleurs céphaliques avec hématidrose se manifestaient de temps en temps lorsque la malade, avertie par sa sensation familière, vomit quelques gorgées de sang. Presque simultanément, l'épigastre devient très-douloureux, et la peau de cette région se couvre d'une rosée sanglante.

« Le 25 janvier 1859, la santé est de nouveau troublée après un arrêt des règles. Des accès d'épilepsie, des douleurs stomacales et vulvaires, des efforts de vomissement, du spasme glottique se succèdent à de courts intervalles, puis la douleur passe au front, qui se couvre de sang. Des inhalations de chloroforme et quelques pilules d'opium rétablissent le calme.

« Le lendemain, malgré l'administration préventive d'une forte dose de morphine, la tête devient douloureuse, et du sang coule à plusieurs reprises des paupières inférieures. Après une attaque convulsive très-compliquée, des élancements parcourent l'épigastre, les aines et la vulve. Ces douleurs, qui semblent occuper la profondeur des tissus, arrachent des cris affreux à la malade, et la jettent momentanément dans un état d'agitation tel que l'on croirait avoir affaire à un accès de manie aiguë.

« Chaque paroxysme névralgique débute d'une manière brusque et se termine par une attaque d'épilepsie ou par des efforts infructueux de vomissement suivis de spasme de la glotte, après quoi la malade anéantie tombe pour quelques minutes dans un état de somnolence, d'où elle est bientôt tirée par de nouvelles douleurs.

« Les règles reparaissent dans la soirée, et la journée suivante se passe sans accidents.

« Le 28, un nouvel arrêt dans la menstruation est suivi d'hématémèse, puis de perte de connaissance avec raideur tétanique et suintement sanguin dans le sillon des paupières inférieures.

« Des douleurs inguinales et vulvaires, analogues à celles que nous avons déjà décrites, se manifestent avec une intensité qui dépasse toute expression.

« Dans l'intervalle de ces accidents, madame X*** paraît jouir d'une santé parfaite; elle est douée de fraicheur, d'embonpoint, et l'on ne saurait trouver dans son extérieur aucun indice de l'affection dont elle est atteinte.

« Les facultés intellectuelles sont restées parfaitement intactes. Jamais, au sortir de ses attaques, alors même qu'elles présentent les caractères les plus tranchés de l'épilepsie, la malade ne tombe dans cet anéantissement physique et moral qui succède d'ordinaire aux convulsions du mal caduc; et loin de là, à peine le paroxysme est-il terminé, quelle que soit sa nature, qu'aussitôt l'intelligence se manifeste avec sa vivacité habituelle.

« A la médication se rapportent quelques particularités qui doivent nous arrêter un instant. Je me suis attaché à combattre l'élément douloureux pendant les attaques, et dans leur intervalle, la diathèse strumeuse et un état chlorotique non douteux. Les préparations iodées et le fer ont rempli la seconde indication, et j'ai déjà dit que les douleurs avaient été combattues par des vésicatoires volants, du chloroforme et de l'opium.

« La malade s'est habituée très-vite à supporter des doses considérables de ce dernier médicament : c'est ainsi que j'ai dû lui administrer jusqu'à 40 centigrammes de chlorhydrate de morphine dans l'espace de deux ou trois heures. Mais c'est surtout l'usage du chloroforme qui mérite de fixer notre attention. Je ne l'ai employé que rarement d'une manière locale, et cela sans grand succès; presque toujours, c'est aux inhalations que j'ai eu recours. Au début, la malade était très-sensible à l'action de l'anesthésique, dont quelques gouttes versées sur un mouchoir, et approchées de ses narines, suffisaient pour l'endormir; mais peu à peu cette susceptibilité s'est émoussée.

« Tous les accidents nerveux, excepté l'épilepsie, ont été attaqués par ce moyen, et toujours les souffrances ont été grandement soulagées, sinon complétement dissipées.

« Au milieu des attaques les plus violentes, lorsqu'une dose suffisante de chloroforme avait été absorbée, toute manifestation morbide cessait comme par enchantement, et à l'agitation succédait un sommeil très-doux; madame X*** discourait tout endormie sur les événements et sur les impressions du jour, rarement sur des faits anciens. On imaginerait difficilement quelque chose de plus semblable à la réalité que cette conversation, où la malade, se croyant en présence d'un interlocuteur, écoute, interroge, sourit à une réponse imaginaire, réplique, et cela avec toutes les inflexions de voix et tous les gestes qui lui sont habituels à l'état de veille.

« Si le sommeil chloroformique est moins profond, la malade reste encore, il est vrai, tout à fait étrangère aux impressions du dehors; mais ses discours roulent sur des sujets sinistres, ils sont entrecoupés de gestes, de sanglots, qui témoignent de la terreur qu'elle éprouve; elle ne parle que de souffrances, de dangers, de tortures. Tantôt c'est son enfant qui est sur le point de mourir, ou qu'on lui arrache violemment; tantôt c'est une opération sanglante, à laquelle on la soumet pour extirper son mal. On ne saurait douter que, dans ce cas, le travail morbide ne persiste, et qu'il n'y ait perception de la douleur, quoique moins intense, plus voilée qu'à l'état de veille. Ce qui le prouve, c'est que, à mesure que l'action du chloroforme s'affaiblit, la perception va se précisant de plus en plus; alors un cri, un gémissement interrompent quelquefois brusquement le sommeil, et la crise continue. On dirait que pendant l'assoupissement anesthésique, le sensorium, sans cesse harcelé par les impressions qui semblent partir de l'épigastre, de la vulve, de la face, les élabore de manière à les transformer en rêves pénibles, qui remplissent le sommeil; mais la douleur est-elle entièrement dominée par le chloroforme, alors il semble que le cerveau, mis à l'abri de toute excitation périphérique, se livre à un travail tout intérieur, influencé seulement par la mémoire, et portant sur des impressions anciennes, principalement sur celles d'une nature agréable, qui sont conformes à l'état d'apaisement de la sensibilité.

« Ce n'est pas là, qu'on veuille bien le remarquer, une théorie de ces singuliers effets, mais simplement une manière de les résumer. »

Cette observation de M. Jules Parrot est extrêmement curieuse, non-seulement à cause du fait authentique d'hématidrose, qu'elle ajoute à ceux que M. Gendrin a déjà fait connaître (1), mais encore en

(1) *Traité philosophique de médecine pratique*, t. I, p. 276.

raison du rapport de la sueur de sang avec un cas très-curieux de nervosisme chronique. — Je n'établirai pas entre ce phénomène et la maladie un rapport certain de causalité, mais il est impossible de ne pas tenir compte d'un fait aussi important que l'observation ultérieure pourra éclairer.

Le seul trouble de sécrétion ou d'exhalation dans les organes génitaux que j'aie observé et qui soit en rapport avec le nervosisme chronique, c'est la pneumatose utérine ou vaginale. Une dame, longtemps habituée aux hommages que donnent la naissance, la fortune et la position d'un mari ministre, était restée veuve, et vivait dans sa vieillesse éloignée de sa famille, au milieu des pratiques d'une dévotion profonde. Elle était tombée dans un état de nervosisme chronique caractérisé par un grand nombre de phénomènes nerveux, accompagnés de fièvre, et elle me présenta, entre autres, le singulier phénomène d'une exhalation gazeuse utéro-vaginale assez abondante. Constamment assise et trop faible pour se baisser, il était impossible que l'air entrât dans le vagin pour en sortir, comme cela s'observe souvent, et j'en ai conclu à l'exhalation morbide des gaz rejetés par la vulve.

§ 13. Aménorrhée.

L'aménorrhée ou la dysménorrhée sont les troubles de la menstruation observés dans le nervosisme chronique. L'une a lieu quand les malades sont affaiblies par l'inanition ou par la fièvre, et il n'y a ici rien d'absolument particulier à l'état nerveux chronique ; quant à la dysménorrhée, très-commune chez les femmes nerveuses, est-elle plus fréquente ou plus intense dans le cours du nervosisme chronique ? c'est ce qu'il m'est impossible de dire, eu égard au petit nombre d'observations faites à ce sujet.

CHAPITRE V

MARCHE DU NERVOSISME, DURÉE, TERMINAISONS.

Comme on a pu le voir, les symptômes du nervosisme aigu ou chronique ont pour origine les troubles nerveux des principales fonctions organiques et sensoriales. Que la maladie soit primitive ou secondaire, le résultat est le même, il ne varie que dans la forme. Ces troubles sont les effets réflexes de l'irritabilité des centres nerveux et ganglionnaires : troubles d'intelligence, du mouvement, de la sensibilité générale ou spéciale dans les organes des sens ; troubles de l'appareil vocal et respiratoire, de l'appareil circulatoire et digestif ; troubles de la calorification et des forces ; troubles des fonctions sécrétoires, etc., sans aucune altération somatique matérielle capable d'en rendre compte, voilà la maladie dans son ensemble. Tous ces symptômes n'existent pas à la fois chez les nervosiques, et il est rare de les trouver tous réunis. Quelques-uns d'entre eux suffisent pour caractériser le mal. Leur nombre augmente avec l'intensité de la diathèse, et, à cet égard, le tableau offert par la maladie est extrêmement variable. Comme je l'ai déjà dit, il n'y a pas deux nervosiques qui se ressemblent exactement, chacun d'eux forme presque une variété dans son espèce, et, moins que dans toute autre maladie, il est possible de les comparer les uns avec les autres. Ils ne diffèrent bien profondément que dans l'état aigu ou dans l'état chronique.

Le nervosisme aigu primitif succède aux grandes fatigues et aux grandes perturbations morales qui ébranlent l'organisme, et il débute avec une grande intensité par de la fièvre, de la dyspepsie, secondairement suivis d'un plus ou moins grand nombre d'autres troubles nerveux fonctionnels.

Le nervosisme aigu secondaire débute dans la convalescence d'une maladie aiguë, ou dans le cours d'une phlegmasie chronique mal traitée, etc., par des phénomènes semblables associés à quelques autres symptômes dépendant de la maladie principale.

Une fois développé, sa marche et ses symptômes sont à peu de chose près les mêmes que ceux du nervosisme primitif. La fièvre est le phénomène important autour duquel viennent se grouper les autres troubles nerveux, et dans les formes variées, elle dure jusqu'à la fin de la maladie qui set prolonge environ deux mois. Telle a été du moins la durée des cas de nervosisme aigu que je connais et de ceux qui ont été observés par M. Chomel, sous le titre de dyspepsie acide. Le nervosisme peut avoir une durée moindre, car pris au début et traité comme il faut, dans une convalescence de fièvre typhoïde par exemple, il dure à peine quelques jours. Il se prolonge quelquefois beaucoup au delà du terme que j'ai précédemment indiqué, mais alors la maladie change de caractère et elle passe à l'état chronique, sa guérison est encore possible quoique difficile ; mais si elle se prolonge elle entraîne des complications graves qui compromettent beaucoup la vie des malades. J'en parlerai un peu plus loin. Plus la maladie est récente, moins elle a de chances de durée, surtout si elle est primitive. Il n'en est plus de même du nervosisme aigu secondaire qui passe presque toujours à l'état chronique et qui est souvent incurable.

Dans quelques cas, le nervosisme aigu occasionne la mort, comme on peut le voir dans les observations de Rullier et de M. Chomel (1). Cet auteur annonce que les *neuf dixièmes* des malades succombent par le fait de cet état morbide. La mort a

(1) *Des dyspepsies*, d'une forme grave de la dyspepsie acide, p. 170).

lieu tantôt par inanition, tel était le danger d'une des malades que j'ai guéries, tantôt par le fait des maladies secondaires de l'intestin, du cerveau ou des poumons. Le marasme fébrile, les vomissements, l'œdème chlorotique, les suffusions séreuses, les congestions pulmonaires, l'apoplexie séreuse sont les accidents secondaires ultimes qui annoncent cette terminaison funeste.

Le nervosisme chronique est également primitif ou secondaire, mais cette dernière forme est de beaucoup la plus commune. Il se développe d'une manière progressive et offre deux degrés qui résultent de son intensité. Ordinairement apyrétique, et incidemment traversé par la fièvre, il attriste l'existence par de nombreuses douleurs et des troubles nerveux très-variés. Il présente des alternatives remarquables, des exacerbations et des paroxysmes suivis d'une amélioration momentanée, et il se prolonge ainsi des mois et même des années sans faire de sensibles progrès en mal.

Il s'arrête quelquefois sous l'influence d'une maladie aiguë intercurrente, *febris spasmos solvit,* et les accidents nerveux paralytiques ou autres peuvent disparaître momentanément pendant l'état fébrile pour reparaître après sa guérison. L'observation si curieuse, n° XXXVI, publiée par M. Pidoux, p. 185, en est la preuve incontestable. — Une paralysie du mouvement et de la sensibilité chez une jeune fille depuis longtemps malade disparut pendant le cours d'une fièvre typhoïde pour se reproduire graduellement après la cessation de l'état fébrile.

Chez d'autres malades, il trouble la raison, engendre l'hypocondrie, et quelquefois produit l'aliénation mentale.

Il est rare que le nervosisme disparaisse complétement, surtout dans sa forme primitive, car lorsqu'il est secondaire, c'est une maladie incurable. Il se fait continuellement sentir, tout en laissant à ses victimes une assez grande liberté d'action. Puis, sous l'influence de causes variables, à l'occasion d'un paroxysme, la fièvre devient continue ou rémittente, l'appétit cesse, les forces déclinent, l'amaigrissement se prononce, et les malades, obligés de garder le lit, tombent peu à peu dans le marasme, se débattent au milieu des plus vives douleurs et finissent par succomber d'inanition ou par suite de complications viscérales secondaires.

C'est ainsi qu'on l'observe, lorsque, succédant à l'état aigu, et ayant atteint un très-haut degré d'intensité, il produit une fièvre permanente et des troubles fonctionnels très-nombreux. A l'inappétence se joignent la gastralgie et la dyspepsie, quelquefois des vomituritions ou des vomissements, de la constipation, des étouffements, des spasmes des poumons et du cœur, l'affaiblissement de l'intelligence et de la mémoire, la susceptibilité du caractère, les insomnies douloureuses, les névralgies erratiques ou locales, les troubles des organes des sens, l'appauvrissement du sang, l'affaiblissement du mouvement nutritif, la maigreur du corps et la consomption générale, au milieu de laquelle arrivent des complications viscérales aiguës ou chroniques plus ou moins rapidement mortelles. Il se produit alors des congestions pulmonaires ou la tuberculisation des poumons; des vomissements bilieux plus ou moins fréquents; quelquefois la diarrhée; des eschares au sacrum et sur les trochanters; de l'œdème ou de l'anasarque; enfin des suffusions séreuses de la plèvre, du péricarde, du péritoine ou des méninges, incompatibles avec l'exercice des principales fonctions de la vie.

CHAPITRE VI

DES FORMES ET DES VARIÉTÉS DU NERVOSISME.

Il y a évidemment, chez l'homme et chez la femme, des troubles nerveux purement fonctionnels qui semblent se rattacher à l'existence d'une sorte de diathèse nerveuse et qui forment une névrose générale différente et distincte de l'hystérie et de l'hypocondrie. C'est là une vérité incontestable. Toutefois, sa parenté avec l'hystérie et l'hypocondrie n'est pas douteuse. Un grand nombre de phénomènes les rapprochent, et, s'il y a un *nervosisme simple*, aigu ou chronique, celui que nous venons de décrire, il existe un nervosisme compliqué d'hystérie avec attaques convulsives, le *nervosisme hystérique*, et enfin on rencontre un nervosisme compliqué de nosomanie ou de préoccupation constante des malades sur leur état de santé constituant le *nervosisme hypocondriaque*. A l'exemple de R. Whytt et de Pougens, je dirai : *Nervosiques, Hypocondriaques* et *Hystériques*, telles sont les qualifications nécessaires pour classer les nombreux malades atteints de névrose générale ou de ce qu'on appelle un peu vaguement *Maladies nerveuses*.

Il est rare de rencontrer tous les symptômes du nervosisme simple réunis sur une seule personne, et la prédominance de l'un d'eux ou la manière dont ils sont rassemblés par groupes communique une physionomie toute spéciale à la maladie. Ce sont autant de variétés qu'on retrouve dans les mêmes circonstances chez quelques malades et qui doivent prendre place à côté des formes principales du nervosisme.

On sait maintenant que le nervosisme se présente à l'*état aigu* et à l'*état chronique*, comme maladie primitive et comme maladie secondaire, mais cela serait insuffisant pour en donner une idée complète. En dehors de ces formes différentes et avec elles, la maladie offre, tant par ses causes que par l'exagération, d'un de ses phénomènes des caractères tellement particuliers, qu'il est impossible de n'en pas tenir compte.

Ainsi, dans le cours de la grossesse et de la convalescence, sous l'influence de la chlorose et des maladies gastro-intestinales, le nervosisme offre des particularités intéressantes qu'on ne saurait négliger. De même aussi, lorsque la prédominance de certains troubles nerveux donne à la maladie un cachet tout spécial.

Ne pourrait-on pas admettre : 1° un *nervosisme cérébral*, caractérisé par les vertiges et les étourdissements dont se plaignent les malades, les douleurs profondes de la tête, les paralysies partielles ou générales, les illusions sensoriales et les hallucinations ? Cette forme simule aisément l'apoplexie et les maladies du cerveau ? (*Obs.* XVII à XXII, et voir p. 169.)

2° Un *nervosisme spinal* accompagné de troubles dans la sensibilité et dans la motilité des membres pelviens, faisant croire à une maladie de la moelle? (*Obs.* XXIII, XXIV et XXV.)

3° Un *nervosisme cardiaque* déterminé par la présence constante des palpitations ou des syncopes, et très-souvent considéré comme une maladie organique du cœur? (Voir p. 81 et 193.) M. Bouillaud a rapporté beaucoup de faits de ce genre.

4° Un *nervosisme laryngé* dans lequel s'observent la toux convulsive ou l'aphonie, quelquefois regardées comme un commencement de phthisie par des médecins fort distingués? (Voir p. 77 et 191.)

5° Un *nervosisme gastrique* ayant pour manifestation principale la dyspepsie, les aigreurs, les vomissements modérés ou incoercibles, etc., ce que l'on a longtemps considéré comme de la gastrite et traité par la diète et les sangsues, sous l'influence des idées de Broussais? (P. 73 et 177.)

6° Un *nervosisme utérin* signalé par les douleurs lombaires et inguinales, par la pesanteur périnéale et par la leucorrhée, indépendantes d'une lésion de structure, tandis que beaucoup de médecins y voient une métrite chronique?

7° Un *nervosisme cutané* dans lequel s'observe comme phénomène prédominant l'hyperesthésie de la peau? (P. 157 et 174.)

8° Un *nervosisme spasmodique* produisant des spasmes dans un grand nombre de tissus et d'organes?

9° Un *nervosisme paralytique* ayant pour principal caractère l'abolition générale ou partielle du mouvement et de la sensibilité dans les muscles des membres ou dans les organes des sens? (P. 121 et suiv.)

Un *nervosisme douloureux* avec *névralgie temporale, maxillaire, occipitale, auriculaire, intercostale*, etc., etc., d'après l'existence de douleurs névralgiques sur ces cordons nerveux : variété correspondant assez bien à ce que Valleix nommait la névralgie générale? Ce sont là autant de questions difficiles à résoudre dans l'état actuel de la science et pour lesquelles il faut en appeler à de nouvelles études.

Il m'a paru nécessaire de les poser afin d'ouvrir une direction nouvelle aux recherches ultérieures, et dans l'espoir peut-être d'obtenir pour elles une solution par les praticiens qui auront rencontré des faits de cette nature. Quoi qu'il en soit, si en ce moment la détermination de toutes les variétés de nervosisme n'est pas entièrement possible, on ne peut s'empêcher d'en admettre un certain nombre. En effet, quand une affection nerveuse bien distincte de l'hystérie ou de l'hypocondrie se présente avec le caractère prédominant de douleurs et de faiblesse dans les membres pelviens, avec malaise général, pouvant faire croire à une maladie de la moelle, il est impossible de ne pas spécifier le siége de ce nervosisme *spinal*, afin de le séparer par exemple d'une maladie de même nature caractérisée là par des vertiges ou une paralysie du mouvement, *nervosisme cérébral;* ici, par des vomissements incoercibles, *nervosisme gastrique ;* ailleurs, par des vertiges, chez d'autres par des névralgies multiples, etc., etc. Il y a donc, d'après l'exagération et le siége de quelques-uns des phénomènes du nervosisme, des variétés dans la manifestation de cette névrose générale, et ce sont ces variétés que je propose de dénommer en prenant pour épithète le nom du phénomène nerveux principal. Ainsi seraient classées les manifestations secondaires de cette maladie, dont la nature, restant toujours la même, se trouve révélée par des désordres très-variables, et quelquefois différents les uns des autres.

CHAPITRE VII

COMPLICATIONS DU NERVOSISME.

Le nervosisme aigu et le nervosisme chronique existent très-rarement seuls et sans altérations viscérales. Sauf le nervosisme primitif, constitutionnel, souvent héréditaire, et qui se développe sans lésion somatique appréciable, le nervosisme secondaire est toujours, au moment de son apparition lié à quelque nosorganie antérieure des poumons, du foie, des reins ou d'un autre viscère. Ce ne sont pas là des complications, et il ne faut considérer comme telles que les altérations organiques développées dans le cours du nervosisme.

Je citerai en première ligne l'altération chloro-anémique du sang, c'est-à-dire l'*aglobulie* et l'*oligohémie*, effets constants de l'inanition ou de l'alimentation insuffisante, et source des principaux troubles nerveux et organiques observés chez les malades. Viennent ensuite l'hypocondrie ou nosomanie, l'aliénation mentale, la tuberculisation pulmonaire chez les sujets prédisposés à cette maladie, les congestions du poumon; les suffusions séreuses, et consécutivement la phlegmasie de ces membranes provoquée par la quantité surabondante de sérum; l'œdème et l'anasarque, les eschares du sacrum et des trochanters, les paralysies musculaires ou sensoriales, les contractures, etc.

Parmi ces complications, la tuberculisation pulmonaire est la plus redoutable, et ce qu'on sait de l'influence des chagrins prolongés, de la mélancolie, des passions dépressives et surtout de l'alimentation insuffisante, conséquence de tout état moral grave, sur le développement de cette nosorganie montre ses rapports avec le nervosisme. C'est un fait signalé par Morton (1), par Baumès, par Vicq-d'Azyr (2), par Lorry (3), par R. Whytt (4), par Tissot (5), par Louyer-Villermé (6), par Laennec, etc. Ce dernier s'exprime en ces termes : « Parmi les causes de la phthisie pulmonaire, je « n'en connais pas de plus certaines que les pas- « sions tristes, surtout quand elles sont profondes « et de longue durée; et il est à remarquer que la « même cause est celle qui paraît le plus contri-

(1) MORTON, *De phthisi*, cap. IV.

(2) *Encyclopédie méth.*, t. II, p. 275.

(3) *De melancholia.*

(4) *Traité des maladies nerveuses, hypocondriaques et hystériques.* Paris, 1777.

(5) *Loc. cit.*

(6) *De l'hypocondrie*, t. II, p. 452.

« buer au développement des cancers et de toutes « les productions accidentelles qui n'ont pas d'ana- « logue dans l'économie animale. C'est peut-être à « cette cause qu'il faut attribuer la fréquence de « ces affections dans les grandes villes, etc. (1). »

CHAPITRE VIII

ANATOMIE PATHOLOGIQUE.

L'inutilité reconnue des recherches anatomiques dans les névroses, et la rareté des nécropsies dans le nervosisme aigu ou chronique pourraient me dispenser de toute excursion sur le domaine de l'anatomie pathologique. Ce serait un moyen commode de laisser une difficulté dans l'ombre; mais ce procédé, peu digne de la véritable science, ne pourrait qu'en affaiblir l'autorité. Quels que soient les embarras de la question, il faut l'aborder franchement, pour établir autant qu'il sera possible le rapport des symptômes et des lésions somatiques.

Si le nervosisme est vraiment une névrose, si les désordres nerveux multiples dont j'ai parlé ne sont que des troubles essentiels, reflexes et sympathiques, il est évident que nulle lésion somatique n'en peut rendre compte d'une manière absolue; on sait, en effet, à quoi s'en tenir sur la recherche anato-

(1) LAENNEC, *Traité d'auscultation.*

mique des causes de la douleur, de l'affaiblissement de l'intelligence, des hallucinations ou des illusions sensoriales, de la perte des forces musculaires, du spasme, des convulsions, etc., etc. Aucune modification organique ne peut les expliquer, et il en est de même pour les symptômes variés du nervosisme. Est-ce là ce que disent les observations dans les cas de mort où l'autopsie a pu être faite? C'est là ce qu'il faut savoir. Malheureusement le nervosisme s'observe en ville plutôt qu'à l'hôpital, et les nécropsies en sont très-rares. Je citerai cependant celle de Lobstein, rapportée dans son *Anatomie pathologique*, et celles dont parle M. Chomel, à propos de la dyspepsie acide, car je n'en ai fait aucune depuis que mon attention est fixée sur ce sujet, et mes souvenirs ne m'en rappellent que trois pratiquées dans les conditions spéciales que je vais indiquer plus loin. De plus, dans cette maladie, comme il survient avec le temps des complications viscérales graves dans l'intestin, dans les séreuses ou dans les poumons, il ne faut pas à la nécropsie considérer comme afférent au nervosisme ce qui ne lui appartient pas et ce qui forme une nosorganie secondaire. Ce fait étant bien établi, y a-t-il après la mort des nervosiques des altérations matérielles organiques de nature à rendre compte des phénomènes nerveux observés pendant la vie? Non, répondent ensemble la nosologie et la clinique. En effet, c'est une névrose, et plusieurs autopsies n'ont fourni que des résultats négatifs.

Voici l'extrait d'une observation d'autopsie publié par Lobstein.

OBS. XLII. — *Nervosisme chronique, suite de chagrins violents. — Gastralgie, constipation, amaurose; marasme. — Mort. — Pas de lésions à l'autopsie* (1).

« Un jeune homme de 22 ans, bien constitué, d'une conduite exemplaire, sujet depuis l'âge de 18 ans à des constipations et à des coliques nerveuses, éprouve des chagrins domestiques occasionnés par l'aliénation mentale de son père. Il se rend à Paris pour se distraire, mais il y reste triste et rêveur. N'ayant depuis longtemps qu'un appétit médiocre, il conçut l'idée de forcer son estomac à prendre plus d'aliments qu'il n'en exigeait : soit qu'il ait été fortement incommodé de cette tentative, soit prévention, il prétend avoir senti et entendu une rupture de cet organe par l'effet de la distension qu'il lui avait fait subir. Cette idée le poursuit continuellement ; l'appétit est anéanti au point que le malade ne peut plus avaler quelques cuillerées de soupe sans répugnance et sans ressentir une pesanteur insupportable. Après trois mois de séjour à Paris, il revient dans sa famille. La maigreur est extrême; le ventre, très-aplati, n'est ni dur, ni douloureux; les selles sont rares; pouls petit et lent; il n'y a ni vomissement, ni même envie de vomir; nuls renvois, point d'émission de vents par en haut, même pendant les digestions si lentes et si pénibles. Durant deux mois que vécut encore le malade, les forces diminuèrent de plus en plus, et la maigreur augmenta à vue d'œil. Le pouls devient de plus en plus faible, petit et lent; le malade est obligé

(1) LOBSTEIN, *Anat. pathol.*, t. I, p. 81.

de garder le lit à cause de sa grande faiblesse ; ses pieds et ses mains prennent une couleur violette et sont constamment froids. Les traits du visage se décomposent, la peau de cette partie est fortement tendue sur les éminences osseuses; les joues sont hideusement enfoncées, les lèvres collées sur les arcades dentaires. Dans le dernier jour de la vie, les yeux se présentaient sous un aspect horrible : la fonte du tissu cellulaire graisseux de l'orbite ayant fait naître autour de ces organes un cercle noirâtre et profond, les paupières s'y enfoncèrent et ne pouvaient plus recouvrir, par conséquent, la surface antérieure du globe de l'œil. Il en résulta que la cornée devint trouble et terne. Le pouls ne se faisait plus sentir ni au carpe, ni au pli du coude ; le cœur lui-même n'avait plus que d'obscurs frémissements. Cependant la respiration s'exerçait encore, quoique faiblement. Ce qui avait conservé quelque énergie, c'était la tête et l'organe de la voix. Dans les huit derniers jours, ce malheureux ne voyait plus les objets ; mais ses gestes, ses gémissements, le serrement affectueux de sa main annonçaient qu'il conservait son intelligence et ses facultés morales.

« L'autopsie cadavérique fut bornée à la poitrine et au bas-ventre. Les poumons étaient pâles et exsangues, du reste parfaitement sains; le péricarde renfermait très-peu de sérosité ; le cœur était réduit à un poids de 6 onces et à un volume tel que son diamètre longitudinal n'était que de 3 p. 4 l. et le transversal de 2 p. 4 l.; il ne renfermait pas de sang, et il était si blanc à l'extérieur qu'on aurait cru qu'il avait été lavé plusieurs fois avec de l'eau chaude. Le tube digestif ne présentait aucune altération, non plus que le foie et le pancréas; la vésicule du fiel, qui était vide, avait conservé sa couleur naturelle; la rate était plus petite que de coutume; elle ne pesait qu'une once et n'avait que 3 pouces de longueur sur 2 de largeur. Ce qui est à remarquer, c'est que la rate, le poumon et le cœur étaient absolument décolorés et vides de sang ; il ne s'en écoula pas non plus des grosses veines situées sous et derrière la clavicule.

Cette observation est extrêmement remarquable, en raison de la nécropsie qui la suit. Une gastralgie suivie de mort dans le marasme, sans aucune altération organique, est un fait trop rare pour n'être pas signalé à l'attention des médecins. Elle se rattache entièrement à notre sujet, et nous sommes très-heureux de la reproduire.

En voici une autre plus récente de M. Louis. Elle est relative à un fait de nervosisme caractérisé par la contracture des membres droits, la céphalalgie, la surdité, les illusions et les hallucinations sensoriales, des douleurs abdominales vives, de la fièvre et suivie de mort. A l'autopsie on trouva une péritonite générale sans aucune lésion du système nerveux (1).

Dans celle qu'on va lire et qui a été recueillie dans le service de M. le docteur Briquet, à la Charité, les résultats ont été semblables.

OBS. XLIII. — *Nervosisme chronique, effet de préoccupations morales, avec influence d'hérédité. — Gastralgie; céphalée occipitale; insomnies; suffocations; convulsions passagères; anesthésie des organes des sens, de la face et des membres. — Paralysie du facial; affaiblissement des muscles des membres. — Paralysie du larynx, de l'intestin et de la*

(1) *Annales médico-psychologiques*, janvier 1846, t. VIII, p. 112.

vessie. — Marasme. — Mort. — Pas d'altération du système nerveux (1).

« Grasson, 37 ans, ouvrier typographe, né à Paris, d'un père aliéné, avec un commencement de paraplégie.

« Cet homme est très-impressionnable. De 25 à 32 ans, il a eu des préoccupations d'esprit au sujet d'affaires d'intérêt; à 32 ans, des douleurs à l'épigastre et à l'hypocondre gauche; ces douleurs ont été toujours en croissant, et sont devenues très-violentes.

« Depuis la même époque, engourdissement et paralysie légère du sentiment à la partie inférieure de la face; de temps en temps, gêne à avaler, et suffocation. Il éprouvait de temps en temps, le long des membres, des douleurs qui le forçaient à interrompre son travail.

« A 35 ans, attaques de nerfs avec mouvements convulsifs involontaires, venant à l'occasion d'émotions vives, de contrariétés.

« A 36 ans, douleur fixe dans le milieu du dos, et commencement d'incontinence d'urine.

« Depuis deux ou trois ans, engourdissement, faiblesse dans les membres du côté gauche.

« Depuis quinze jours, affaiblissement de l'odorat et de la vue à gauche, ainsi que de la gêne dans la prononciation. Pas d'amaigrissement ni de troubles dans les grandes fonctions.

« Entré à la Charité, le 13 janvier 1851, dans l'état suivant :

« Homme de petite taille, assez maigre, peau à peine colorée; point de vertiges; plusieurs fois par jour, survient dans la tête une douleur très-vive, dont la sensation est telle qu'il semble au malade qu'on lui donne sur l'occiput un fort coup de marteau. Cette douleur apparait brusquement, répond dans toute la tête, et cesse bientôt sans lais-

(1) Briquet, *Traité clinique et thérapeutique de l'hystérie*, p. 29.

ser de traces. Il y a peu de sommeil la nuit; le réveil a presque toujours lieu à l'occasion de douleurs d'estomac qui occasionnent une forte suffocation passagère.

« Paupière inférieure de l'œil gauche paralysée; œil droit profondément altéré depuis longtemps; la vue en est trouble. La vue de l'œil gauche est affaiblie, et la sensibilité de la muqueuse abolie; la pupille gauche est normale.

« La narine gauche ne sent pas les odeurs; elle est insensible au toucher. Il en est de même de la moitié gauche de la langue et de la bouche, qui a perdu ses sensibilités tactile et gustative. Les dents sont insensibles à gauche, au point que l'on peut percuter les arcades dentaires, sans que le malade ait la sensation du choc; des courants électriques de grande intensité ont été dirigés sur elles, sans que le malade perçût l'action de l'agent excitateur.

« Les altérations de la sensibilité et de la contractilité musculaire ne sont pas moins curieuses.

« La moitié gauche de la face est anesthésiée; du côté droit, la sensibilité est seulement affaiblie.

« L'anesthésie est complète sur les muqueuses de tous les organes des sens du côté gauche seulement; plus faible aux mêmes points du côté droit.

« Dans l'état de repos, la bouche n'est pas déviée; mais, lors des mouvements, on s'aperçoit que les muscles du côté gauche sont profondément affaiblis; car, alors, la bouche tire légèrement vers l'oreille droite, et la moitié droite des lèvres se contracte seule.

« Sous l'influence de l'excitation électrique, les muscles se contractent comme à l'état normal; mais la sensation que provoque l'opération est nulle dans certains muscles, et considérablement affaiblie dans d'autres.

« Ainsi les muscles frontal, pyramidal du nez, dilatateur du nez, orbiculaire de l'œil, sont sensibles, tandis qu'on peut diriger les plus forts courants sur les autres muscles, sans que le malade en accuse douleur. L'excitation électrique, limitée sur les nerfs sous-orbitaire et mentonnier, ne donne lieu à aucune sensibilité, tandis que les sus-orbitaires ont conservé une grande partie de leur sensibilité. La sensibilité électro-cutanée de la face est nulle à gauche, et très-faible à droite.

« La déglutition est un peu gênée, surtout celle des liquides, qui reviennent quelquefois par le nez.

« La respiration est normale; néanmoins, lorsque le malade fait des efforts, tousse ou parle, il se fait dans l'inspiration un gémissement analogue à celui du premier temps de la toux de la coqueluche chez les enfants; il semble que le malade soit prêt à suffoquer. Ce bruit accompagne chaque inspiration un peu forte.

« La parole est lente, embarrassée; de temps en temps, quelques accès de dyspnée. Un peu de toux; sous la clavicule droite, le son est très-légèrement dur, et la respiration un peu faible.

« Bruits du cœur normaux; quelques palpitations de temps en temps.

« A peine les aliments sont-ils dans l'estomac, qu'une vive douleur se développe à la région épigastrique et hypocondriaque gauche, s'étendant jusqu'à la région précordiale. Cette douleur qui apparaît irrégulièrement, tantôt un jour, tantôt l'autre, dure très-longtemps, quelquefois même tout un jour, s'exaspère au point de forcer le malade à se rouler par terre, à s'agiter dans tous les sens, et simuler une sorte d'attaque nerveuse, sans qu'il y ait cependant jamais de mouvements convulsifs. L'action de prendre des aliments, une distraction, une excitation violente sur un autre point du corps, font disparaître cette douleur d'estomac. Jamais de vomissements, mais souvent des aigreurs d'estomac.

« La pression sur l'épigastre n'est pas habituellement douloureuse. Il y a une constipation opiniâtre. Le malade est quelquefois forcé d'extraire avec ses doigts des excréments que les efforts de la défécation ne suffisent pas à rejeter au dehors.

« L'excrétion des urines est assez facile; cependant le jet n'a pas une très-grande force, et ne s'arrête pas net à volonté.

« La sensibilité à la douleur de la peau des membres supérieur et inférieur du côté gauche est affaiblie; un peu d'engourdissement dans la main et le pied gauche.

« Quand le malade se lève et veut marcher, il tremble, chancelle; cela tient tout à la fois à la faiblesse des muscles, et à ce que les pieds n'ont pas la sensation tactile, la sensation de résistance du sol sur lequel ils reposent.

« De temps en temps, il accuse une douleur vive vers les apophyses épineuses des vertèbres dorsales.

« Point d'anesthésie au tronc, pouls à 70. Lorsqu'il s'assoupit, le malade est pris souvent d'une sorte de soubresaut général, qu'il compare à la sensation d'une étincelle électrique.

« La nuit seulement, depuis qu'il est à l'hôpital, il est pris d'une attaque convulsive toute spéciale, qui souvent se répète plusieurs fois de suite à quelques heures d'intervalle. Au milieu de son sommeil, il jette un cri, suivi d'un mouvement convulsif général qui quelquefois le fait tomber en bas du lit; il perd complétement connaissance, et au bout de quelques minutes il revient à lui, sans avoir gardé le souvenir de ce qui s'est passé.

« Le 25 février, on constate que l'œil gauche ne peut se porter ni en dedans, ni en bas, ni en haut, mais qu'il a complétement conservé la faculté de se porter en dehors.

« Le 10 mars, le côté gauche de la face a été plusieurs fois galvanisé, et l'excitation successivement dirigée sur la peau des muscles. Sous cette influence, la paupière supérieure gauche a commencé à se mouvoir, et aujourd'hui l'œil peut être en partie spontanément découvert; les muscles des joues ont repris leur contractilité, et la bouche est beaucoup moins tirée à droite. L'excitation électro-cutanée a rappelé la sensibilité sur presque tous les points de la face, bien qu'elle soit encore très-faible. Les muqueuses des organes des sens plus réfractaires à l'agent électrique sont restées à peu près insensibles.

« La déglutition étant difficile et gênée, la voix est presque éteinte; l'action électrique fut alors portée sur les constricteurs du pharynx et les muscles du larynx, mais sans succès.

« Le 11 mai, l'amélioration qui s'était d'abord manifestée ne s'est pas longtemps soutenue; depuis une quinzaine de jours, le malade ne quitte pas le lit. Il y a prostration extrême, amaigrissement squelettique, fièvre continuelle depuis quelques jours, intelligence nette; la paralysie de la face est promptement revenue. La déglutition est très-difficile, au point que le malade ne peut prendre ni aliments solides, ni aliments liquides. Respiration constamment râlante; voix complétement éteinte depuis une huitaine de jours.

« Mort à midi, le 11 mai 1851.

« Autopsie, 48 heures après la mort.

« Cerveau à l'état normal : il est arrondi, et semble un peu volumineux. La pie-mère et l'arachnoïde sont légèrement épaissies et légèrement adhérentes à la pulpe cérébrale; le tissu cellulaire sous-arachnoïdien est un peu œdémateux. La base du cerveau n'offre rien à noter; chaque nerf, examiné à son origine, se présente à l'état normal. Le cerveau est ensuite coupé couches par couches, ainsi que le cervelet, sans offrir de lésion appréciable.

La moelle, examinée dans sa partie inférieure, et enlevée jusqu'au renflement cervical, nous montre l'origine apparente du facial, pneumo-gastrique, spinal, glosso-pharyngien; toutes ces parties sont saines. Les pneumo-gastriques, disséqués dans tout leur trajet cervical, sont parfaitement normaux.

« Tous les organes splanchniques sont sains. La valvule pylorique offre un léger épaississement du tissu cellulaire sous-muqueux, avec induration et transformation lardacée, sans que le rétrécissement soit assez considérable pour apporter une grande gêne au cours des matières. Les voies urinaires sont saines. »

Pour ceux qui appellent *hystérie* toute attaque convulsive, cette observation pourrait être considérée comme un exemple d'*affection hystérique*; mais la combinaison des viscéralgies, de la névralgie occipitale, des paralysies partielles et de la dyspepsie, m'engagent à donner à ce fait sa véritable place dans la nosologie. C'est un fait de nervosisme chronique héréditaire ayant amené le marasme nerveux et la mort sans lésion appréciable du système nerveux. L'absence d'altération du cerveau ou de la moelle donne à ce fait une importance considérable, et, sous ce rapport, il ne doit *pas être oublié*. (*Obs.* XL.)

Voici un cas semblable publié par M. Landry, et où l'autopsie n'a montré aucune lésion somatique (1).

OBS. XLIV. — *Nervosisme chronique, influence héréditaire; maladies aiguës antérieures. — Dyspepsie consécutive, amyosthénie, dysphagie, toux nerveuse; œsophagisme, fourmillements et paralysie commençante, suite du traitement antiphlogistique causé par pneumonie, paraplégie, suivie de paralysie généralisée. — Mort, autopsie. Aucune lésion appréciable du système nerveux.*

« Grellier (Jean-Baptiste), âgé de 43 ans, paveur, entre

(1) *Gazette hebdomadaire de médecine et de chirurgie.*

le 1er juin 1859 à l'hôpital Beaujon, service de M. Gubler, salle Saint-Louis, n° 22. Petite taille (1m, 50), faible constitution, maigreur, teint peu coloré, cheveux châtains, yeux gris, pas de tempérament exclusif.

« Le père du malade, mort à l'âge de 68 ans, paraît avoir été paralysé pendant les dernières années de sa vie ; sa mère, ses frères et ses sœurs n'ont jamais eu aucune affection semblable à celle qui le conduit à l'hôpital.

« Cet homme, d'une chétive constitution, a été surtout maladif dans son enfance : il dit avoir eu de 4 à 9 ans une fièvre intermittente très-rebelle, à la suite de laquelle il resta faible et languissant, et un rhumatisme articulaire de longue durée à l'âge de 15 ans. Depuis cette époque jusqu'en 1858, sa santé n'a été troublée que de loin en loin par quelques indispositions qu'il ne peut caractériser. Il n'avoue d'autre accident vénérien qu'une gonorrhée suivie de tuméfaction avec douleur vive des testicules, mais pas de chancre ni d'engorgement des ganglions inguinaux.

« Dans le cours de l'année de 1858-59, la santé de Gr... a été compromise par une série, à peine interrompue, d'affections de plus en plus sérieuses. En juillet 1858, il fut pris subitement d'un frisson, suivi de fièvre, de malaise général, puis de symptômes vagues dont il ne sait pas rendre compte. Il resta plusieurs semaines au lit ; aucun traitement actif ne fut mis en œuvre ; la convalescence fut courte et franche ; l'appétit et les forces revinrent promptement.

« Trois mois après, en novembre, nouveau frisson, accompagné de fièvre et d'une douleur dans le bras gauche, qui se déplaça les jours suivants et parcourut successivement les quatre membres. Gr... ne peut dire si ces douleurs furent plus intenses aux articulations que dans les parties molles, mais il affirme qu'il n'y a jamais eu ni rougeur ni tuméfaction. Elles étaient continues, sourdes, plus aiguës au moindre mouvement. Elles ont duré trois semaines, pendant lesquelles Gr... ne garda pas toujours le lit.

« Dès qu'il se trouva mieux, il revint à son ouvrage de paveur, et travailla jusqu'au 16 mars. Cependant *l'appétit était inégal, souvent nul,* les forces ne reparaissaient pas, la *fatigue venait vite,* il y avait un vague malaise général, etc.

« Au commencement de janvier 1859, se manifestèrent quelques symptômes peu marqués du côté de l'arrière-gorge. *Gêne de la déglutition, petite toux continuelle, provoquée par la sensation d'un corps à expulser du pharynx;* du reste, pas de fièvre, peu ou point de douleur. Ces phénomènes ont persisté, avec des alternatives d'aggravation et d'amélioration, mais sans devenir jamais trop pénibles.

« Le 16 mars, Gr... éprouva subitement un frisson très-vif au milieu de son travail, avec point de côté et toux. La fièvre survint ensuite, et il s'établit une expectoration abondante. Le médecin appelé déclara le malade atteint de « fluxion de poitrine, » pratiqua trois saignées, puis administra des potions vomitives, fit appliquer des vésicatoires volants sur la partie postérieure gauche du thorax, et prescrivit une diète sévère. Pendant dix-huit jours Gr... ne prit aucun aliment; au bout de ce temps, on lui permit quelques bouillons. La convalescence fut lente, le malade ne put reprendre son ouvrage que le 9 mai, et à cette époque il était encore très-faible et mangeait à peine. Les forces, loin de revenir, ne cessèrent de diminuer. Le 15 mai, Gr... dut abandonner son travail, et sentant la faiblesse augmenter encore, il se décida à entrer à l'hôpital, où il fut admis le 1er juin.

« Dès le 11 ou le 12 mai, le malade avait ressenti des fourmillements aux extrémités des doigts et des orteils. Ces sensations, d'ailleurs peu gênantes, restèrent limitées aux parties indiquées, et Gr... s'en préoccupa à peine.

« D'ailleurs, quoique éprouvant une faiblesse générale, il restait maître de tous ses mouvements, et, sauf la fatigue inaccoutumée que lui causait le travail, tous ses membres lui rendaient les services habituels. Le 1er juin il vint sans peine de Boulogne-sur-Seine à l'hôpital Beaujon, à pied, et jusqu'au 13 juin ne présenta aucun symptôme appréciable. Il ne se plaignait lui-même d'autre chose que d'un sentiment de faiblesse universelle. D'après son aspect extérieur, ses plaintes semblaient même exagérées, et M. Gubler, ne trouvant aucun motif pour y ajouter foi, en suspectait la sincérité.

« Le 13 juin, Gr... s'aperçut qu'en marchant ses genoux fléchissaient souvent. Le lendemain, ces flexions devinrent plus fréquentes, et ses pieds lui paraissaient lourds, comme collés au sol, difficiles à lever. Depuis quelques jours déjà les fourmillements avaient gagné la totalité des pieds, et graduellement les jambes et les cuisses. Aux membres supérieurs, ils s'étaient propagés jusqu'aux bras. Ces sensations s'avançaient de bas en haut, formant comme un bracelet assez étroit autour des parties envahies, et laissant au-dessous d'elles, au fur et à mesure qu'elles remontaient, les membres engourdis comme par le froid.

« Les jours suivants, la marche devint de plus en plus difficile. Le malade ne pouvait pas lever les jambes. Leurs mouvements de propulsion étaient lents et se faisaient en traînant le pied sur le sol.

« Le 17 juin, à la visite du matin, Gr... prétend ne plus pouvoir marcher ni se tenir debout. On le fait lever soutenu par deux personnes, et on voit en effet que les membres inférieurs fléchissent bientôt si on l'abandonne à ses propres forces. Quand il essaye de marcher, les mouvements qu'il exécute sont lents et mous, et non brusques et désordonnés. Ses pieds ne quittent pas le sol et sont ramenés en avant, en rasant le plancher, et non vivement et régulièrement projetés. Au lit, il ne peut soulever ni l'un ni l'autre des membres inférieurs au-dessus du matelas. C'est avec peine qu'il parvient à fléchir la cuisse sur le bassin. Étant sur le dos, il cherche inutilement à se mettre sur le côté ; il tourne le tronc assez facilement, mais il ne réussit pas à entraîner les membres pelviens. Les mouvements des membres supérieurs sont peu modifiés. Il se sert des doigts et des mains avec une vigueur suffisante pour s'accrocher et se soutenir aux personnes qui l'aident à marcher, quand elles font mine de vouloir l'abandonner à lui-même. Il se plaint cependant d'une certaine rigidité des doigts, qui lui semblent comme tuméfiés quand il veut les fléchir, ou comme entourés et comprimés par des liens, « ficelés. » Il a éprouvé depuis plusieurs jours, et éprouve encore la même sensation dans les orteils quand il les agite. D'ailleurs ces sensations ne se produisent que pendant les mouvements spontanés, et non pas dans les mouvements imprimés ; les articulations ne présentent rien d'anormal, et les parties paralysées sont parfaitement souples. De tous les mouvements des membres thoraciques, ceux d'élévation du bras sont seuls bien sensiblement affaiblis. Gr... ne peut élever le bras jusqu'à lui donner une position horizontale, ni l'y maintenir quand on l'y place. Cela est surtout marqué à droite.

« Pas de fièvre ; nulle douleur, ni dans les membres ni le long de l'axe vertébral ; pas de céphalalgie, pas de contracture, pas de mouvements convulsifs ni réflexes quand on essaye d'en provoquer. Sensibilité seulement un peu obtuse à la plante des pieds. Intelligence normale. Peu d'appétit, mais aucun trouble des voies digestives. L'état général est tel, en un mot, que M. Gubler craint encore de se laisser tromper par quelque supercherie.

« 20 juin. La paralysie du mouvement n'a pas cessé d'augmenter dans les parties déjà envahies et de se propager à celles qu'elle avait d'abord respectées. Elle est aujourd'hui presque complète dans les membres inférieurs. Les membres supérieurs ne rendent plus aucun service au malade depuis hier, bien que leurs mouvements ne soient pas entièrement abolis. Les fourmillements, qui ont continué de remonter, se font maintenant sentir autour du thorax et à la base du cou. Gr... se plaint d'un peu de gêne de la respiration, d'une sorte de constriction pénible du thorax ; il parle aussi d'une « barre » à l'épigastre, qui met obstacle aux inspirations. En examinant la poitrine, on reconnaît que les côtes sont soulevées en bloc et que leurs mouvements individuels sont très-bornés. En outre, l'épigastre *se creuse légèrement pendant l'inspiration et se soulève dans l'expiration.* Ce signe, très-accusé quand le malade est couché sur le dos, l'est à peine lorsqu'il est assis. Gr... peut encore faire effort, et, quand il l'essaye, on voit l'épigastre saillir comme à l'état normal. Dyspnée légère, parole un peu entrecoupée, expectoration sans énergie. Le malade prétend aussi sentir sa langue comme épaissie et moins mobile ; la mâchoire lui semble plus lourde, et il trouve les aliments plus durs qu'à l'ordinaire ; enfin il y a un peu de dysphagie. L'état général reste le même que les jours précédents.

« 21 juin. Ce matin, à la visite, on trouve tous les symptômes plus prononcés que la veille. Aspect cachectique, toux, expectoration muqueuse abondante, sueurs habituelles.

« Pouls assez rapide (de 85 à 90 pulsations à la minute), mais petit et dépressible ; la chaleur, généralement peu élevée, est diminuée dans les membres, surtout à leurs extrémités. Bruits du cœur normaux, système veineux peu développé.

« Appétit médiocre, langue bien naturelle, petite, conique et rose. Fonctions digestives régulières. Les selles et les urines ne présentent rien à noter.

« Il existe aujourd'hui une paralysie du mouvement à

peu près générale, mais plus ou moins complète dans les différentes régions du corps. En bloc, elle est d'autant plus prononcée qu'on s'éloigne davantage de la tête, comme on peut voir par l'exposé détaillé qui va suivre :

« *Membres inférieurs.* — Ces membres ne peuvent plus exécuter qu'un très-léger mouvement de totalité. A quelque effort que se livre le malade, il ne parvient pas à les élever au-dessus du plan sur lequel ils reposent. Les seules contractions musculaires appréciables pendant ces tentatives sont celles du triceps crural. Voici du reste quel est l'état de la motilité pour chaque segment : les mouvements des orteils et des pieds sont absolument abolis, et toute la volonté de Gr... ne détermine pas la moindre contraction dans les muscles de la jambe. Si l'on soulève la cuisse, le malade peut étendre la jambe et la maintenir même assez longtemps dans l'extension ; mais au moindre effort de pression exercée sur elle, elle cède, fléchit et retombe comme un corps inerte. Même en soutenant la jambe pour alléger le poids du membre, on n'obtient aucun mouvement de la cuisse sur le bassin. Flexion, adduction, abduction, extension, rotation, tout est complétement aboli. Pendant les efforts du malade, on voit pourtant et on sent avec la main des contractions dans les adducteurs; rien de semblable dans les muscles fessiers. Au total, la paralysie est moins complète dans les muscles antérieurs et internes de la cuisse que dans ceux qui dépendent du grand-sciatique, quant à leur innervation.

« *Membres supérieurs.* — Les mouvements de totalité des membres supérieurs sont très-bornés; l'abduction et l'élévation du bras sont complétement impossibles. Si on le place à angle droit sur l'épaule, aussitôt il retombe sans que le malade puisse s'opposer à sa chute ou la modérer. On voit pourtant alors, et on sent avec la main, le deltoïde se contracter, mais d'une manière évidemment insuffisante. La rotation du bras en dedans ou en dehors s'exécute avec mollesse et incomplétement. Dans le reste du membre, la paralysie semble moins complète, mais toujours d'autant plus qu'on s'éloigne davantage de sa racine. L'écartement des doigts est à peine indiqué par quelques oscillations; l'adduction et l'opposition du pouce sont à peu près nulles; les doigts sont à demi fléchis, et le malade ne peut en augmenter la flexion que très-légèrement; aussi ne peut-il serrer ni tenir les objets qu'on lui place dans la main. L'extension des doigts et des poignets est presque impossible; les mouvements de latéralité ou de rotation de la main sont très-restreints. A gauche, le malade fléchit et étend assez bien l'avant-bras sur le bras, mais la moindre résistance suffit pour l'empêcher. A droite, ces mêmes mouvements sont plus faibles encore, et surtout beaucoup plus limités.

« *Tronc*, etc. — La station assise est impossible, et quand on met le malade dans cette position, il ne peut la conserver si on ne l'y maintient, et retombe en arrière ou du côté. Les muscles abdominaux se contractent volontairement, mais d'une manière peu énergique. Les parois thoraciques se soulèvent en bloc pendant l'inspiration, par la seule action des muscles cervicaux, et les dimensions des intervalles intercostaux ne changent pas d'une manière sensible. Le trapèze et les muscles pectoraux se contractent encore assez bien, et Gr... porte sans peine en avant, en arrière ou en haut le moignon de l'épaule; cependant un léger effort de ma part annule tous ces mouvements. Pendant qu'ils s'accomplissent ou quand le malade fait de grandes inspirations, le grand dentelé ne paraît nullement agir. Du reste, le scapulum conserve son attitude normale.

« Si l'on fait asseoir le malade, sa tête tombe en avant ou latéralement, et il ne la relève qu'avec effort.

« Le diaphragme participe évidemment à la paralysie, car au moment de l'inspiration, et surtout d'une inspiration profonde, l'épigastre s'excave fortement et se soulève dans l'expiration. Gr... peut encore faire effort, mais pour un temps très-court, et reste ensuite épuisé, essoufflé.

« La respiration est donc gravement compromise : d'après ce qui précède, en effet, l'ampliation du thorax est incomplète, à la fois par défaut de mouvement des côtes et du diaphragme. A chaque inspiration, les sterno-mastoïdiens et les scalènes se contractent avec force ; sensation d'oppression très-pénible : dyspnée marquée, respiration fréquente, haleine courte, parole entrecoupée, voix assez puissante, mais faiblissante, par intervalles. La toux manque d'énergie, l'expectoration, l'expulsion même deviennent presque impossibles.

« Dysphagie, mâchoire plus lourde, difficulté de la mastication, langue moins mobile, sentiment de rigidité et d'épaisseur de l'organe. La prononciation est épaisse, mais toutes les lettres sont nettement articulées. Pas de tremblement des lèvres ni de la langue. Aucune trouble appréciable des mouvements des yeux et de la face ; toutefois, le malade accuse des fourmillements et de la rigidité dans les joues.

« Le malade vient encore d'uriner spontanément et d'avoir une selle. Il n'a jamais cessé de sentir le besoin d'uriner et de le satisfaire à son gré.

« Les mouvements qui ne sont pas entièrement abolis sont mous, faibles, lents, peu étendus, mais, sans exception, bien mesurés, bien coordonnés. En aucun point on n'observe ces oscillations, ces tremblements, ces contractions déréglées qui appartiennent à la paralysie générale des aliénés ou à la paralysie du sens musculaire.

« L'irritabilité musculaire est partout bien normale : les muscles, peu volumineux, ne paraissent pourtant pas atrophiés ; enfin les cordons nerveux accessibles à l'électricité restent tous excitables.

« Pas de rétraction tendineuse, pas de contracture ni de convulsions partielles ou générales à aucune époque de la maladie. On ne parvient pas à provoquer le moindre mouvement réflexe, même en variant les excitations de toutes manières.

« La sensibilité est beaucoup moins compromise que la motilité. Les sensations de douleur et de température ne sont modifiées nulle part ; celles d'activité musculaire, bien conservées dans la presque totalité du corps, sont abolies dans les muscles moteurs des pieds et des orteils. Gr..., en effet, n'a conscience ni des mouvements imprimés à ces parties, ni des contractions provoquées dans les muscles dont il s'agit au moyen de l'électricité. Il sent pourtant fort bien la douleur de crampe et la douleur cutanée produites par ce dernier mode d'excitation. Partout ailleurs, les sensations d'activité musculaire persistent et ne sont même pas diminuées. Les simples contacts pratiqués avec des corps à température indifférente ne sont plus perçus à la plante et sur le dos des pieds. Au niveau du tiers inférieur des jambes, Gr... commence à sentir vaguement ces impressions, qui deviennent ensuite de plus en plus distinctes, à mesure que l'on remonte vers le tronc. Aux membres supérieurs, l'anesthésie ne dépasse pas le tiers inférieur de l'avant-bras, et n'est complète qu'à la pulpe des doigts. Enfin la sensibilité au contact est obtuse sur la partie postérieure et latérale du tronc. Dans ces régions, Gr... sent lorsqu'on le touche ; mais il n'établit aucune différence entre l'attouchement simple et le frottement de la peau, entre le contact de la main et celui d'une étoffe de laine promenée sur le corps. Là, du reste, comme partout où l'anesthésie est peu prononcée, il perçoit les chocs ou les contacts peu ménagés, et non les impressions légères que l'on produit en effleurant la peau avec l'extrémité du doigt, ou avec une barbe de plume.

« Le malade accuse dans les membres paralysés, principalement aux extrémités, un sentiment de torpeur ou d'engourdissement qu'il compare à l'effet d'un froid intense; il dit aussi les sentir toujours froids. Et, en effet, ces parties, quoique bien couvertes, et malgré la température élevée de la saison et la rapidité du pouls (85 à 90 pulsations), sont évidemment froides : les pieds, en particulier, ont une température cadavérique.

« Les sens spéciaux sont tous normaux.

« L'intelligence, naturellement peu développée du malade, n'a pas été modifiée. Aujourd'hui, je crois même remarquer plus de lucidité dans ses réponses, plus de netteté, plus de choix et de propriété dans les expressions; ce qui, il est vrai, peut tenir à moins de timidité que les jours précédents.

« L'état général ne présente d'ailleurs rien d'alarmant ; la physionomie du malade est fort calme, et c'est à peine si, au premier abord, on remarque la dyspnée dont il se plaint. Il exprime cependant quelques appréhensions sur son état, et par moments semble éprouver de tristes pressentiments.

« *Traitement.* — Frictions sur les membres avec le liniment volatil térébenthiné; quinquina; électrisation. Alimentation substantielle, côtelettes, vin de Bordeaux. Cet ensemble de moyens est déjà mis en usage depuis plusieurs jours.

« Dans la journée, les accidents se sont encore aggravés. Vers quatre heures, la dyspnée était extrême, la parole très-entrecoupée et faible; la face et le cou étaient légèrement cyanosés et couverts d'une sueur froide. Le malade se plaignait d'un obstacle à l'entrée de l'air par la bouche et les narines, et accusait une sensation de constriction au niveau du larynx.

« A cinq heures, sur les instances de la sœur de service, il se décide à manger, mais ne peut avaler. Il demande alors à être placé sur son séant, pour faciliter la respiration et la déglutition; mais, après quelques instants, il s'affaisse en demandant du secours, pâlit et meurt subitement, *huit jours révolus après le début de la paralysie.*

« *Autopsie*, le 23 juin, à neuf heures (beau temps, + 17° centig.), quarante heures après la mort.

« Le cadavre conserve, à peu de chose près, l'aspect de la vie. Rigidité cadavérique assez prononcée.

« Le crâne et la colonne vertébrale sont ouverts avec précaution. Les sinus sont gorgés de sang; après l'incision de la dure-mère, on trouve également les veines des méninges céphalo-rachidiennes remplies de sang. Mais il n'existe aucune apparence d'épanchement ni dans la cavité de l'arachnoïde, ni dans la trame de la pie-mère; fort peu même de sérosité; pas de dépôts plastiques: aucune trace de phlegmasie.

« Les circonvolutions cérébrales et les lames cérébelleuses ont leur coloration et leur consistance normales; sur la partie moyenne de l'hémisphère gauche, on voit seulement quelques plaques d'une fine arborisation, qui d'ailleurs ne pénètre pas dans la substance grise. Dans ces points comme sur toute la surface de la masse encéphalique, on enlève aisément les méninges sans déchirer le tissu sous-jacent.

« L'examen le plus minutieux ne fait découvrir aucune altération ni dans la moelle allongée, ni dans le cervelet, ni dans aucune partie du cerveau proprement dit. Les substances blanche et grise conservent leur aspect ordinaire. Pas de piqueté rouge; ni congestion, ni anémie de la pulpe nerveuse, ni ramollissement, ni induration. Aucune trace d'épanchement sanguin ancien ou récent, soit dans l'épaisseur du parenchyme, soit dans les ventricules, etc.

« Même intégrité de la moelle dans toute son étendue et dans tous ses éléments; origines nerveuses très-belles.

Des segments de l'organe, pris à diverses hauteurs, ont été soumis à l'examen microscopique par MM. Bourguignon, Gubler, Ch. Robin et par moi-même, et les résultats de ces différents examens ont été identiques. Intégrité complète des deux substances blanche et grise.

« Les muscles sont d'un beau rouge, et quelques portions du muscle soléaire, examinées au microscope, ont les caractères normaux du tissu contractile.

« Le thorax étant ouvert, on constate du côté droit des adhérences très-solides. Le poumon droit présente presque partout une coloration lie de vin et une apparence splénique; son tissu est plus dur et plus friable que le tissu pulmonaire sain; des morceaux, jetés dans l'eau, surnagent cependant. Le poumon gauche, en grande partie intact, offre par places le même aspect que le droit. Dans quelques points, son parenchyme est encore plus fortement coloré et paraît infiltré de pigment noir. Çà et là, dans les deux poumons, quelques particules crétacées; mais nulle part de tubercules crus ou ramollis.

« Les autres organes n'ont pas été examinés.

« EN RÉSUMÉ, un homme de quarante-trois ans, d'une chétive constitution (atteint de dyspepsie, d'amyosthénie, de toux nerveuse et d'œsophagisme), débilité encore par une série d'affections aiguës successives, par des émissions de sang et une diète prolongée, éprouve, pendant une convalescence lente et incomplète, un sentiment de faiblesse générale qui augmente graduellement, mais sans aucun symptôme appréciable de paralysie. Bientôt surviennent des fourmillements aux orteils et aux doigts, d'abord limités à ces parties, sans que le mouvement et la motilité en soient modifiés.

« Après une période prodromique de six semaines environ, caractérisée par ces phénomènes, les fourmillements des extrémités gagnent de proche en proche les parties plus élevées des membres, remplacés par de l'engourdissement, puis par la paralysie des parties qu'ils abandonnent successivement. La paralysie, qui frappe surtout la motilité, se propage avec rapidité, des pieds au reste des membres inférieurs, puis aux membres supérieurs, au tronc, aux muscles respirateurs, à la langue, etc. L'abolition du mouvement est d'autant plus complète, qu'on se rapproche davantage des extrémités; la miction et la défécation restent normales jusqu'aux derniers moments. L'irritabilité et la nutrition musculaire, l'excitabilité des cordons nerveux ne sont nulle part altérées. Pas de contracture, pas de convulsions partielles ou générales, pas de tremblement fibrillaire ni de mouvements réflexes. A aucun moment de la maladie, le malade n'accuse de douleur dans les membres, le long du rachis ou de la tête, et la pression n'en développe en aucun point. Pas d'appareil fébrile. Intelligence normale.

« Enfin, la respiration devient de plus en plus incomplète, des symptômes d'asphyxie se manifestent, et le malade meurt subitement huit jours après l'apparition des premiers phénomènes paralytiques.

« L'autopsie ne révèle aucune lésion saisissable du système nerveux. On trouve seulement les traces d'une pleurésie et d'une pneumonie de date récente. »

Cette observation a été publiée par M. Landry sous le titre de *paralysie ascendante aiguë généralisée*. Ce fait, comme beaucoup de paralysies et de troubles essentiels du système nerveux, me paraît dépendre de l'état nerveux causé par de longues maladies et l'anémie qui en résulte. — Il est fâcheux que dans ce cas l'attention n'ait pas été portée sur ce point et qu'on ait omis de mentionner la présence ou l'absence des souffles vasculaires artériels. — Il offre d'ailleurs un intérêt tout particulier, c'est l'absence d'altérations organiques du système nerveux, démontrée par une nécropsie très-minutieuse.

Dans les cas de dyspepsie acide grave suivie de mort, dont parle M. Chomel, et qui ne sont que des cas incompris de nervosisme aigu, les résultats de l'autopsie sont tout aussi négatifs. Plusieurs des malades qui ont succombé ont été ouverts, dit ce médecin, et une seule fois la muqueuse de l'estomac était amincie et ramollie; une fois le foie était jaune clair, augmenté de volume; deux fois il y avait une collection de sérosité dans les ventricules du cerveau, enfin *rien qui soit de nature à expliquer la mort* (1).

Dans les trois cas dont j'ai parlé et qui étaient relatifs à des convalescences de fièvre typhoïde traitées par une diète très-rigoureuse, des vomissements incoercibles avaient entraîné la mort au milieu d'un état fébrile secondaire d'un amaigrissement excessif, et de troubles nerveux considérables de l'intelligence et des organes des sens. Dans ces trois cas, je ne trouvai rien dans l'estomac ni dans les centres nerveux. Il n'y avait d'autre altération anatomique que les traces d'anciennes ulcérations de l'iléon et du cœcum complétement cicatrisées. Des faits de ce genre ont été signalés par d'autres

(1) Chomel, *Des dyspepsies*, p. 146.

médecins, et il en est de même d'après MM. Paul Dubois et Depaul, etc., dans le nervosisme aigu des femmes grosses lorsque des vomissements incoercibles viennent à les faire périr.

Pourrait-on trouver dans ce cas, au moyen de recherches plus minutieuses faites avec le microscope, dans les cordons ou dans les centres nerveux, des altérations assez considérables et suffisamment constantes pour rendre compte des troubles variés du nervosisme ? Je ne saurais le dire, mais il est permis de l'espérer malgré l'insuffisance reconnue de la micrologie appliquée à l'étude des maladies du système nerveux. C'est une recherche à faire; les résultats annoncés par M. Jacubowistch sur la configuration des cellules nerveuses du système cérébro-spinal, sur leurs altérations dans les empoisonnements, sont de nature à encourager les médecins, mais ce ne sont là que des espérances, et jusqu'ici nulle altération matérielle, visible ou invisible à l'œil du médecin, ne rend compte des désordres observés dans les névroses.

En l'absence d'altérations cadavériques persistantes, y a-t-il pendant la vie, dans le nervosisme aigu ou chronique, des altérations organiques en rapport avec les souffrances des malades? Non, si par altérations organiques on n'entend que des modifications de la structure anatomique des *tissus* et des solides; oui, au contraire, si, prenant le mot d'altération organique dans son sens le plus général, on y rattache les altérations du sang ou *nosohémies*. En effet, le nervosisme n'est pas plus une lésion matérielle de l'organe dont les fonctions sont troublées, que le podagrisme n'est une maladie spéciale aux pieds, ni la pétéchie scorbutique une maladie de la peau; les troubles dynamiques et matériels de ces différentes maladies générales sont subordonnés à des nosohémies particulières bien déterminées. Je n'ai pas à dire ici quelles sont celles de la goutte ni du scorbut; mais dans le nervosisme, il y en a une qui joue très-souvent, à l'égard du nervosisme, un rôle considérable : c'est la *nosohémie chlorotique*. Bien qu'aucune analyse spéciale n'ait encore démontré le fait, on peut le considérer comme incontestable. Il s'observe dans toutes les névroses, dans la chorée, dans les névralgies, dans l'aliénation mentale, dans les viscéralgies, etc., etc.; et son existence est ici mise en lumière par l'étiologie, par la clinique et par le traitement. En effet, la convalescence, les hémorrhagies considérables, l'inanition, qui produisent la chloro-anémie, produisent également le nervosisme. L'examen des malades permet de constater sur un grand nombre, sinon chez tous, des palpitations, des bruits de souffle dans le cœur, ou seulement dans les gros vaisseaux artériels, la diminution générale du calibre des artères et de tout le réseau vasculaire superficiel, ce qui caractérise l'*hydrémie*, l'*aglobulie* et l'*olighémie*. Enfin le traitement par les moyens corroborants et toniques, qui guérit la chlorose, produisant aussi un soulagement réel ou la guérison chez certains nervosiques, démontre qu'il y a entre la nosohémie chlorotique et le nervosisme un rapport intime qu'on ne pourrait négliger sans méconnaître les principes d'une saine observation.

De cette discussion résulte que dans le nervosisme aigu ou chronique, il n'y a pas d'altération de structure appréciable dans les solides, mais qu'en revanche, il existe presque toujours une altération du sang, *véritable nosohémie chlorotique*, dont les caractères ont pour la première fois été révélés par MM. Andral et Gavarret, et qui se retrouve dans la plupart des névroses.

Maintenant quel rapport y a-t-il entre la nosohémie chlorotique et les différentes névroses, celle-ci de préférence à celle-là, la chorée par exemple, plutôt qu'une névralgie ou que le nervosisme? C'est ce qu'il est impossible de dire; et il serait téméraire de vouloir donner l'explication du phénomène. Pour le présent, bornons-nous à constater le fait, en laissant à d'autres la tâche de pénétrer un peu plus loin.

Ceux qui partagent l'opinion de Sydenham et qui appellent hystérie, la plupart des troubles fonctionnels du système nerveux de l'homme, de la femme et de l'enfant, ne seront pas de mon avis; ils diront toujours avec le grand médecin que je viens de citer : « *Quand j'ai bien examiné une malade, et que je ne trouve en elle rien qui se rapporte aux maladies connues, je regarde l'affection dont elle est prise comme une hystérie.* » Ce n'en sera pas moins une erreur, et l'observation attentive des malades montrera qu'il n'est pas possible de classer toutes les névroses mixtes sous les noms absolus d'*hystérie* et d'*hypocondrie ;* qu'il en est un certain nombre qui en diffèrent assez par les symptômes pour constituer une espèce morbide différente, et que la comparaison des phénomènes observés dans ces névroses justifie cette séparation.

CHAPITRE IX

DIAGNOSTIC.

Si l'analyse attentive des symptômes offerts par les malades atteints de nervosisme aigu et chronique permet bien d'établir la nature, l'étendue, le développement, la marche et les terminaisons du mal; elle ne suffit pas pour empêcher les méprises avec des névroses analogues ou avec certaines maladies compliquées d'accidents graves du système nerveux. En montrant la multiplicité de désordres fonctionnels et sensoriaux, indépendants de lésions somatiques appréciables, elle a validé l'existence du nervosisme, mais sans faire ressortir tout ce que cette névrose a de particulier ou de spécial. C'est une question nouvelle à élucider, et je vais essayer de le faire, en comparant les symptômes du nervosisme aigu ou chronique avec ceux des maladies à peu près semblables. On verra de cette façon que le diagnostic n'est généralement pas difficile. Voici d'abord le tableau des phénomènes ordinaires et caractéristiques du nervosisme.

A l'état aigu, le nervosisme primitif est généralement caractérisé par la fièvre continue et rémittente, par des malaises, et par une grande faiblesse ; par de l'inappétence et de la dyspepsie ; de la constipation, quelquefois des nausées, des vomituritions ou des vomissements ; par du ptyalisme ; par des étouffements et des palpitations ; par des insomnies, des rêvasseries, quelquefois du délire, par des troubles sensoriaux plus ou moins prononcés, par un amaigrissement rapide, etc., désordres fonctionnels dont aucune lésion somatique ne peut rendre compte. Il en est de même dans le nervosisme aigu secondaire, avec cette différence qu'on y trouve la trace des altérations anatomiques de la maladie, qui a précédé l'apparition des phénomènes nerveux morbides.

Le nervosisme chronique primitif ou secondaire,

est caractérisé par des douleurs erratiques ou localisées, superficielles ou profondes, par de la dyspepsie, avec dépravation du goût, nausées et quelquefois des vomissements ; par des flatuosités, de la constipation, ou des alternatives de constipation et de diarrhée, des étouffements, des palpitations, par des pneumatoses et des troubles de sécrétion, par la diminution de la mémoire et de l'intelligence ; par l'irritabilité du caractère ; par les paralysies ou les hallucinations des différents organes des sens ; par la diminution du mouvement nutritif avec ou sans fièvre, avec ou sans marasme, suivant l'intensité ou la durée du mal, de manière à constituer un état morbide, dont les phénomènes indépendants de toute altération matérielle indiquent une profonde altération de tout le système nerveux.

Plusieurs maladies peuvent être confondues avec l'état nerveux aigu ou chronique, soit par leurs symptômes principaux, soit par des symptômes secondaires, occasionnés par une complication. Parmi elles, je citerai l'*hystérie*, l'*hypocondrie*, la *folie monomaniaque*, et la *démence*, les *dyspepsies*, la *gastralgie*, la *syphilis constitutionnelle*, certaines *fièvres continues* ou *rémittentes*, quelques *nosorganies latentes*, telles que les *maladies chroniques du foie*, des *organes digestifs*, du *cœur* ou des *poumons*, et principalement la *typhlite chronique* et la *phthi-*

sie tuberculeuse pulmonaire. L'*hystérie*, névrose convulsive, apyrétique, ne pourra jamais, dans aucun cas, être rapprochée de l'état nerveux aigu, si ce n'est par ceux qui, à l'exemple de Baillou, Tissot, Morgagni, admettent une *fièvre hystérique* comparable aux fièvres inflammatoires et typhoïdes. Mais il n'en est pas de même de l'état nerveux chronique. Ces deux névroses également fréquentes chez la femme offrent différents symptômes communs; néanmoins l'hystérie est une névrose essentiellement convulsive, dans laquelle les larmes, le spasme, les convulsions et la perte de connaissance ayant une forme particulière, jouent le principal rôle, tandis que dans le nervosisme les syncopes sont excessivement rares, ainsi que les attaques convulsives, qui ressemblent à l'éclampsie, et qui ne sont pas toujours accompagnées de perte de la connaissance. L'hystérie donne lieu à une sensation de boule qui remonte de l'épigastre à la gorge, phénomène inconnu chez les nervosisques. Elle revient par accès éloignés apyrétiques, tandis que l'autre existe, comme maladie permanente, tantôt avec fièvre intermittente, irrégulière, tantôt sans fièvre, lorsque la maladie n'est pas très-intense. Elle ne suspend jamais le mouvement nutritif, tandis que le nervosisme intense peut l'arrêter et produire un état de marasme, précurseur de la mort. En revanche les phénomènes communs sont certains troubles de l'intelligence, du mouvement, de la sensibilité générale ou spéciale, et des organes sécréteurs. Le délire, les rêvasseries, les hallucinations, et les illusions sensoriales, la paralysie des muscles, ou des organes des sens, l'hyperesthésie et l'anesthésie de la peau, les névralgies intenses, superficielles ou profondes, les urines claires, abondantes etc., s'observent dans l'un et l'autre cas, selon la forme et l'intensité de l'état morbide.

L'*hypocondrie* ou *nosomanie*, surtout caractérisée par la préoccupation constante d'un malade sur des souffrances réelles ou imaginaires, n'existe jamais à l'état aigu. Elle ne peut être confondue qu'avec le nervosisme chronique, avec lequel elle se réunit souvent comme complication. Ces deux névroses offrent un grand nombre de phénomènes communs, mais beaucoup moins accentués dans la pr emière, que dans la seconde. La mélancolie la tristesse, l'abattement, la crainte de la mort par suite de souffrances indéterminées, superficielles ou profondes, appartiennent surtout à l'hypocondrie; on n'y observe jamais de douleurs névralgiques aussi vives que dans le nervosisme chronique, et elle n'offre point au même degré, les troubles de l'intelligence dont j'ai parlé. Il ne survient que bien rarement du délire, des illusions sensoriales, jamais de convulsions, de contracture ou de paralysies; pas de syncopes, *pas de fièvre ni de marasme*, mais en revanche, comme troubles nerveux communs, il faut citer la dyspepsie, la constipation, les étouffements, les palpitations du cœur ou des artères et l'allanguissement général, au milieu duquel se traîne péniblement la vie des malades. Le développement par l'état aigu suivi de l'état chronique, la présence de la fièvre et l'intensité des douleurs, et des phénomènes nerveux principaux sont les plus importants caractères différentiels de ces deux névroses.

La *folie* dans plusieurs de ses formes, à l'état de monomanie, peut être aisément confondue avec le nervosisme aigu ou chronique, car on y retrouve quelques-uns de ses symptômes les plus importants. Sans parler du délire aigu fébrile que tout le monde aujourd'hui sépare de l'aliénation mentale, il y a, chez quelques malades, un délire partiel monomaniaque, caractérisé chez les uns par des envies de suicide ; chez d'autres par des hallucinations ou des illusions sensoriales du toucher, de la vue, du goût, de l'ouïe et de l'odorat, suivies de paroles ou d'actes déraisonnables qu'il est quelquefois bien difficile de distinguer de la folie. C'est principalement par sa marche rapide et sa courte durée que la nature des accidents de ce nervosisme pourra être reconnue. En effet, le fou monomaniaque a toutes les apparences de la santé, et n'a que rarement de la fièvre; ses digestions sont généralement bonnes, et il n'offre aucun trouble de sensibilité ni de mouvement. Tout le mal est borné aux désordres des facultés de l'intelligence ; il a une marche chronique, et le reste de l'organisation n'y prend aucune part ; dans le nervosisme aigu ou chronique, au contraire, les troubles intellectuels sont entièrement secondaires, passagers et consécutifs à de graves désordres fonctionnels antérieurs, de tous les organes. Ce sont des épiphénomènes, au milieu d'un état morbide déjà bien caractérisé.

Comme je l'ai dit, les hallucinations passagères provoquées par l'état nerveux et reconnues fausses par les malades eux-mêmes, ne me paraissent pas devoir être considérées comme un symptôme constant de folie. L'aliénation n'existe que si le malade, perdant toute conscience de la fausseté de ses sensations, devient pour toujours le jouet de son rêve, et se livre aussi pour toujours à des actes répréhensibles. C'est ce qui arrive quelquefois, et la folie est alors la fin du nervosisme chronique.

Le nervosisme aigu simule quelquefois les *maladies aiguës, inflammatoires* ou les *pyrexies*. Dans l'un des cas que j'ai cités (*obs.* x), on parlait tour à tour d'une fièvre typhoïde légère et d'une fièvre rémittente sans pouvoir prononcer entre ces deux maladies. Je n'acceptai aucune de ces opinions, et me plaçant au contraire à un point de vue tout différent, celui d'un nervosisme aigu produit par une longue inanition, je conseillai l'usage de côtelettes grillées, après des immersions dans l'eau froide, et la malade guérit très-rapidement.

Cette opinion est aussi celle de mon savant collègue, M. Beau, qui a contesté la réalité du nervosisme. Ce médecin, qui considère toutes les maladies nerveuses générales de l'homme et de la femme comme une seule névrose dite *vaporeuse*, ou *hypocondriaco-hystérique*, admet cependant que l'état nerveux peut simuler la fièvre typhoïde. Dans son discours à l'Académie de médecine, il déclare même que ces cas sont assez communs, et il les désigne sous le nom de *fausse fièvre typhoïde*. Je suis trop heureux de cette concordance d'observation avec mon collègue, pour ne pas montrer qu'il se contredit un peu, en niant le nervosisme distinct de l'hystérie et de l'hypocondrie, alors qu'il est conduit par son observation à admettre un état nerveux aigu, simulant à ce point la fièvre typhoïde qu'il lui en donne presque le nom. S'il considère ce qu'il appelle des *fausses fièvres typhoïdes*, comme des cas d'hystérie ou d'hypocondrie, la contradiction est flagrante, et si, au contraire, c'est un état nerveux spécial, M. Beau devient un auxiliaire que je suis d'autant plus enchanté de m'adjoindre qu'il est plus désintéressé dans la question.

Certaines maladies organiques de l'intestin, notamment la *typhlite chronique*, donnent lieu à des phénomènes morbides assez semblables à ceux du nervosisme chronique. L'inappétence, la constipation et les alternatives de constipation et de diarrhée; les flatuosités, la faiblesse musculaire, la fièvre erratique et l'amaigrissement, les douleurs du ventre et de la tête, la tristesse et l'abattement ressemblent assez à ce que l'on observe dans le nervosisme chronique ; mais on n'observe point de troubles graves de l'intelligence ou des organes des sens, jamais de paralysie, de convulsions, de contractures ni d'illusions sensoriales, pas de syncopes, ni d'étouffements; en revanche, il y a, comme caractère distinctif des deux états morbides, une tumeur mobile, sonore, de volume variable dans la fosse iliaque droite, formée par le cœcum rempli de gaz et de matières stercorales.

Il n'est pas impossible que l'état nerveux aigu ou chronique soit considéré comme une *phthisie tuberculeuse,* au premier degré. Deux fois, j'ai vu commettre cette erreur, fort excusable lorsque les malades offrent la toux nerveuse dont j'ai parlé, ou lorsque, sans ce phénomène, il se produit de la fièvre et un amaigrissement dont la cause matérielle est impossible à découvrir. Le caractère particulier de la toux suffit souvent pour lever tous les doutes qu'on pourrait avoir. Ainsi la jeune fille dont j'ai parlé plus haut (p. 78) ne toussait pas au lit, dans le décubitus horizontal, et aussitôt assise sur son séant ou debout sur le sol elle toussait d'une manière incessante. Il n'en fallait pas davantage pour me faire diagnostiquer une *toux nerveuse*. Chez une autre malade, la toux continuelle, dans toute position, avait une fréquence, une petitesse et une sécheresse particulières. C'était un indice de sa nature nerveuse, mais comme il n'y avait pas là de certitude absolue, il fallut recourir à l'auscultation de la poitrine, qui éloigna toute idée de tuberculisation pulmonaire. Au reste, quand il y a doute sur la nature de la toux ou sur la cause de la fièvre et de l'amaigrissement d'un malade, quels que soient les autres signes d'une phthisie pulmonaire commençante, il faut prendre garde de prononcer légèrement ce diagnostic, sans avoir constaté par l'auscultation et la percussion des modifications caractéristiques, du son de la poitrine et du murmure respiratoire vésiculaire. Les erreurs de ce genre sont très-préjudiciables, surtout quand, après le faux diagnostic d'une phthisie tuberculeuse, on voit guérir assez rapidement des malades qu'on croyait irrévocablement perdus et qu'un nouvel examen oblige à considérer comme atteints d'une maladie nerveuse.

Une question importante se rattache au diagnostic différentiel qui précède. Sans doute on a pu regarder comme atteintes de phthisie des personnes n'ayant pas autre chose qu'un nervosisme aigu ou chronique, cela n'est pas douteux; mais ne pourrait-on pas commettre l'erreur opposée, qui consisterait à prendre pour un état nerveux une tuberculisation commençante ? n'y a-t-il pas de *phthisie latente*, qui puisse donner lieu à des phénomènes nerveux prolongés, capables de donner le change sur la véritable nature d'un mal qui ne doit éclater que beaucoup plus tard ? Cela n'est pas impossible, et je l'ai plusieurs fois observé. Il en est, sous ce rapport, des affections latentes de la poitrine, comme de toutes les autres maladies latentes du foie, de la rate ou des reins. Elles produisent pendant plusieurs mois des troubles sympathiques, semblables à ceux du nervosisme chronique, mais dont la nature différente ne se révèle qu'au bout d'un temps assez long. Chez quelques individus, on voit en effet, sans cause appréciable, des malaises, de l'amaigrissement sans fièvre, la perte des forces, quelquefois des vomissements, des palpitations, des étouffements, une petite toux sèche et rare, etc., etc., qui précèdent de plusieurs mois la bronchite, l'hémoptysie, et les signes physiques de la tuberculisation pulmonaire. Le diagnostic reste incertain, ou s'égare, et l'on considère comme affectés d'une maladie nerveuse, ces individus qui sont destinés à périr de phthisie pulmonaire. Il est quelquefois impossible de se prononcer immédiatement, et il faut suivre pendant quelques jours le développement des phénomènes morbides, en ayant soin de contrôler par la percussion et par l'auscultation les résultats de l'observation clinique. Ces moyens d'exploration sont, avant tous les autres, les seuls qui puissent jeter de la lumière sur ces cas difficiles. Les modifications de la résonnance thoracique, et les altérations du murmure vésiculaire normal dissipent assez promptement toute incertitude. Le nervosisme peut souvent faire croire à l'existence de *maladies organiques du cerveau et de la moelle*, qui n'existent pas. En effet les vertiges, les étourdissements, les bluettes, l'incertitude de la marche, les fourmillements, et les engourdissements partiels de la peau, la paralysie font souvent croire à la présence d'une tumeur cérébrale ou d'une apoplexie imminente qui ne viendra jamais. Il en est de même de la faiblesse, de l'engourdissement des membres inférieurs, de l'impuissance ou de la frigidité qui ont fait présumer des lésions chimériques de la moelle, et qui ont motivé les plus malheureuses tentatives de thérapeutique.

J'ai soigné plusieurs hommes forts et vigoureux, déjà sur le retour, qu'on croyait menacés d'apoplexie, et qu'on saignait inutilement pour des étourdissements, des vertiges, des défaillances telles que dans la rue, craignant de tomber, l'un prenait une voiture pour rentrer chez lui ; ou, comme le faisait l'autre, il inclinait à droite malgré lui, de manière à ne pouvoir se sauver des voitures, et à gagner forcément le côté droit des maisons. — Du fer, du quinquina, des affusions froides ont guéri ces malades.

Ailleurs, c'étaient des individus qu'on voulait traiter par des cautères sur la colonne vertébrale et auxquels on prescrivait le repos pour une prétendue myélite chronique. Ils guérissaient par les ferrugineux, par l'exercice forcé, et par les bains de mer.

On en pourra voir la preuve dans les observations n° XXIII et n° XXIV. L'une d'elles m'a été communiquée par le docteur Huette.

Quelques médecins prenant l'effet pour la cause, et considérant la *gastralgie* ou la *dyspepsie* observées en même temps que d'autres phénomènes morbides au début du nervosisme, comme des maladies particulières, n'ont pas vu que ces névroses de l'estomac n'étaient qu'une partie de l'ensemble des troubles observés chez les malades. Ainsi M. Chomel dit avoir observé une maladie, encore non décrite, qui lui semble être « la forme la plus grave de la dyspepsie acide, » et il en donne une description très-détaillée (1). Son tableau est l'expression la plus par-

(1) *Des dyspepsies*. Paris, 1858, chap. VI.

faite de ce qu'on observe dans le nervosisme aigu. Il n'y a rien à lui ajouter; mais chez les malades observés par M. Chomel, la dyspepsie acide n'a pas plus d'importance que l'état fébrile concomitant, que la faiblesse, les vomissements, la constipation, les névralgies ou les viscéralgies, le délire, les hallucinations, etc., etc.; elle est sur le même rang que les autres symptômes indiquant un grave désordre du système nerveux, et elle ne saurait être considérée comme la cause première des accidents. Au contraire, en considérant le nervosisme aigu comme le point de départ de tous les autres symptômes, on se rend aussitôt compte de la série des phénomènes observés chez les malades.

M. Barras a commis la même faute d'appréciation à propos de la *gastralgie*, à laquelle il rattache génériquement toutes les névroses de l'intestin, alors qu'elles ne sont pas accompagnées de douleur, et qu'elles offrent, ce qui est extrêmement commun, une affection nerveuse de l'encéphale, jointe à celle des premières voies. La gastralgie existe rarement à l'état de maladie unique et distincte de tout autre état morbide; et presque toujours d'autres accidents nerveux, joints à elle, prouvent que son développement résulte d'une influence générale supérieure, ayant pour siége le système nerveux. Cette cause, c'est le nervosisme; et en lisant les observations de M. Barras, on voit que la plupart d'entre elles, désignées sous le nom de gastralgies, ne sont que des exemples plus ou moins déguisés de nervosisme aigu ou chronique. L'observation même de M. Barras. si longtemps malade, et que j'ai rapportée plus haut, en est la preuve.

Quelques cas de *chlorose*, de *chloro-anémie*, sont très-souvent compliqués de désordres nerveux multiples, très-graves, de nature à jeter l'incertitude sur le diagnostic, et il n'est pas toujours facile de déterminer si la chloro-anémie est le point de départ des accidents, ou si au contraire cette altération du sang est l'effet des troubles nerveux antérieurs. — L'embarras résulte aussi de ce que plusieurs médecins rangent au nombre des symptômes de la chlorose les troubles variés du nervosisme, ce qui est une erreur, car ces troubles ne sont que des complications exceptionnelles. Cette manière de voir fait qu'on attribue à la nosohémie chlorotique des accidents qui ne lui appartiennent pas nécessairement, soit qu'on en fasse la cause exclusive de l'état nerveux, soit qu'on se méprenne sur la nature des désordres fonctionnels et qu'on les considère à tort comme le signe de certaines maladies organiques. Sous ce dernier rapport elle est le point de départ d'une foule d'erreurs parfaitement signalées par M. le professeur Bouillaud, et dans lesquelles certaines personnes retomberont toujours. « Quelques médecins, dit

« ce savant professeur, se méprennent sur les « symptômes de l'état chlorotique : les uns attri- « buent à une *gastrite* les troubles fonctionnels de « la digestion ; d'autres à une *affection organique du* « *cœur*, à un *anévrisme*, les palpitations et l'essouf- « flement; d'autres à une *congestion cérébrale*, les « étourdissements, les maux de tête, etc., etc., *gas-* « *trite*, *anévrisme*, *congestion cérébrale* purement « imaginaires. » Chaque jour, en effet, je l'ai vu, comme M. Bouillaud, on traite intempestivement, comme atteintes de nosorganies *du cerveau et de la moelle*, de nosorganies *cardiaques*, *pulmonaires*, *intestinales* et autres, des personnes qui n'ont que de la chlorose ou une affection nerveuse protéiforme, c'est-à-dire un nervosisme ayant l'apparence de ces différentes maladies organiques. Ce sont les fausses maladies organiques de l'estomac, de l'intestin, des poumons, du cœur, de la moelle et du cerveau.

Dans la plupart de ces cas, l'examen attentif des malades, la cause et la marche des accidents, l'étude des fonctions et des organes plus que l'auscultation du cœur, de l'aorte et des carotides, lèvent tous les doutes, et annoncent l'existence de l'anémie et de l'essentialité des troubles nerveux. Il ne reste plus au médecin qu'à rechercher si cette anémie est primitive ou secondaire, et quelle est sa véritable part dans la production du nervosisme. — L'étiologie et le traitement sont la pierre de touche qui permet de résoudre la difficulté.

CHAPITRE X

PRONOSTIC.

Comme toutes les maladies générales, le nervosisme est une maladie grave, autant par la multiplicité des souffrances que par sa longue durée, sa résistance à tous les remèdes, et les dangers qu'il fait courir aux malades. C'est presque une diathèse, et on sait combien il est difficile à l'organisation de s'en débarrasser, une fois qu'elles sont établies. Sa gravité diffère beaucoup dans l'état aigu et dans l'état chronique, dans la forme primitive ou secondaire, et elle varie, selon la durée du mal, ou les complications qui surviennent.

Le nervosisme aigu est toujours infiniment plus grave que le nervosisme chronique, en raison des complications dont il peut être l'origine, de la tendance qu'il a à s'accroître, et de l'épuisement par inanition qu'il entraîne avec lui.

Le nervosisme chronique, au contraire, peut rester longtemps stationnaire à un assez faible degré, sans compromettre l'existence; et il ne devient dangereux qu'à la dernière période, au moment de la fièvre et de la production du marasme nerveux.

Dans sa forme primitive, il est toujours moins grave qu'à l'état de maladie secondaire; et dans ce dernier cas, le pronostic dépend surtout de la nature des altérations matérielles qui existent au sein des organes.

Le nervosisme aigu secondaire, qui commence, n'est pas très-grave, et il guérit assez rapidement par les toniques. C'est ce qu'on voit après de fréquentes saignées ou d'abondantes hémorrhagies, dans la convalescence de quelques maladies aiguës, et notamment de la fièvre typhoïde. Si l'on comprend bien la signification des phénomènes nerveux offerts par les malades, et qu'on les traite en conséquence, ils durent peu; au contraire, si, trompé sur leur nature, on leur oppose des moyens irrationnels, ils se prolongent et deviennent quelquefois le point de départ d'accidents mortels. Chez les uns, ce sont des vomissements incoercibles qui entraînent la mort par inanition, et chez les autres une excitabilité nerveuse extraordinaire, l'hyperesthésie de tous les sens, des convulsions ou des paralysies, de l'œdème, des congestions pulmonaires qui favorisent l'apparition d'une phthisie pulmonaire aiguë galopante.

D'après M. Chomel, les neuf dixièmes des malades succombent malgré tous les efforts de la thérapeutique; mais c'est là un pronostic que je ne saurais accepter. Sans doute, lorsqu'on se place au point de vue d'une dyspepsie acide, que l'on traite par des moyens irritants pour les malades, les résultats peuvent être aussi défavorables; mais lorsque la nature du mal est bien déterminée, et que, dans l'hypothèse d'une névrose générale, on a recours aux toniques et à une hygiène fortifiante, le danger n'est plus le même, et un assez grand nombre de malades peuvent guérir.

Le nervosisme aigu bien caractérisé est d'autant plus grave, qu'il est accompagné d'un plus grand nombre de troubles fonctionnels, et que son origine est plus éloignée. Le délire, les hallucinations, les défaillances, le ptyalisme, les vomissements, lui donnent une gravité redoutable. Le danger augmente si l'*aglobulie* et l'*olighémie* à leur dernière période se compliquent d'œdème; et alors la vie est très-sérieusement compromise.

Le nervosisme chronique n'offre souvent aucun danger. Borné à des troubles nerveux aussi nombreux que variables, et compatibles avec l'existence, il trouble la santé sans menacer la vie. Sa durée est illimitée. On n'en guérit jamais bien complétement. Quelquefois les symptômes perdent de leur intensité, quelques-uns disparaissent; on pourrait se croire guéri; mais la moindre cause occasionnelle les ranime et leur donne une intensité nouvelle, comme dans toutes les maladies générales et diathésiques. C'est un état morbide souvent incurable.

Dans quelques circonstances, le nervosisme chronique acquiert, par sa durée et par son intensité, une gravité incontestable ; cause de fièvre irrégulière ou rémittente, et de dyspepsie, il détruit les forces en arrêtant le travail digestif; du même coup il augmente l'appauvrissement du sang et aggrave les troubles fonctionnels déjà établis; les malades se mettent au lit pour toujours, maigrissent d'une façon incroyable, et tombent dans un état de marasme douloureux, au milieu duquel arrivent les complications les plus fâcheuses. L'œdème, l'anasarque, l'hydropisie des plèvres, du péricarde ou des méninges, les eschares au sacrum, les tubercules du poumon ou des séreuses, l'aliénation mentale, etc., se développent et amènent, trop lentement peut-être, la mort des malades, en raison de leur douloureuse agonie.

CHAPITRE XI

NATURE.

Dans la discussion sur le nervosisme, provoquée au sein de l'Académie impériale de médecine, par le rapport de M. Gibert, la nature de cette maladie a été vivement et brillamment débattue entre MM. Baillarger, Beau, Bouillaud, Piorry et M. le rapporteur (1). M. Gibert, qui partage mes opinions et qui a bien voulu leur prêter l'appui de sa parole incisive et spirituelle, a soutenu que le nervosisme avait quelque chose de spécial, distinct de l'hystérie ou de l'hypocondrie et méritait une place à part dans la nosologie; de plus, il a déclaré que c'était une névrose, c'est-à-dire une maladie sans lésion appréciable des solides ou des liquides, parce que l'anémie qu'on y observe quelquefois en est aussi bien l'effet que la cause.

Pour M. le professeur Piorry, la maladie n'existe pas, le nervosisme pas plus que les autres, et celle que j'appelle ainsi n'est qu'un état organopathique, où l'on trouve toujours une modification matérielle des tissus. Au point de vue philosophique où s'est placé cet honorable et savant professeur, l'objection est radicale, mais elle n'est pas sans réponse. M. Piorry n'admet pas les *névroses*, et il est conséquent avec lui-même en repoussant des cadres nosologiques l'hystérie aussi bien que le nervosisme. Pour lui, toutes les névroses sont des maladies organiques, et il appelle, dans ces cas, *lésion organique, les oscillations musculaires de la chorée, des convulsions, les mouvements vibratoires du tronc pendant le coït chez les hystériques*, etc. Dans cette philosophie médicale, *la vie n'est elle-même qu'un ré-*

(1) *Bulletin de l'Académie de médecine*, 1859.

sultat du mouvement moléculaire (1). Il y a, dans cette nouvelle manière de définir la lésion organique et même la vie, quelque chose qui donnerait raison à ce système absolu de la localisation des maladies, si la prémisse elle-même était exacte. Mais il n'en est rien. Si le mouvement vibratoire, transformé pour les besoins de l'organopathie en lésion organique, est la cause efficiente des convulsions, il n'en est pas la cause première, et d'ailleurs ce mouvement vibratoire n'explique que les convulsions et ne saurait rendre compte de la douleur ni de la paralysie où les oscillations musculaires sont supprimées. L'hypothèse tombe d'elle-même, mais en tout cas il est impossible de voir dans les effets de la force nerveuse qui fait osciller et contracter la fibre musculaire une explication plausible des phénomènes dont on cherche à comprendre la nature. Le nervosisme et toutes les névroses échapperont toujours à cette systématisation.

Ce que j'ai dit des causes du nervosisme, des influences débilitantes variées qui favorisent son apparition, de la variabilité, de la mobilité ou de l'intermittence de ses symptômes, et des inutiles recherches faites dans plusieurs nécropsies, démontre qu'il s'agit ici d'une maladie exempte de lésion dans les solides de l'organisme. Ou bien,

(1) *Gazette des hôpitaux*, 1859, p. 83.

c'est une *névrose*, c'est-à-dire une maladie sans lésion matérielle appréciable, ou bien, comme le pensent quelques médecins, une maladie des liquides, une *altération du sang*, c'est-à-dire une *nosohémie*.

M. le professeur Bouillaud, qui attribue les différents troubles nerveux dont je parle à une altération du sang, affirme qu'elle n'est autre que celle de l'*anémie* ou de la *chlorose*. Chez beaucoup de malades, en effet, il y a dans l'étude des causes antérieures et des symptômes, des motifs suffisants pour croire à l'existence de cette altération du sang; mais, chez d'autres, subitement devenus nervosiques par suite d'une impression morale, cette altération est impossible à démontrer. De plus, chez quelques nervosiques atteints de syphilis constitutionnelle, et qu'on guérit en peu de jours par l'iodure de potassium, chez quelques goutteux ou chez des herpétiques, il est difficile de démontrer l'existence de l'anémie, et s'il existe une altération du sang, elle est de tout autre nature, et en rapport avec la diathèse syphilitique, goutteuse ou herpétique. Le fer, si utile contre la chlorose, n'a aucun bon effet chez ces malades. On rencontre enfin un certain nombre d'individus qui, nonobstant leur nervosisme, ne présentent aucun signe extérieur de l'anémie ou de la chlorose, ni aucun des signes physiques généralement attribués à cette altération du sang. La chlorose n'est donc pas la cause matérielle nécessaire au développement du nervosisme; c'est parmi d'autres causes une de celles qui ont le plus d'action sur sa production, mais ce n'est pas la seule. La constitution et l'idiosyncrasie des sujets sont pour beaucoup dans l'apparition de cette affection nerveuse, et il est impossible de ne pas tenir compte de cette double influence. Si la chlorose accompagne souvent l'état nerveux et en augmente l'intensité, c'est comme effet secondaire, produisant l'affaiblissement de l'organisme et non comme cause primitive, puisqu'elle n'existe pas toujours au début des accidents nerveux. Une fois le nervosisme bien établi, les souffrances qu'il entraîne et ses effets sympathiques sur la digestion et sur la réparation des tissus, c'est-à-dire sur l'assimilation, ont une telle intensité, que le sang s'appauvrit et qu'ici, comme dans toutes les maladies chroniques, l'anémie est une conséquence fatale de l'état morbide.

Le nervosisme n'est donc pas nécessairement accompagné d'altération du sang, et quand celle-ci existe, ce n'est pas toujours la même, puisque la nosohémie chlorotique, goutteuse, syphilitique, herpétique, etc., peuvent en être le point de départ. De plus, l'anémie qu'on regarde trop souvent comme la cause absolue de l'état nerveux ou nervosisme, n'a pas cette importance, car elle ne se montre pas toujours au début des accidents, et dans la plupart des cas, c'est un élément secondaire, ou si l'on veut, un effet de la maladie principale.

Le nervosisme est donc une affection nerveuse qui, comme toutes les maladies de ce genre, peut exister sans lésion organique appréciable. Elle est *primitive* ou *secondaire* : *primitive* quand son développement ne coïncide avec aucune altération appréciable des solides ou des liquides; *consécutive*, au contraire, quand elle résulte d'une maladie de la substance nerveuse, organique ou parasitaire; quand elle est l'effet sympathique de la lésion d'un organe éloigné, principalement du tube digestif; quand elle se rattache enfin aux altérations du sang de l'anémie, de la chlorose, de la goutte, de l'herpétisme, de la syphilis, etc.

Le nervosisme appartient donc aux névroses, et de plus aux névroses générales, affectant toutes les fonctions connues du système nerveux. A ce titre, il se rapproche beaucoup de l'hypocondrie et de l'hystérie avec lesquelles on le confond très-souvent, en raison d'un grand nombre de symptômes communs. Il en diffère cependant sous beaucoup de rapports. L'état aigu n'existe pas dans l'hypocondrie ni dans l'hystérie, et la variété des phénomènes de l'état chronique, avec ou sans convulsions, avec ou sans nosomanie, sépare complétement ces trois névroses générales. — Nonobstant l'opposition de leurs symptômes, M. Beau les considère comme étant identiques, et il ne croit pas qu'il y ait lieu d'en faire trois espèces morbides distinctes. — Défenseur des doctrines un peu surannées de Sydenham et des médecins qui rapportent tous les systèmes nerveux à l'hystérie, il déclare « qu'on ne peut opérer de séparation radicale entre l'hystérie et le nervosisme (1) ; » et un peu plus loin, posant lui-même cette question : « Le nervosisme est-il distinct de l'hypocondrie ? » mon savant collègue répond : « Il est évident que le nervosisme n'est pas distinct de l'hypocondrie, quand on comprend cette maladie comme les anciens (2). »

Puisque d'une part, le nervosisme n'est point séparable de l'hystérie, avec laquelle il se confond, et que, de l'autre, il n'est pas distinct de l'hypocondrie, il faut de toute nécessité que l'hystérie et l'hypocondrie soient des maladies semblables, sans cela il est évident que le nervosisme ne saurait leur être réuni. M. Beau condamne donc aussi du même coup ma tentative nosologique et celles qui précédemment ont pour jamais établi la séparation des hystériques et des hypocondriaques. Il m'est impossible de ne pas en appeler d'un jugement qui simplifie un peu trop l'étude des maladies nerveuses, en les considérant toutes comme étant de même

(1) *Bulletin de l'Académie de médecine*, 1859, p. 572.
(2) *Loc. cit.*, p. 578.

nature. — De deux choses l'une : ou l'hystérie et l'hypocondrie sont des névroses différentes, ou elles sont semblables. Si ce sont des névroses semblables, ce que je n'accepte pas, le nervosisme n'a pas de raison d'être étudié à part ; mais si, au contraire, les deux maladies sont distinctes, il faut de toute nécessité admettre qu'il y a une forme particulière de névrose, une sorte de diathèse nerveuse ou *nervosisme* qui ne doit pas être confondu avec elles. La pratique a déjà contraint les nosologistes à séparer l'hystérie de l'hypocondrie, et elle consacrera dans l'avenir, je veux l'espérer, l'existence particulière de la diathèse nerveuse, dégagée de tout phénomène hystérique ou hypocondriaque.

CHAPITRE XII.

TRAITEMENT.

Le traitement du nervosisme est, comme celui de toutes les maladies générales et de toutes les diathèses, une chose complexe et difficile ; complexe, en raison de la multiplicité des désordres à combattre, et j'ajoute difficile, à cause de l'obscurité qui enveloppe encore la nature du mal. — Toutefois, avec l'intelligence des causes occasionnelles, de la marche et des effets secondaires du nervosisme, la science peut le combattre avec avantages ; et si elle ne le guérit pas certainement, du moins elle soulagera toujours les malades. — C'est une question de temps; et, à l'exception de certains cas de nervosisme aigu qui guérissent très-rapidement, il faut des mois et quelquefois des années de soins attentifs pour entraver la marche envahissante du nervosisme chronique. Sous cette dernière forme, il est rare que la maladie guérisse parfaitement, et la médecine n'a d'autre pouvoir que de soulager en produisant une amélioration considérable.

Si tous les troubles nerveux que j'ai indiqués, en racontant l'histoire du nervosisme aigu et chronique, se produisaient sans exception chez tous les malades, la situation serait la plus cruelle qu'une maladie pût engendrer. Il n'en est heureusement pas ainsi. Le nombre des troubles fonctionnels varie avec la gravité et l'ancienneté du mal. Il n'est jamais plus considérable qu'aux approches d'une terminaison malheureuse, ce qui modifie singulièrement, ainsi qu'on le devine, le traitement à mettre en usage.

Parmi les indications que présentent les individus atteints de nervosisme aigu et chronique, il y en a quatre qu'on peut formuler ainsi : 1° attaquer la cause du nervosisme; 2° fortifier la constitution, qui est ordinairement affaiblie; 3° combattre les troubles nerveux locaux par des moyens appropriés; 4° arrêter le développement des complications.

1° Attaquer la cause du nervosisme.

— Ce n'est pas toujours chose facile que de découvrir la cause d'une maladie. Mais, dans le nervosisme, cette recherche est moins souvent infructueuse que partout ailleurs. La connaissance du tempérament et de la constitution des malades, de l'influence héréditaire qui domine leur organisation; de leur âge et de leur position sociale; de leur manière de vivre; de leurs occupations et de leurs habitudes; de leurs malheurs; de leurs passions et de leurs excès; de leurs maladies antérieures, telles que la syphilis secondaire, les hémorrhagies, la diarrhée, les dartres générales, etc.; des fleurs blanches et des maladies de matrice; des grossesses et de l'allaitement, des pertes séminales, etc., etc., permet aisément de découvrir la véritable nature des phénomènes observés dans le nervosisme.

Tout ce qui est susceptible d'agir profondément sur le système nerveux, directement comme l'influence héréditaire, les impressions morales vives, et les excès de travail; ou indirectement comme la syphilis, la pléthore et les nosohémies chlorotiques primitive et secondaire, doit être pris en sérieuse considération, quand il s'agit de déterminer la thérapeutique à mettre en usage: «Si ergo sine discrimine « exhibeantur remedia, sive plethoræ, sive inanitis « peccet, videtis facile, quod optima medicamenta « sæpe possint fieri perniciosissima (1). »

(1) Boerhaave.

Le nervosisme résulte presque toujours de l'épuisement nerveux direct par les souffrances morales, les passions ou le travail intellectuel, et de l'épuisement nerveux indirect, occasionné par le mal physique et par les maladies chroniques. A cet égard, il faut que le médecin recherche, parmi ces causes, celle qui a été le point de départ des accidents morbides, et qu'il s'inspire de cette étude pour placer le malade dans des conditions hygiéniques différentes de celles où il a puisé les germes de sa maladie.

Le repos du cœur et de l'esprit; l'interdiction momentanée de tout travail intellectuel; la vie calme et tranquille, exempte des agitations, des chagrins, des préoccupations et des soucis causés par les revers de fortune, les passions et leurs excès, loin du bruit des villes, à la campagne, au milieu d'amis joyeux et dévoués, sont en général, ce qu'il y a de mieux à prescrire quand cela est possible, pour neutraliser la cause du nervosisme aigu et chronique.

Plus que les médicaments, les moyens moraux conviennent aux maladies que déterminent les souffrances de l'âme : « Morbi ab animi pathemate pen« dentes, blande ac leniter tractandi sunt; a ni« mia remediorum copia et vehementia quam ma« xime abstinendum (1). » Consolez-vous, vivez tranquille, réjouissez-vous du spectacle de la nature, des champs, dit souvent le médecin; il a bien

(1) Baglivi, lib. I, cap. xiv.

raison, et, si dérisoire que ce langage puisse paraître au premier abord, il est cependant le seul utile qui convienne médicalement chez les malades dont il est ici question. L'abandon des lieux où ils ont souffert est toujours suivi des plus heureux effets. Il n'y a pas d'affliction ou de chagrin qui ne s'adoucisse en cédant à l'honnête distraction des voyages et du séjour à la campagne, loin de tout bruit et de toute société importune, avec les occupations qu'il faut se créer dans un milieu nouveau.

Tissot accordait une telle influence à l'action des causes morales et du rire en particulier sur la guérison des maladies nerveuses, qu'il n'a pas craint de vouloir faire rire de force les malheureux malades confiés à ses soins et qui n'en avaient nulle envie.

« Les effets du rire sont ceux de la joie ; ils sont en général favorables et ils produisent d'excellents effets sur le poumon et sur les organes digestifs. Des malaises, des douleurs d'estomac, des coliques qui avaient résisté à tous les remèdes, ont été guéris par le rire, qui peut prévenir et même dissiper les obstructions ; l'augmentation de la force et de la vitesse de la circulation, qui s'étend jusqu'aux plus petits vaisseaux, l'action qu'il imprime à beaucoup de membres, ont encore un excellent effet sur toute la machine animale ; on néglige trop ce moyen, et je me suis servi avec succès plus d'une fois du rire excité par le chatouillement pour les enfants faibles pour qui je craignais le plus la nouure qui étaient pâles, maigres, languissants, et j'ose recommander ce secours, bien dirigé, comme une ressource infiniment plus précieuse dans bien des cas, quand il y a croupissement d'humeur dans les viscères ou manque d'action dans les solides, que tous les remèdes. On les met sur un lit ou à terre sur un drap, et en badinant on les chatouille aussi longtemps qu'ils paraissent s'en amuser. On finit dès qu'ils paraissent le désirer. Quelquefois, dix ou douze jours de cet exercice suffisent pour changer très-sensiblement la physionomie des enfants, en leur donnant plus de couleur et un air beaucoup plus animé et plus fort (1). »

Obs. xlv. — *Nervosisme chronique guéri par une impression morale* (2).

« J'ai beaucoup vu un homme qui, étant dans un état de consomption presque désespéré, inspira par sa douceur et son honnêteté une simple pitié à une femme charmante, qui se faisait un plaisir de lui donner des marques de l'intérêt qu'elle prenait à son sort; quelque malade qu'il fût, son cœur était encore capable de sentiment; il aima bientôt, et, à mesure que le sentiment augmentait, la maladie diminuait; la pitié qu'il avait inspirée devint un sentiment plus tendre, et l'amour satisfait lui rendit toute sa santé. Des bords du tombeau, il passa au lit nuptial sans aucun autre remède que l'influence d'une passion forte et heureuse. »

(1) Tissot, *Traité des nerfs*, t. III, p. 401.
(2) *Loc. cit.*, p. 322.

Si la maladie n'est point le résultat d'une cause morale et dépend, au contraire, de la spermatorrhée ou d'une affection de matrice, d'un vice des humeurs, tel que le podagrisme, le syphilisme, ou l'herpétisme, de la pléthore ou de la chlorose, etc., il en résulte des indications particulières qu'il importe de ne pas négliger. Ici ce seraient les antigoutteux, les antisyphilitiques, ou les dépuratifs et les révulsifs cutanés, tels que les cautères et les vésicatoires; ailleurs la saignée ; la cautérisation utérine ou prostatique ; chez d'autres enfin les préparations toniques et martiales, dont je vais parler d'une manière toute particulière. Ce qu'il ne faut pas oublier de faire, c'est la recherche attentive des causes probables ou certaines du nervosisme, morales ou physiques, leur connaissance est indispensable à la guérison.

2° Fortifier la constitution. — Que le nervosisme soit aigu ou chronique, primitif ou secondaire, s'il dépend d'un état de faiblesse générale, il importe de chercher à soutenir les forces et la vitalité par l'emploi des stimulants et des toniques, si les malades peuvent en supporter l'usage.

Il faut se hâter de nourrir ceux qui s'étaient mis à la diète, ou à qui l'on avait imposé une diète trop sévère. Quant à ceux dont l'alimentation végétale et insuffisante paraît de nature à augmenter la nosohémie chlorotique, il faut leur prescrire un régime plus substantiel composé de viandes grillées ou légèrement bouillies, de jambon, de légumes féculents ou herbacés, de fruits cuits ou de fruits à pepins dont l'usage facilite la digestion et le passage des aliments.

Ce n'est pas assez de prescrire, il faut être obéi, et ici la chose est souvent très-difficile, car les malades ont une répugnance presque invincible pour les boissons et pour les aliments ; leur dégoût et leur inappétence sont tels, que la première chose à faire chez eux est d'exciter l'appétit. On y arrive quelquefois en satisfaisant leur goût et en leur donnant de la salade, des viandes marinées, du jambon d'York et de Westphalie, qui passent plus facilement que d'autres préparations culinaires.

Peu importe ce qu'ils mangent, pourvu qu'ils le digèrent, et l'indication capitale est de fournir à la nutrition interstitielle les matériaux qui lui manquent. L'alimentation, et autant que possible l'usage des aliments naturels, réparateurs, substantiels, voilà les premiers et les plus utiles de tous les médicaments appropriés au nervosisme dans son état aigu ou chronique. L'eau rougie et les vins de Bourgogne et de Bordeaux, lorsque les malades vont mieux ; les vins de Malaga, de Madère et de Xérès s'y associent de la façon la plus heureuse.

Que de fois dans la convalescence d'une maladie aiguë, et particulièrement chez les enfants atteints de fièvre typhoïde, lorsque tombe la fièvre et renaît l'appétit, lorsque l'on hésite à donner des aliments, de crainte d'une rechute, que de fois, dis-je, n'observe-t-on pas des rêvasseries, du délire, des défaillances, des vomissements, et une élévation du pouls, qui pourraient faire croire à une complication, tandis qu'il s'agit d'un nervosisme aigu qui guérit en quelques jours par une faible alimentation.

En effet, il suffit alors de donner des potages, un œuf et de l'eau rougie pour faire disparaître le délire et pour ramener le pouls à l'état naturel. Ce sont des faits assez communs, dont la signification se révèle peu à peu par l'expérience ; tous les médecins en ont rencontré de semblables. Il fut une époque même, au déclin du règne de la médecine dite physiologique, où ils étaient si nombreux et si incompris, qu'ils firent la fortune de la science et, de plus, celle du charlatan perspicace, qui eut l'avantage de les comprendre. En effet, à cette époque, les phlegmasies, les fièvres et les névroses étaient soumises à un traitement uniforme : la diète, l'eau de gomme, et les émissions sanguines, locales ou générales. Une gastralgie était considérée comme une gastrite et traitée comme telle, selon la formule antiphlogistique du maître. L'idée de toujours rattacher un trouble fonctionnel à une lésion de structure organique, avait égaré les esprits, et, chose incroyable, toute une génération de médecins avait subi et accepté cette doctrine et cette pratique de Broussais. Qu'en advint-il? Des malades exténués par la diète et affaiblis par la saignée, loin de se trouver soulagés, restaient sans appétit, ne pouvaient bouger sans tomber en syncope, avaient des rêvasseries ou du délire, des névralgies et des viscéralgies douloureuses, un état fébrile permanent; astreints au régime de l'eau de gomme et d'eau de poulet pendant des mois entiers, amaigris, cachectiques, et arrivés jusqu'au marasme le plus inquiétant, on les croyait perdus, et ils revenaient cependant à la vie, lorsque, laissant là de pernicieux conseils, ils avaient recours è cet empirique qui venait audacieusement et subitement changer leur régime et leur faire avaler une tranche de filet de bœuf et boire un verre de bon vin. Malheureusement toute bonne chose a son mauvais côté. Ce qu'a fait de victimes l'ignorant qui, par système, a opposé un régime aussi substantiel à toute dyspepsie, est incalculable. Son point de départ était bon, et alors qu'on se trompait dans le camp de la vraie science, il a eu le mérite de faire comprendre que l'alimentation insuffisante était la cause d'une foule de troubles fonctionnels attribués à tort à des dégénérescences organiques ou à d'anciennes maladies inflammatoires. C'était absurde de nourrir ainsi un dyspeptique agonisant de phthisie tuberculeuse, de cancer gastrique ou de toute autre maladie organique; mais ce fut une preuve de vrai talent, que de découvrir l'influence avantageuse de l'alimentation sur les troubles morbides de l'état nerveux primitif ou secondaire des convalescents, et de la chlorose. Évidemment le médecin dont je parle a guéri un grand nombre de nervosiques. Il a vu les faits que j'étudie, et il aurait pu les décrire de façon à doter la science d'une monographie impérissable ; mais entraîné par la soif de l'or, il est mort en ne laissant qu'un nom peu estimé : juste punition de ceux qui méconnaissent les devoirs qu'impose la dignité professionnelle.

Ce que l'on voit dans la convalescence de quelques maladies, lorsque surviennent des accidents nerveux faciles à guérir par l'alimentation, indiquant la fâcheuse influence de la diète trop longtemps prolongée, se retrouve quelquefois chez les individus depuis longtemps malades et atteints d'un nervosisme aigu très-intense.

Ainsi, j'ai cité les faits relatifs à une jeune femme et à une dame sur le retour qui toutes deux arrivées à un état de marasme inquiétant et tourmentées par des douleurs sans nombre, bien qu'il n'y eût chez elles aucune lésion de structure, furent guéries par l'alimentation, combinée avec l'hydrothérapie. Ces faits ne sont pas les seuls, et il y en a d'autres qui ont été signalés par Schedel, auquel j'ai emprunté de nombreuses observations, par MM. Fleury, Gillebert d'Hercourt, Boullay, Macario, etc., dans plusieurs publications intéressantes.

Nourrir avec précaution les malades atteints de nervosisme aigu et chronique est donc la principale indication à remplir. Pour arriver à ce résultat souvent moins facile qu'on ne pense, il faut recourir à une foule de moyens détournés qui donnent de l'appétit, facilitent la digestion et l'assimilation des aliments.

Un excellent moyen d'activer la digestion quand on suppose une diminution d'abondance ou d'acidité des sucs de l'estomac, c'est l'assaisonnement de la viande avec un filet de vinaigre ou l'usage des viandes salées et marinées. En commençant ainsi la digestion artificielle des viandes qu'on donne aux malades, l'estomac se trouve soulagé d'autant et la digestion est plus rapide et plus facile. Il y a des personnes chez lesquelles ce procédé réussit à merveille. Elles digèrent mieux le jambon et le bœuf à la vinaigrette qu'une aile de poulet sans assaisonnement.

C'est dans ces cas que la pepsine de chien et de veau peut réussir. M. L. Corvisart a montré qu'elle opérait dans un vase la digestion des matières animales mises en contact avec elles. Il en est de même dans l'estomac, et les nervosiques dont la digestion est pénible, peuvent trouver dans cette substance un moyen de réparation et de nutrition qui contribue beaucoup à la guérison de leur maladie.

Outre la préparation des aliments, leur température a souvent une grande importance, car il y a des malades qui ne peuvent digérer que les choses froides et c'est une chose à étudier. Il faut déplacer les malades et stimuler leur appétit par le grand air de la campagne et le séjour des bords de la mer et des principales des villes d'eaux minérales. Quant aux eaux en elles-mêmes, à l'exception de celles qui contiennent du fer et des sels purgatifs, elles sont quelquefois, mais rarement, utiles aux malades.

L'exercice gradué en plein air, à pied et à cheval, chaque jour un peu plus considérable, la navigation, d'après Gilchrist (1), la gymnastique de chambre, l'exercice de la chasse sont souvent utiles.

Les frictions avec des brosses de crin, de flanelle sèche ou imbibée d'huile d'olives, de camomille, le massage avec la main ou des mollettes de buis, agissent activement sur la contractilité des capillaires, favorisent la circulation générale et soulagent beaucoup les malades, surtout ceux dont les digestions sont irrégulières.

Les bains de baignoire à 26° ou 28° centigrades, pendant six à huit heures, ainsi que le conseille Pomme ; les bains tièdes additionnés d'une décoction de fleurs de tilleul (une livre), ou de fleurs de camomille (15 grammes), les bains additionnés de sulfure de potassium (120 grammes), de sulfate

(1) *De l'utilité des voyages sur mer.*

de fer, les bains salés, sont très-utiles chez les sujets forts et vigoureux. Les bains frais pendant vingt minutes ; les bains de mer au mois de juin ou de juillet ; les bains de rivière ; les aspersions froides dans une baignoire vide ; les frictions du corps pendant une ou deux minutes après son enveloppement dans un drap mouillé ; les douches froides en pluie, ou les directes en cas de névralgie pourraient être mis en usage, et on trouve dans les traités d'hydrothérapie un grand nombre d'observations relatives à des nervosiques soumis à ce traitement.

Le moment où il convient d'administrer les affusions froides n'est pas indifférent. Pour moi, j'ai toujours conseillé leur emploi immédiatement avant le repas, et il m'a semblé que la réaction opérée dans la peau facilitait le travail de la digestion. Après avoir reçu l'eau sur le corps pendant cinq minutes, on habille les malades, qui sortent et marchent vite, pendant un quart d'heure avant de se mettre à table.

Il en est de même de l'hydrothérapie méthodique, dont le mode d'administration diffère suivant les indications à remplir. Le médecin qui ne connaît pas bien les effets de l'eau froide à ses températures différentes et dans son action plus ou moins prolongée, ne peut conseiller utilement les malades, et je vais faire connaître succinctement les principes généraux de cette méthode.

Voici comment M. Gillebert d'Hercourt et son

savant rapporteur à l'Académie de médecine, M. le docteur Gibert, s'expriment à cet égard :

« Pour ceux qui sont peu versés dans la connaissance des effets du froid et qui n'ont point étudié l'hydrothérapie, il paraîtra surprenant ou presque incroyable qu'une médication en apparence si restreinte, puisse remplir les indications contraires que paraissent réclamer les formes variées de la surexcitabilité nerveuse. Pourtant, rien n'est plus simple, ni plus vrai ; c'est ce que je vais m'appliquer à démontrer.

« Et d'abord, précisons bien les effets du froid, ou pour mieux dire de l'usage externe de l'eau froide, sur l'économie animale. D'une part, l'action de l'eau froide est complexe ; elle s'exerce sur plusieurs systèmes, et donne naissance à plusieurs ordres d'effets qui varient en intensité suivant l'intensité même du froid et suivant la durée de son application. Par exemple, de 6° à + 15° centigrades, l'eau exerce une action tonique par excellence, dont la répétition produit, en particulier sur l'hématose, une impulsion très-favorable et indiquant, suivant l'expression de MM. Begin et Fournier, un surcroît d'activité dans l'appareil à sang rouge ; en un mot, une reconstitution du sang artériel. La peau, qui est le siége de ces applications, recouvre bientôt l'exercice de ses fonctions, ou les exerce d'une manière plus parfaite : la circulation capillaire y devient plus active ; la caloricité y est plus grande ; l'absorption et l'exhalation cutanées deviennent également plus promptes et plus complètes. Mais, grâce au consensus général, on ne peut tonifier un organe aussi important et aussi étendu que l'est la peau sans que cet effet ne s'étende bientôt à toute l'économie. La tonicité ainsi produite sur l'enveloppe cutanée devient générale. Mais pour obtenir ces effets, on ne doit pas faire durer l'application de l'eau froide au delà de quelques minutes, quatre à cinq par exemple ; autrement, les effets toniques disparaîtraient graduellement, et si le contact du froid se prolonge suffisamment au degré indiqué, ils seraient remplacés par des effets opposés. L'économie, épuisée par une trop grande soustraction de calorique, cesserait de réagir, la circulation se ralentirait ; la vitalité deviendrait de plus en plus faible et la sensibilité diminuerait ou même s'éteindrait tout à fait dans les parties refroidies. Il y aurait alors sédation, comme disait Cabanis, par suffocation des mouvements vitaux.

« Comme les précédents, et en vertu de la même cause, ces effets peuvent devenir plus ou moins généraux, et s'étendre plus ou moins aux organes profonds. Toutefois, pour arriver à produire la sédation, il n'est pas nécessaire d'employer toujours un abaissement de température aussi considérable. Il est possible de l'obtenir même avec de l'eau presque tiède, pourvu qu'on en prolonge suffisamment l'application ; c'est au reste un fait universellement reconnu et que prouvent incontestablement les expériences de M. Magendie. Or il est telle circonstance où, voulant produire un effet sédatif, on a quelque raison de chercher à éviter le mouvement tonique réactionnaire qui la précède forcément dans le cas ci-dessus : on y est principalement intéressé dans les maladies fébriles, par exemple, et comme on le verra plus bas, dans certaines formes de la surexcitabilité nerveuse. Alors on agit avec de l'eau qui n'a pas moins de +22° à +25° centigr., et on prolonge la durée du contact durant une demi-heure, trois quarts d'heure, une heure, ou plus, suivant le cas.

« Ainsi donc, par le seul mode d'emploi de l'eau, par l'abaissement plus ou moins grand de la température du liquide, on obtient deux ordres d'effets parfaitement distincts ; les uns toniques, les autres sédatifs ; par son application à toute la surface du corps, ces effets sont généralisés, et par une convenable répétition des mêmes pratiques, on force l'économie à fonctionner régulièrement dans la voie qui lui est indiquée.

« Si, au contraire, l'usage de l'eau est borné à une partie très-limitée de la surface du corps, les effets qui en résulteront, ne seront directement toniques ou sédatifs que par rapport à cette même partie ; mais ils deviendront révulsifs ou répercussifs par rapport aux autres. On pourra donc ainsi et sans recourir à une autre médication exercer une action dérivative, éteindre une inflammation, ou calmer une douleur. La répétition des mêmes moyens a également pour résultat d'en perpétuer les effets, et d'augmenter la puissance de ceux-ci. Tout le monde peut apprécier dès lors l'heureuse influence qu'on peut ainsi exercer sur l'équilibre des fonctions organiques et sur la restauration des forces.

« Ce n'est pas tout, cependant ; outre la soustraction du calorique, qui appartient à l'ordre des actions physiques, et qui donne naissance aux effets physiologiques indiqués ci-dessus, l'eau froide exerce encore une autre action, distincte de la précédente, en raison des effets psychiques qu'elle produit ; je veux parler de la sensation qui résulte du contact de l'eau plus ou moins froide et de la perception qui en est la conséquence. Si dans les affections où la sensibilité n'est pas intéressée, on n'exerce que peu d'influence, on n'a pas à tenir compte de cette action. Il n'en est pas de même pour les maladies nerveuses où les lésions de cette faculté constituent en quelque sorte le point le plus important. Qu'on se présente un malade névropathique ou hypocondriaque, subissant les sensations les plus bizarres, portant sur elles, comme cela a toujours lieu, les jugements les plus erronés, et s'étudiant en quelque sorte fatalement à éviter tout ce qui, chez lui, modifierait ou redresserait la sensibilité, et étendrait le champ, devenu trop restreint, de ses perceptions ; croit-on que le froid n'exercera sur ce malade qu'une simple action physiologique ? Il fera plus, j'en donne l'assurance ; une sorte de révulsion se produira sur les sensations internes ; des perceptions plus nombreuses et variées en résulteront, et le malade entrera à son insu dans une voie nouvelle d'activité physique et morale. Les anciens disaient : *Sanguis, moderator nervorum !* Nous pourrions en dire autant du froid en général par rapport à l'action nerveuse : car d'une part, on sait que sans qu'il soit besoin d'aller jusqu'à la congélation, le froid peut déterminer l'anesthésie ; on sait encore que c'est à son action incessante que doit être attribué le peu de sensibilité des peuples du Nord, qui, au dire de Montesquieu, sont si peu sensibles que pour les *chatouiller il faut les écorcher ;* c'est encore à la même cause qu'il faut rapporter l'insensibilité de ces sauvages du nord de l'Amérique, qui, suivant Dixon et Vancouvers, se tailladaient le corps avec des morceaux de verres en présence des matelots européens ! On connaît les conséquences de cette absence de sensibilité sur le moral et sur l'intelligence de ces peuples. D'un autre côté il est démontré que l'action du froid modérée et interrompue tonifie les tissus et régénère les éléments de la névrosité. Qu'on juge donc à présent des ressources précieuses qu'un agent, qui produit de semblables effets, peut offrir dans le traitement des maladies spécialement dues à la surexcitabilité nerveuse.

« Pour réussir avec le froid, il n'est besoin que de savoir doser convenablement son action, et la mettre en rapport avec les troubles qu'on se propose de combattre. »

Je n'ajouterai rien à ce court exposé, qui révèle un praticien consommé dans l'art d'utiliser l'action de l'eau froide. En effet, si, dans quelques circonstances, de simples affusions froides ou l'enveloppement rapide par le drap mouillé peuvent se faire à domicile avec tout avantage, dans la majorité des cas, il faut suivre une direction méthodique qu'on ne peut rencontrer que dans quelques établissements particuliers d'après l'avis de médecins spécialistes connaissant bien les effets de l'eau froide sur l'organisme. Voici maintenant plusieurs observations par lesquelles on pourra juger les avantages de cette médication.

OBS. XLVI. — *Nervosisme chronique. — Dyspepsie. — Douleurs erratiques du tronc et des membres. — Affaiblissement des sens, hallucinations. — Marasme nerveux. — Hydrothérapie. — Guérison* (1).

« Madame X..., âgée de trente-six ans, d'une constitution remarquablement belle, d'un tempérament nerveux très-prononcé; santé excellente jusqu'à vingt ans; à ce moment interviennent des perturbations morales dont l'influence continue à se faire sentir pendant plusieurs années, et qui amènent des troubles graves dans toutes les fonctions. Madame X... se marie à vingt-deux ans. Trois grossesses ont lieu dans l'espace de neuf années et à trois ans d'intervalle; les accouchements sont heureux, mais le dernier est suivi d'un abcès de la fosse iliaque qui compromet les jours de la malade, et pour lequel sont appelés MM. Guersant fils, Chomel, Cruveilhier et Jobert: l'abcès s'ouvre spontanément dans le rectum, et la guérison s'opère sans aucun accident consécutif.

« La santé de madame X... s'altère de plus en plus; elle est soumise à un traitement homœopathique qui reste inefficace, et M. Petroz lui conseille le voyage d'Italie. Trois années sont passées à Rome, à Florence, à Naples, à Ischia, où la malade prend les eaux, et madame X... revient en France en 1845, sans avoir éprouvé le moindre soulagement.

« Je passe rapidement sur ces antécédents, parce que l'état dans lequel j'ai trouvé madame X..., lorsque j'ai été appelé à lui donner des soins, existait depuis dix ans sans avoir présenté, pendant ce long espace de temps, des modifications importantes ou des circonstances dignes d'être notées.

« *État actuel.* Le facies est celui d'une personne qui a été épuisée par une longue maladie chronique; le teint est terreux, d'un jaune gris, le nez effilé; les joues sont profondément excoriées, les pommettes saillantes, les

(1) L. FLEURY, *Hydrothérapie*, prem. édit., p. 310.

bords libres des paupières rouges et habituellement enflammées; les yeux, très-enfoncés dans les orbites, ont un état fébrile qui cause une douloureuse impression. L'amaigrissement est le plus prononcé qu'il m'ait été donné de rencontrer; les membres sont réduits à leur charpente osseuse; les clavicules, les omoplates, les pièces du sternum, les côtes et leurs cartilages, les apophyses vertébrales, les crêtes iliaques se dessinent comme si aucune partie molle ne les recouvrait : on peut dire littéralement que la malade n'a plus que la peau et les os. La peau est grise, sèche, rugueuse, écailleuse; lorsqu'on la pince, on aperçoit une foule de petites rides qui lui donnent l'aspect d'une peau de chagrin ou de cuir de Russie. La perspiration cutanée est pour ainsi dire nulle; jamais la peau n'est humide, et les chaleurs les plus intenses de l'été n'y amènent point de sueur.

« Les forces sont réduites à leur plus simple expression; c'est à peine si la malade peut se porter, elle ne reste quelques instants debout qu'autant qu'elle est soutenue, ou qu'elle s'appuie sur un meuble; se transporter d'une chambre à une autre est pour elle un sujet d'effroi, et elle ne quitte son lit que pour s'étendre sur une chaise longue. L'exercice ne provoque d'ailleurs aucune douleur, aucun accident localisé; il est tout simplement impossible, en raison d'une faiblesse générale poussée à ses dernières limites.

« Ici, néanmoins se présente un phénomène curieux : douée de facultés intellectuelles et morales remarquables, d'une imagination vive, d'une âme ardente, poussée par son organisation, par son amour pour les beautés naturelles et pour les arts, par le désir de fuir un milieu dans lequel elle subit des souffrances morales sans cesse renouvelées, et aussi par un besoin maladif de changer de lieu, de se procurer des distractions, de donner incessamment des aliments nouveaux à son activité, madame X... a la passion des voyages. Pour satisfaire ce goût, ce besoin, elle fait appel, dans un moment donné, à toute l'énergie morale qui est en elle, et alors on la voit accomplir ce qui pourrait être au-dessus des forces d'un homme robuste. C'est ainsi qu'elle gravit le Vésuve, dépassant tous ses compagnons d'ascension; c'est ainsi que, mourante à Naples, elle trouve les forces nécessaires pour faire un voyage en Orient. Madame X... possède un talent musical de premier ordre et une magnifique voix de contralto; elle reste quelquefois plusieurs mois sans ouvrir un cahier de musique; mais le hasard, l'inspiration la conduit un jour à son piano, et alors, pendant plusieurs heures de suite, elle chante les morceaux les plus difficiles et les plus dramatiques de la manière la plus remarquable. Il ne faut pas croire toutefois que ces dépenses de forces factices, que ces effets passagers d'une surexcitation nerveuse morbide ne soient pas chèrement payés. A la suite de ces efforts, madame X... tombe dans un épuisement profond, accompagné souvent de fièvres et d'accidents nerveux graves.

« La langue est naturelle, le ventre souple et indolent, l'appétit entièrement aboli; madame X... a du dégoût pour les aliments, et ne mange qu'un peu de laitage, de légumes et de fruits, ne boit que l'eau, et l'on a peine à comprendre que la vie, quelque peu active qu'elle soit, puisse être entretenue par une alimentation aussi insuffisante et aussi peu substantielle. Les garde-robes n'ont lieu que tous les sept ou huit jours; elles sont toujours provoquées par un ou plusieurs lavements. Le foie et la rate sont à l'état physiologique.

« La voix a perdu de sa force et de son étendue; il est des jours où il est impossible à madame X... d'émettre un son clair et soutenu; du reste, les fonctions respiratoires ne sont pas troublées. L'auscultation et la percussion ne fournissent que des résultats négatifs.

« Le pouls est petit, serré, fréquent, parfois irrégulier

et intermittent ; chaque nuit, vers trois heures du matin, la malade a un mouvement fébrile très-prononcé, qui dure environ deux heures et qui est suivi d'un épuisement extrême ; il n'existe aucune altération organique du cœur, mais le mouvement, la plus légère émotion, le bruit inattendu d'une sonnette, d'une porte qu'on ferme, provoquent des palpitations très-violentes.

« Les urines sont noires et sédimenteuses; elles renferment une grande quantité de sels calcaires, et, pendant le séjour de madame X... à Ischia, il paraît que la proportion en est devenue extrêmement considérable. L'écoulement menstruel est régulier, mais peu abondant; rien d'anormal du côté des organes génitaux; l'utérus est parfaitement sain, et ne présente ni engorgement, ni ulcération, ni déplacement d'aucune sorte.

« Le système nerveux est profondément altéré; des douleurs névralgiques, irrégulières, erratiques se font sentir, tantôt dans un point, tantôt dans un autre; il en existe presque constamment dans une ou plusieurs branches de la cinquième paire, et pendant l'hiver madame X... a des accès extrêmement violents, qui durent plusieurs semaines, se renouvellent plusieurs fois dans le courant de la saison et sont accompagnés, indépendamment des phénomènes habituels, d'une abondante sécrétion de larmes ou d'un écoulement séreux par le nez ; le froid, l'humidité, le contact de l'air provoquent des accès de névralgie faciale; aussi la malade redoute-t-elle extrêmement l'action de ces agents, et a-t-elle toujours, même pendant l'été, la tête entourée de ouate, de fichus, etc.

« La vue est très-affaiblie. Madame X... ne peut se livrer à aucun travail d'aiguille; le soir, la lecture est impossible, et dans la journée, elle ne peut pas être continuée au delà de quelques minutes. L'ouïe a beaucoup perdu de sa finesse. La malade ne goûte chaque nuit que deux ou trois heures d'un sommeil agité, interrompu par des rêves, des cauchemars, des hallucinations ; vers le matin, il se manifeste un mouvement fébrile, que termine une légère moiteur, et madame X... se relève plus fatiguée, plus faible qu'elle ne s'était couchée.

« L'état intellectuel et moral est aussi fâcheux que possible. La moindre émotion pénible, la plus légère contrariété, provoque un véritable désespoir, qui se prolonge pendant toute une journée ; la malade se représente alors tous les chagrins qu'elle a éprouvés dans le cours de sa vie : elle se plonge, sans que rien puisse l'en distraire, dans un océan de souvenirs douloureux, de pensées tristes ; elle tombe dans un découragement profond, elle prend la vie en dégoût, et l'on observe alors un véritable accès de lypémanie.

« C'est dans un tel état de choses que madame X... commence le traitement hydrothérapique, le 7 juillet 1847.

« 7 septembre. — Malgré tout le soin, toute la prudence qu'on y a mis, les premières applications d'eau froide (friction en drap mouillé, lotions rapides) ont été très-pénibles, et ont provoqué des palpitations, de la suffocation, et une sensation de froid qui ne disparaissait qu'avec peine sous l'influence d'une réaction très-incomplète. Il a fallu de grands efforts pour obtenir de madame X... de continuer le traitement. Au bout de quinze jours des douches générales très-courtes (douche en pluie et douche en jet promenée sur toute la surface du corps) sont prises sans répugnance et suivies d'une réaction satisfaisante. Huit jours après, je fais précéder la douche d'une sudation en étuve sèche ; une amélioration notable ne tarde pas à se manifester ; la peau blanchit, devient unie et moins sèche, le teint se modifie, l'appétit renaît, et bientôt il est assez vif pour que la malade mange avec plaisir du poisson et des viandes blanches ; la constipation s'amende, les nuits sont plus calmes, les cauchemars, les terreurs, les hallucinations ont disparu. Madame X... a quelques heures d'un sommeil tranquille et réparateur ; le mouvement fébrile ne se montre plus qu'à des intervalles assez éloignés ; les forces s'accroissent graduellement et permettent des promenades quotidiennes ; l'état moral est meilleur.

« 7 décembre. — Un changement considérable s'est opéré dans l'état de la malade ; l'appétit est vif, madame X... prend avec plaisir une alimentation abondante et substantielle (viandes noires rôties, gibier, vin de Bordeaux) ; la constipation a complétement disparu, une garde-robe spontanée a lieu chaque jour ; les nuits sont bonnes. Madame X... a fait de longues promenades en voiture, à pied et à cheval ; elle fait de la musique régulièrement ; la voix a repris toute sa force, son étendue et sa pureté ; la vue, l'ouïe ont recouvré toute leur intégrité, enfin l'amaigrissement est beaucoup moins prononcé.

« 7 avril 1848. — Des accès de névralgie faciale se sont fait sentir vers la mi-janvier, et ont beaucoup fait souffrir madame X... pendant cinq ou six semaines ; cependant ils ont été infiniment moins longs et moins violents que ceux des années précédentes ; l'hiver s'est assez bien passé, et madame X... a pu aller fréquemment dans le monde et au spectacle. Elle a supporté avec sang-froid et courage les craintes et les émotions qu'a fait naître la révolution de février.

« 7 avril 1849. — Madame X... a continué le traitement jusqu'à ce jour avec régularité ; l'hiver s'est passé sans que la plus légère douleur névralgique se soit fait sentir, l'état général est satisfaisant. »

Obs. XLVII. — *Nervosisme chronique. — Vertiges; tristesse; craintes chimériques. — Amélioration par l'hydrothérapie.*

« Madame R..., petite, grêle, douée d'un tempérament

très-nerveux, mère de trois enfants, dont le dernier a neuf mois, a toujours été d'une santé parfaite.

« Elle est entourée de tout ce qui fait le bonheur, et n'a rien à désirer. Depuis dix-huit mois, elle souffre de désordres nerveux, caractérisés par des tristesses non motivées, qu'elle ne pouvait vaincre. Elle avait le *cœur gros* sans pleurer, ni sans avoir d'accès de suffocation. — Tout lui causait des craintes sérieuses. Elle ne pouvait aller en voiture. Voulant triompher de ce malaise, elle s'installait résolûment dans un fiacre ; mais à peine les chevaux avaient-ils fait quelques pas qu'elle était saisie d'une angoisse inexprimable, douloureuse, avec menace de syncope. — La santé de tous les siens l'occupe au delà de ce qui est raisonnable. Elle craint sans cesse de les voir tomber malades. — Sa tête n'est pas douloureuse, mais vacillante, agitée de vertiges ; et ce malaise augmente à chaque époque menstruelle. — Le ventre est légèrement douloureux, et les digestions sont bonnes. — Elle est pâle, et d'une faiblesse extrême, sans fièvre.

« Au bout de trois mois d'hydrothérapie, chez le docteur Boullay, cette dame était à peu près rétablie. »

Obs. XLVIII. — *Nervosisme chronique ; gastralgie ; marasme nerveux. — Hydrothérapie. — Guérison.*

« Un monsieur très-occupé d'affaires industrielles, et fréquemment accablé de graves soucis et de grands chagrins, vit sa constitution forte, pléthorique, et sa bonne santé, profondément modifiées par une maladie d'estomac et de larges émissions sanguines.

« Il avait la face très-rouge, et des congestions cérébrales fréquentes, à la suite de la moindre émotion ou contrariété. — Tout cela changea vite. Un accident lui fit perdre un œil, et nécessita d'abondantes saignées suivies de troubles nerveux insupportables.

« La mort d'un enfant le jeta dans un profond chagrin,

suivi d'une maladie chronique de l'estomac, caractérisée par un état de langueur, d'inappétence, d'amaigrissement cachectique, et par une teinte jaune très-prononcée du visage. Deux mois de bains de mer, à Trouville, le soulagèrent beaucoup.

« Au bout de deux ans de malaises variés, plus ou moins supportables, les souffrances devinrent plus vives.

« Des douleurs d'estomac, des chaleurs dans l'intestin, des douleurs entre les deux épaules, des étourdissements et des vertiges, de l'insomnie, un tressaillement général des membres à la moindre émotion, de la fatigue et une grande faiblesse des membres; le soir, des angoisses, un sentiment de froid dans les jambes, l'inaptitude au travail, et l'impossibilité de lire. — Ce malade reprenait des forces dès qu'il se mettait à un régime peu substantiel, et il était accablé, au contraire, lorsqu'il mangeait beaucoup. — Une chaleur intestinale, avec constipation et courbature, suivait tous ses écarts de régime.

« Plusieurs semaines d'hydrothérapie, chez M. Boullay, ont guéri ce malade. »

Obs. XLIX. — *Nervosisme chronique.* — *Hydrothérapie.* — *Guérison.*

« Madame G..., dont la constitution est bonne, et qui vit dans toutes les conditions désirables de bonheur et de fortune, est malade depuis huit ans, à la suite d'un second accouchement.

« Depuis cette époque, elle a des malaises dans le ventre, et une faiblesse telle dans les jambes, qu'elle peut à peine marcher. — Ses digestions sont imparfaites, et à chaque instant troublées par de la diarrhée.

« Le pouls est faible, sans bruit de souffle au cœur, ni dans les grosses artères. — Il existe aux membres inférieurs, même au milieu des grandes chaleurs, un continuel sentiment de froid qui rend nécessaire l'usage d'une chaufferette en plein été.

« Elle est fort agacée, très-irritable; la moindre chose l'inquiète, l'effraie; elle n'ose plus aller en chemin de fer ni en voiture. Elle craint de sortir à pied, dans l'éventualité d'un accident que rien ne peut faire prévoir. La nuit, elle a peur dans sa chambre, et son sommeil est agité. — Elle pleure très-facilement, sans motifs ni accès de suffocation. Femme d'une grande intelligence, elle se révolte contre sa faiblesse morale, et ne peut la vaincre, ce qui la rend on ne peut plus malheureuse.

« Elle se soumet à l'hydrothérapie sous la direction de M. Boullay, et au bout de deux mois sa guérison est complète. »

Obs. L. — *Nervosisme chronique. — Douleurs générales du tronc et des membres, sans névralgie. — Hydrothérapie. — Guérison.*

« Madame D..., soignée dans l'établissement hydrothérapique d'Auteuil, âgée de 34 ans, a toujours été d'une santé parfaite.

« Née à Paris, qu'elle a toujours habité, elle a été régulièrement réglée depuis l'âge de 14 ans. Mariée, elle est devenue mère de deux enfants sans que ses grossesses aient altéré sa santé.

« Il y a environ six ans, après de vives contrariétés de famille, elle éprouva des agitations intérieures impossibles à définir, des malaises généraux et de la courbature, des douleurs dans la tête, dans les bras, dans les jambes et dans la poitrine. Ces phénomènes d'abord continus puis intermittents durèrent plus d'un an.

« Quand elle commença l'hydrothérapie, elle avait, tous les jours ou tous les deux jours, une sensation de chaleur dans tout le corps, sans frisson et une surexcitation insupportable. Le pouls est alors très-fréquent et la face colorée. Aucun organe de sensation n'est troublé, sauf les yeux où il se produit souvent une fatigue de nature à empêcher de lire.

« L'appétit est régulier et il n'y a aucun trouble de la digestion. L'embonpoint est conservé.

« Un mois de traitement suffit pour guérir cette malade et lui donner un état de calme qu'elle ne connaissait pas depuis longtemps. »

OBS. LI. — *Nervosisme chronique. — Névralgies erratiques. — Marasme nerveux. — Hydrothérapie. — Guérison.*

« Madame B..., âgée de 46 ans, douée d'une constitution éminemment nerveuse augmentée par un exercice exagéré des facultés de l'intelligence, s'occupe de l'instruction secondaire.

« Régulièrement réglée depuis l'âge de 14 ans, d'une manière abondante, elle a cessé de voir ses époques à 45 ans.

« Une perte abondante, à 24 ans, fut accompagnée de douleurs assez vives dans le ventre et dans les reins. — Mariée à 35 ans, les rapports conjugaux, localement douloureux, furent toujours suivis d'un affaiblissement nerveux considérable et de douleurs occipitales assez vives. Il en était de même après la masturbation pratiquée par son mari. Cette dame n'a jamais eu d'enfants.

« A 28 ans, sa santé fut sérieusement ébranlée par une affection grave de l'estomac et des intestins, déterminée par des préoccupations importantes. Une gastralgie accompagnée de vomissements répétés pendant deux ans lui donna une grande susceptibilité nerveuse. Pendant ce laps de temps, elle n'avait point d'appétit et les aliments introduits dans l'estomac étaient presque toujours vomis.

« Elle s'était à peu près rétablie et, comme on l'a vu, s'était mariée. Déjà très-nerveuse, le travail et les préoccupations aggravèrent son état et la jetèrent dans un état de véritable marasme.

« Au moment de son entrée à l'établissement du docteur Boullay, elle était dans l'état suivant :

« Teint pâle, semblable à celui qui résulte d'une grande hémorrhagie ; mais la malade dit que c'est là son teint habituel ; lèvres et gencives décolorées, yeux cernés, extrême sécheresse de la peau.

« Appétit modéré suffisant. Digestions régulières, selles ordinaires, rendues un peu douloureuses par la présence de tumeurs hémorrhoïdaires non fluentes.

« Oppression ; gêne précordiale ; nulle augmentation de volume du cœur, régularité des bruits sans addition de bruit anormal ; très-faible souffle intermittent des carotides.

« La malade est très-sensible au froid ; ses pieds sont continuellement gelés ; le plus faible courant d'air occasionne des douleurs assez vives de la poitrine, de la tête ou du dos.

« Le foie n'est pas volumineux. La rate est légèrement hypertrophiée.

« Rétroversion prononcée de l'utérus sans leucorrhée, ni douleurs de ventre. Urines fréquentes.

« La sensibilité n'est pas amoindrie, au contraire il y a souvent de vives douleurs erratiques dans la profondeur du corps, mais principalement à l'épigastre ou dans la région précordiale.

« Sommeil tranquille et réparateur. L'intelligence est entière et très-développée malgré la tendance à la mélancolie. Cependant le cerveau est très-fatigué, car tout travail intellectuel ou manuel, la pensée, la lecture, le travail d'aiguille ne peuvent se prolonger au delà de quelques minutes sans réveiller toutes les douleurs.

« Entrée à l'établissement, le 22 septembre 1857, la malade est sortie complétement guérie deux mois après, le 22 novembre, très-heureuse des effets de l'eau froide. »

Les voyages, principalement ceux qui conduisent aux eaux minérales, où l'on trouve une société nombreuse, avide de distractions, de plaisirs, et un grand nombre de moyens d'amusement, peuvent être très-utiles.

Les eaux d'Ems, de Bade, de Spa, d'Evian, de Vichy, de Bussang, de Saint-Galmier, de Plombières (1) sont préférables à toutes les autres, car leur usage intérieur peut en même temps, être utile aux malades. C'est une étude à faire, lorsqu'il n'y a pas de trouble fonctionnel considérable des voies digestives, car, dans ce cas, il importe de savoir que l'usage des eaux est plus nuisibles qu'utile.

Parmi les médicaments indispensables et dont il faut faire usage pour aider aux effets du régime et de l'hygiène dont je viens de parler, je mentionnerai le *fer*, sous toutes les formes, le *manganèse*, l'*arsenic* et enfin le *sulfate de quinine*, s'il y a, chez les malades, de la fièvre avec paroxysmes quotidiens.

Dans les cas de nervosisme primitif, avec nosohémie chlorotique, ces médicaments sont indis-

(1) Pour une étude approfondie de ces diverses stations thermales, on consultera avec intérêt le *Dictionnaire des eaux minérales* de MM. Durand-Fardel, Le Bret et Lefort.

pensables ; ils réussissent généralement bien, et ne donnent lieu à aucun phénomène susceptible de faire suspendre leur emploi. Au contraire, chez les malades atteints de nervosisme secondaire, lorsque l'altération chlorotique du sang est peu évidente et la fièvre très-intense, s'il y a des alternatives de constipation et de diarrhée, les préparations ferrugineuses augmentent la fièvre et fatiguent les malades plus qu'elles ne les soulagent. On peut les essayer, mais il est rare qu'on ne soit pas obligé d'en suspendre l'usage.

La limaille de fer ; le fer réduit par l'hydrogène, le sous-carbonate de fer doivent être donnés à la dose de 25 centigrammes à un gramme par jour ; le vin Chalybé ; la teinture de mars ; les pastilles de lactate ou d'iodure de fer ; l'eau ferrée en mangeant ; les eaux de Passy, de Pyrmont, de Spa, de Boulogne-sur-Mer, en même temps que les bains de mer peuvent être conseillés indifféremment. Dans ces cas, il faut avoir soin de faire suspendre de temps à autre, environ pendant quinze jours, pour laisser reposer les organes digestifs. Pendant ce repos, il est utile de faire prendre des toniques amers. Si les préparations martiales, qu'il convient d'essayer l'une après l'autre, ne sont pas supportées et occasionnent de la diarrhée, il faut, à l'exemple de Sydenham, donner tous les soirs aux malades quelques gouttes de laudanum ou deux milligrammes d'opium. Enfin, si malgré ces précautions le fer n'est pas supporté, il faut cesser de la prescrire.

Concurremment avec le fer, ou après lui, le *sulfate de quinine* et le *quinquina* doivent être conseillés, l'un en cas de fièvre intermittente irrégulière, l'autre comme tonique général, surtout chez les individus atteints de nervosisme chronique. Si l'on a recours au quinquina, il faut le donner en décoction, en infusion à froid sur de la poudre, sous forme de vin ou de teinture. Quelques malades le supportent avec peine et sont pris de diarrhée après son emploi, il faut alors l'associer à la canelle et au cachou, ou le suspendre pour toujours.

Les *amers*, tels que le houblon, la gentiane, la petite centaurée, le lichen d'Islande, les glands torréfiés, l'écorce d'oranges, le quassia amara, l'angusture, le colombo, le simarouba, etc., peuvent aussi être conseillés. Mais il n'y a pas lieu de compter beaucoup sur une action énergique favorable de leur part.

Les *antispasmodiques*, et parmi eux l'*oxyde de zinc* en poudre à petites doses, souvent répétées dans les vingt-quatre heures; l'*éther sulfurique* ou *acétique*; le *castoréum*; le *musc*; le *camphre*; l'*assa fœtida*; la *valériane* et l'*opium* jouissent d'une réputation mieux établie; ils ont été fort souvent employés contre les maladies nerveuses, et j'ai souvent conseillé leur usage dans ces circonstances. Parmi ces médicaments il en est trois qui me paraissent mériter une mention toute particulière : l'*assa fœtida*, très-vanté par R. Whytt, que l'on donne à haute dose, en pilules ou dans de l'eau distillée, à moins qu'il n'y ait de la fièvre ; la *valériane* seule ou associée à l'ammoniaque et au zinc ; l'*opium* enfin, ce roi des contre-stimulants si prôné par Rasori. Ce dernier médicament peut être donné dans l'état fébrile et même à cause de lui. Il s'administre à doses faibles, progressivement plus considérables, depuis cinq centigrammes jusqu'à un gramme ; et comme on a pu le voir, dans les observations que j'ai rapportées d'après le célèbre médecin italien, son emploi a été suivi de très-beaux succès. Il s'agissait de maladies réputées inflammatoires, traitées comme telles par la diète, par d'abondantes évacuations sanguines et accompagnées de troubles nerveux graves, caractérisant le nervosisme chronique. Ce médicament avait déjà été employé avec succès par R. Whytt dans un cas grave que je reproduirai ici :

OBS. LII. — *Nervosisme chronique ; suite du mal de mer ; névralgies temporales avec fièvre ; insomnie, dyspnée, surexcitabilité nerveuse, constipation, pertes séminales. — Traitement par l'opium. — Guérison* (1).

« Un homme, âgé de 28 ans, qui était d'une forte con-

(1) ROB. WHYTT, *Traité des maladies nerveuses*, t. II, p. 187.

stitution et d'une bonne santé, ayant fait sur mer un voyage de trois mois, durant lequel il avait presque toujours eu mal à l'estomac sans avoir jamais éprouvé de vomissements, fut ensuite très-exposé au froid dans un voyage qu'il fit par terre ; et ce fut là le commencement de ses maux ; il se trouva attaqué d'une douleur fixe au front, qui augmenta par degré, et occupa enfin toute la tête. Je vis ce malade pour la première fois, environ deux ans après que son mal de tête avait commencé. Il se plaignait alors d'un mal de tête continu, et d'une espèce de pesanteur dans cette partie ; en outre, il sentait des douleurs aiguës et passagères à différents endroits de la tête, comme si on y eût enfoncé un clou. Dans certains temps le mal de tête augmentait considérablement et était accompagné de fréquence dans le pouls. Souvent cet homme rendait une grande quantité d'urine pâle, principalement pendant les violents accès de douleurs de tête. Son sommeil était troublé par des rêves effrayants ; et il se réveillait souvent avec une grande oppression et tout épouvanté. Il était en général dans le découragement et l'abattement, inquiet, défiant et de mauvaise humeur ; cependant il paraissait, dans quelques occasions, extraordinairement gai. La plus petite contradiction qu'il éprouvait lui occasionnait un accès de mélancolie. Il sentait de la tension aux environs des yeux, principalement lorsqu'il souffrait beaucoup de la tête. A peine se faisait-il quelque sécrétion à la mucosité du nez. Il avait dans le genre nerveux tant de mobilité et de sensibilité, que quand il se retenait d'uriner pendant un peu de temps ou qu'il se blessait le nez, quoique très-légèrement, en faisant des efforts pour tirer des narines la mucosité que son épaississement empêchait de sortir facilement, la douleur de tête ne manquait jamais d'augmenter. Il était sujet aux maux d'estomac, et il vomissait souvent une humeur aqueuse, claire, sans goût, comme sans odeur. Pour l'ordinaire il avait le ventre resserré, son pouls était bon, excepté pendant le temps que subsistaient les violents accès de mal de tête ; et rien n'était plus propre à faire naître ses douleurs, que les profondes méditations, ou l'application trop longue de l'esprit. *Involuntaria penis erectione cum seminis plerumque emissione, tam die quam noctu, sæpe tentatus fuit.*

« Depuis le temps où j'ai vu ce malade dans l'état que je viens d'exposer, il a éprouvé les mêmes symptômes pendant trois ans, pendant lesquels il a été traité en Italie par des médecins de réputation, qui lui ayant fait prendre sans succès divers médicaments, l'abandonnèrent en le jugeant attaqué d'un mal incurable.

« Ce fut alors que je lui parlai d'un remède dont il n'avait pas encore essayé, en lui faisant espérer qu'il pourrait lui être utile : c'était l'opium. Il y consentit ; je lui en fis commencer l'usage par un demi-grain qu'il prenait tous les soirs à l'heure du coucher; en outre, on lui frottait légèrement celles des parties de la tête où il ressentait le plus de douleurs, avec une dissolution d'un demi-gros d'opium dans quatre onces d'esprit-de-vin.

« La dose interne de ce médicament fut augmentée par degré jusqu'à un grain et demi; quelquefois on en a donné un grain deux fois par jour. Il n'y avait pas encore un mois que le malade faisait usage de l'opium, lorsqu'il se trouva sensiblement mieux, et en huit ou dix mois de ce traitement il fut guéri de tous les maux qui le faisaient le plus souffrir : alors il commença à diminuer la dose du remède et n'en prit qu'une fois en deux jours, quelquefois même, il mettait un plus long intervalle entre les prises. Mais quand il se sentait menacé d'avoir un accès de mal de tête, occasionné par quelque peine d'esprit ou par toute autre cause, il faisait aussitôt usage d'une plus forte dose d'opium. Je lui conseillai de prendre tous les jours de l'exercice et de s'entretenir l'esprit aussi libre et aussi gai qu'il serait possible. Dans le commencement de ce traitement il buvait quelques verres de vin à ses repas ; mais, après qu'il eut pris de l'opium pendant quelque temps, il s'aperçut qu'un seul verre de vin l'échauffait, et rendait son mal de tête plus fort, ce qui le détermina à ne boire que de l'eau. La troisième année à compter du temps où cet homme avait commencé à faire usage d'opium, il se trouva tellement guéri de tous ses maux que durant l'espace de douze mois il ne fut pas forcé d'en prendre plus de trois mois.

« Il n'est pas inutile d'observer que ce malade était si sensible à tous les changements de température, que, par un sentiment général de faiblesse, par une espèce d'indolence ou de difficulté d'agir, et par les douleurs qu'il avait aux articulations, il aurait pu dire le matin, avant de sortir du lit, s'il faisait un temps humide et pluvieux, ou si le vent était à l'est ou au midi.

« A moins d'appeler hypocondrie tous les troubles du système nerveux de l'homme, quelles qu'en soient les causes, il me paraît évident que ce malade affecté, de gastralgie nautique prolongée, est tombé dans un état nerveux grave, caractérisé par des névralgies multiples, de la dyspnée, de la constipation et des pertes séminales consécutives. Il n'exagérait point ses souffrances et n'en inventait aucune. Quelques semaines de traitement par l'opium suffirent pour le ramener à la santé. »

Obs. LIII. — *Nervosisme chronique, suite d'impressions morales. — Céphalalgie, névralgies dentaires, tremblement musculaire, dyspepsie flatulente. — Traitement par l'opium. — Guérison* (1).

« Une fille, âgée de 30 ans, ayant eu de grandes peines d'esprit, devint progressivement très-souffrante, par suite de troubles nerveux graves. Elle fit usage de divers médi-

(1) Rob. Whytt, t. II, p. 192.

caments pendant huit ans, mais ce fut sans beaucoup de succès. Elle avait une douleur continuelle et violente par toute la tête, mais principalement à la partie postérieure; de la tension dans les muscles du cou, de vives douleurs de dents, de l'ébranlement de ces os; un sommeil troublé, des rêves effrayants; du découragement, de l'abattement; des tressaillements et des tremblements de tout le corps, des alternatives de chaud et de froid, des rougeurs ou des feux qui lui montaient au visage, des vents, du gonflement de l'estomac, des rots ou rapports fréquents, de l'indolence ou difficulté de faire quelques mouvements, manque absolu d'appétit, des douleurs vagues et passagères par tout le corps, enfin l'impuissance de donner beaucoup d'attention à quelque chose de sérieux. Pendant l'été de 1759, la malade commença à prendre de l'opium.

« Au bout de trois semaines elle se sentit un peu soulagée; et il n'y avait encore que six semaines que le traitement durait, lorsqu'elle se trouva mieux à tous égards. Le mal de tête était presque entièrement dissipé; les dents ne lui faisaient plus mal, et étaient raffermies; son sommeil était moins inquiet, moins troublé; et elle ne ressentait presque plus de tressaillements de tout le corps, ni de feux au visage. Environ deux semaines après que cette fille eut commencé l'usage de l'opium, elle eut à souffrir de coliques ou tranchées, qui cependant se dissipèrent lorsqu'elle eut pris ce médicament plus longtemps. On lui appliquait fréquemment sur la tête et sur le cou une dissolution d'opium faite avec l'esprit-de-vin, et ce remède externe lui a toujours procuré du soulagement. »

Il est de toute évidence que les troubles du système nerveux éprouvés par cette fille n'ont rien offert qui ressemble à ce qu'on appelle *hystérie* ou *hypocondrie*. Nul spasme, nulle convulsion ne se sont montrés. Des névralgies variées, des viscéralgies et la dyspepsie flatulente, une grande faiblesse musculaire avec insomnie, abattement et incapacité intellectuelle ont caractérisé cette névrose que l'usage de l'opium a parfaitement bien guérie.

3° COMBATTRE LES TROUBLES LOCAUX PAR DES MOYENS APPROPRIÉS. — Il serait difficile d'indiquer d'une manière complète les médicaments auxquels on est obligé de recourir pour combattre les désordres multipliés du nervosisme aigu et chronique. Je me bornerai à une simple énumération.

Tous ces troubles fonctionnels, différents dans leur nature en raison même de la texture des organes affectés, ne sauraient être traités de la même manière. Les douleurs, les spasmes, les paralysies, les troubles sécrétoires réclament l'emploi de moyens différents et variables pour chaque cas en particulier.

Malgré cet embarras, je vais exposer en quelques mots ce qu'il convient de faire contre les principales manifestations du nervosisme.

A. *Constipation.* — Les évacuants, tels que le bouillon de veau, la tisane de casse et de pruneaux ; les lavements purgatifs ; l'aloès en pilules, l'huile de ricin, la rhubarbe, la magnésie, et les purgatifs salins ; le vin doux et l'usage de raisin bien mûr sont très-utiles chez les malades, qui ont l'intestin très-paresseux et que gêne la constipation.

Des pilules quotidiennes, de un ou deux centigrammes de belladone, des suppositoires belladonées, des mèches belladonées, et aux repas, des choux pilés, de la chicorée, des épinards et des légumes herbacés en abondance peuvent utilement remédier à cette complication.

B. *Diarrhée.* — En cas de diarrhée nerveuse, une purgation saline suspend très-souvent les évacuations, mais, dans ces cas, ce qui réussit le mieux c'est la graine de moutarde blanche. Le sous-nitrate de bismuth à deux, quatre, six et dix grammes par jour, est également très-utile. A ces moyens, il faut joindre la décoction blanche de Sydenham, le diascordium, le ratanhia, la monésia, l'acétate de plomb, etc.

C. *Vomissements.* — Les vomissements des nervosiques, composés de matières glaireuses, neutres ou acides, quelquefois de matières alimentaires, constituent pour quelques-uns d'entre eux une manifestation redoutable, qui seule peut être la cause de leur mort. Il faut alors que les vomissements, devenus *incoercibles* et entraînant tous les aliments introduits dans l'estomac, déterminent l'inanition. Cela se voit chez quelques convalescents et dans le cours de la grossesse. Le suc de citron, la limonade gazeuse, la potion de Rivière, la potion de Dehaen, la bière de gingembre, le sous-nitrate de bismuth, etc., peuvent être utiles. — Aux vomissements acides les préparations alcalines, particulièrement l'eau de chaux et les poudres alcalines ; aux vomissements modérés l'opium, et pour commencer le traitement on fera bien d'administrer un vomitif qui débarrasse quelquefois très-complétement les malades. *Vomitus vomitu curatur*. L'ipécacuanha est alors la préparation la plus utile à employer ; quand ce moyen échoue, il faut avoir recours à la teinture d'iode conseillée par Eulenberg et donnée à la dose de quelques gouttes dans les vingt-quatre heures. Si les vomissements tiennent à un état de grossesse et que, malgré tous les efforts de la thérapeutique, la vie soit sérieusement compromise, il y a lieu de se demander s'il ne faut pas déterminer l'avortement. C'est quelquefois le seul et dernier moyen de salut pour les malades.

D. *Pneumatose gastro-intestinale.* — Les éructations gazeuses, les flatuosités et les vents qui se montrent dans une forme particulière de nervosisme, incommodent tellement les malades qu'il y a lieu de s'en occuper d'une manière spéciale. — Les amers, l'eau de chaux, la magnésie calcinée à petites doses, l'assa fœtida, l'anisette dans de l'eau sucrée, l'infusion de coriandre, etc., sont les meilleurs moyens à mettre en usage.

E. *Entozoaires des voies digestives.* — Cette cause ou cette complication du nervosisme est rare, mais elle se rencontre quelquefois. Dans ces cas, on a toujours affaire à des ascarides ou à un ténia. Il importe de savoir que le calomel, le semen-contra, la santoline, la décoction d'écorce de grenadier, la décoction de kousso, etc., sont parmi les substances médicamenteuses, celles que leurs propriétés vermicides recommandent le plus dans cette circonstance.

F. *Spasmes.* — L'éther sulfurique et acétique; l'opium, la morphine et la codéine; la valériane et son association avec le zinc et l'ammoniaque; le musc, le castoréum, l'assa fœtida; la jusquiame, la belladone, l'atropine; l'oxyde de zinc; l'exercice au grand air, la dissipation et la distraction doivent être recommandés aux malades.

G. *Contracture.* — Les bains prolongés; les antispasmodiques; et comme je l'ai vu à l'hôtel-Dieu, d'après M. Burcq, les applications métalliques de laiton ou d'acier sur les membres triomphent assez bien de cet accident. En mettant sur les parties contracturées des plaques ou des bracelets de cuivre ou d'acier, la douleur et la tension des muscles cessent par degrés au bout d'un temps assez court, et les membres reprennent leur souplesse naturelle. C'est un moyen que j'ai employé déjà bien des fois avec le plus grand avantage, et je ne saurais trop en recommander l'emploi, bien qu'il ne réussisse pas toujours. Je l'ai également mis en usage dans la chorée, et il a produit sous mes yeux de remarquables succès publiés dans le *Journal de médecine et de chirurgie pratiques.*

H. *Tremblements ; convulsions.* — L'opium et la morphine; la teinture de haschisch; la jusquiame; la belladone; les inhalations de chloroforme et d'éther; le musc; le castoréum; l'assa fœtida; la valériane; le valérianate de zinc ou d'ammoniaque, le camphre, etc., etc., peuvent être employés contre ces accidents, d'abord à la dose ordinaire et puis à doses progressivement plus fortes d'après l'intensité des phénomènes présentés par les malades.

I. *Toux convulsive ; hoquet.* — La glace en petits morceaux à l'intérieur, les affusions froides, et, mieux que tout, la morphine par la méthode endermique font rapidement disparaître ces accidents. Ils cessent également chez quelques malades sous l'influence des armures de laiton ou d'acier autour du cou ou de limaille de fer et de cuivre à l'intérieur.

K. *Asthme nerveux ; palpitations.* — Contre les étouffements et les palpitations incommodes qui gênent les malades, les préparations de digitale et la digitaline; l'opium et la morphine; la belladone, le datura stramonium en fumigations; les fumigations de papier nitré, l'assa fœtida par la bouche ou en lavements sont ce qu'il y a de mieux à mettre en usage.

L. *Névralgies et viscéralgies.* — Les douleurs de

névralgie offrent quelquefois des intermittences régulières qui sont très-heureuses pour les malades en ce sens qu'elles sont plus faciles à guérir que les névralgies continues, et qu'elles cèdent très-vite à l'action du sulfate de quinine. — Au contraire si la névralgie est permanente, elle cède difficilement aux agents thérapeutiques. Les frictions calmantes avec l'opium, les douches de vapeur chaude, les douches d'eau froide, les vésicatoires volants, la cautérisation pointillée au fer rouge, le massage, l'acupuncture, avec des aiguilles de platine ou d'acier, les armures de laiton ou d'acier, sous forme de colliers, de bracelets ou de cuissards; les inoculations de morphine et d'atropine, au moyen d'une aiguille trempée dans une solution saturée; la morphine sur la peau instantanément dénudée par de l'ammoniaque caustique doivent être employés tour à tour. Ces moyens n'ont pas tous une égale importance, leur action n'est pas constante et, il faut quelquefois recourir à divers d'entre eux pour arriver à un résultat satisfaisant.

Parmi eux, nous citerons comme les plus importants, le vésicatoire ammoniacal instantané suivi de l'application endermique de morphine et l'acupuncture. — Tout récemment on a beaucoup parlé chez nous des injections sous-dermiques d'atropine imaginées par M. Wood, importées d'Angleterre, et accomplies au moyen d'une seringue ajustée à un trocart aussi fin qu'une aiguille. Comme dans l'acupuncture, on enfonce le trocart sur le trajet du nerf douloureux et, dit-on, jusque sur le nerf, puis au moyen du piston de la seringue, on injecte une ou deux gouttes de la solution. C'est un procédé dangereux auquel il faut avoir plusieurs fois recours avant de guérir la névralgie et qui donne quelquefois lieu à des abcès du tissu cellulaire (1). Son action est fort complexe, ce dont son inventeur et ses prôneurs ne paraissent pas s'être doutés. En effet l'introduction d'un trocart capillaire dans la profondeur des tissus sur le trajet d'un nerf douloureux agit exactement comme le ferait une aiguille d'acupuncture ; et, d'autre part, quand on injecte ensuite plusieurs gouttes d'atropine ayant pour effet de déterminer la sédation de la douleur ou un commencement d'intoxication chez les malades, on ne peut savoir si le résultat est dû à l'injection narcotique ou s'il dépend, au contraire, de l'acupuncture par le trocart. — Pour moi, j'ai si souvent constaté les bons effets de l'acupuncture dans les névralgies temporale, sciatique et intercostale, qu'il me paraît probable que, dans ces injections sous-dermiques d'atropine, la guérison est au moins autant la conséquence de l'acupuncture que de l'injection d'atropine.

M. *Céphalalgie.* — Dans la céphalalgie ner-

(1) Hunter, *Gaz. hebdomadaire*, 1859.

veuse, le paulinia, les compresses d'eau sédative, de cyanure de potassium (trois grammes pour 300 grammes d'eau) sont très-utiles à employer. — Le moyen suivant, proposé par M. Barallier, donnera également de très-bons résultats.

Infusion de mélisse	60 gr.
Chlorhydrate d'ammoniaque . .	3
Sirop d'écorces d'oranges. . . .	25

A prendre en trois fois à demi-heure d'intervalle.

Ce mode d'administration est très-important, et le remède ne guérit pas s'il n'est donné de demi-heure en demi-heure.

Si les névralgies sont difficiles à guérir, les viscéralgies sont bien autrement tenaces. On en peut juger par la cardialgie, la névralgie utérine, l'entéralgie, la gastralgie. Cette dernière, justement considérée comme la plus fréquente, réclame l'emploi des moyens que je viens d'indiquer réunis aux préparations toniques dont il a été précédemment fait mention. — A un certain âge, vers quarante ans, c'est la plus rebelle de toutes les viscéralgies.

N. *Paralysie*. — Comme on l'a vu, les nervosiques offrent souvent à une période avancée des paralysies de natures fort diverses, ayant pour siége des organes différents. — Paralysie des organes des sens, amaurose, surdité, anesthésie; paralysies du mouvement sous forme d'hémiplégie, de paraplégie.

de paralysie générale ou partielle; toutes ont été observées, principalement dans le nervosisme chronique. C'est dans ces cas, que les bains sulfureux, les eaux de Cauterets, de Baréges, de Bourbon-l'Archambault, et les bains de mer ; la sudation suivie de l'immersion dans l'eau froide, toutes les autres pratiques de l'hydrothérapie ; les frictions sèches et irritantes avec de la laine, des gants de crin ; l'urtication ; la cautérisation par le fer rouge ; l'électrisation, par courants continus ou intermittents, les frictions avec la brosse électrique ; le massage ; la strychnine et la brucine à l'intérieur peuvent être employés avec quelque chance de succès. — Les inhalations de chloroforme ont une fois très-bien réussi à M. Bonnefont dans l'observation VIII.

De tous ces moyens combinés aux toniques généraux déjà indiqués, le massage, l'électrisation et l'hydrothérapie sont assurément les meilleurs, et ceux qui réussissent chez le plus grand nombre des malades.

O. *Ptyalisme, Polyurie, Leucorrhée, etc.* — Le ptyalisme observé chez quelques nervosiques est une hypersécrétion qui affaiblit beaucoup les malades et que l'on a souvent très-grande peine à faire cesser. Dans un cas cité par M. Lamaestre, l'iodure de potassium à la dose de 25 à 30 cent. par jour en six pastilles paraît avoir parfaitement bien réussi, et, comme ce remède n'a pas d'inconvénient, il mérite d'être employé de nouveau. L'excrétion fréquente d'urines claires, ou *polyurie*, exige l'usage des bains et de l'opium à l'intérieur. Quant aux *leucorrhées* si fréquentes chez quelques femmes nervosiques, soit au moment des émotions ou des contrariétés qu'elles éprouvent, soit d'une façon continuelle, il n'y a pas lieu de s'en occuper localement par des moyens chirurgicaux, à moins de complication particulière du côté de l'utérus. Les moyens généraux, tels que le fer et le quinquina, le massage, les bains de mer et de rivière, l'hydrothérapie sagement dirigée, suffisent pour relever les forces abattues, donner du ton aux organes, et faire disparaître ce petit accident. S'il y a des ulcérations au col de la matrice et qu'elles résistent à ces moyens, il faut alors les cautériser avec le nitrate d'argent ou avec le fer rouge. En cas d'abaissement, il faut soutenir l'organe avec des vessies de caoutchouc vulcanisé ou avec des sachets remplis de coton ou de poudres aromatiques, enduits de cérat laudanisé et renouvelés une fois par jour.

S'il existe des *pertes séminales diurnes* ou de la *spermatorrhée*, il faut prescrire des lavements froids d'absinthe, de sauge, des douches d'eau froide sur le périnée, de la noix vomique à l'intérieur, la cautérisation pointillée du pourtour de l'anus et la région périnéale, la cautérisation de la portion prostatique de l'urètre, etc., etc.

4° ARRÊTER LE DÉVELOPPEMENT DES COMPLICATIONS. — L'état nerveux aigu ou chronique est souvent précédé ou suivi de maladies inflammatoires et organiques plus ou moins graves qui exigent un traitement spécial. Parmi elles je citerai les maladies chroniques des voies digestives; les nosorganies du foie, de l'utérus et du poumon ; l'hystérie et l'hypocondrie ; la spermatorrhée ; l'aliénation mentale; la chloro-anémie et les hydropisies qui en résultent ; la phthisie tuberculeuse ; les eschares, etc. — Ce sont des maladies antérieures ou consécutives qui ajoutent singulièrement à la gravité de l'état nerveux et dont il faut s'occuper très-sérieusement.

Elles réclament l'emploi de moyens particuliers, que chacun connaît, qu'on trouve indiqués dans tous les livres de médecine à propos du traitement de ces différentes maladies, et ce serait allonger inutilement cet ouvrage que de les rapporter ici.

FIN.

TABLE DES MATIÈRES

FIN DE LA TABLE DES MATIÈRES.

Corbeil, typ. et stér. de Crété.

www.ingramcontent.com/pod-product-compliance
Ingram Content Group UK Ltd.
Pitfield, Milton Keynes, MK11 3LW, UK
UKHW020605230726
13926UKWH00005B/2203